Zu diesem Buch

Für die meisten Frauen zwischen 40 und 50 verändert sich viel. Die Kinder gehen aus dem Haus; der Mann ist mehr denn je in seinem Beruf engagiert; Konflikte bauen sich auf und bleiben unbesprochen.

Und Frauen kommen in die Wechseljahre.

Die Autorin hat erfahren, was das bedeuten kann. Was mit Frauen passiert, wenn sie älter werden, wie sich ihr Körper, ihr Bewußtsein, ihr Selbstwertgefühl verändert. Wie die Gesellschaft mit ihnen umgeht. Aber auch: welche Chancen für einen Neubeginn diese Lebenskrise bietet.

Doritt Cadura-Saf wurde 1927 in Berlin geboren. Nach dem Zweiten Weltkrieg brach sie bald ihr Kunststudium ab, heiratete und bekam zwei Kinder. Mit 38 Jahren wurde sie geschieden und mußte nun allein für sich und die Kinder sorgen, ohne Ausbildung und Berufserfahrung. Diese ersten Jahre, während der sie sich eine neue und eigene Lebensgrundlage schaffen mußte, haben ihre starke Persönlichkeit entscheidend geprägt.

Die Recherchen für dieses Buch beschäftigten sie etwa vier Jahre.

Doritt Cadura-Saf

Das unsichtbare Geschlecht

Frauen, Wechseljahre und Älterwerden

rororo
Rowohlt

Umschlagentwurf Werner Rebhuhn (Foto: G + J Fotoservice)
Veröffentlicht im Rowohlt Taschenbuch Verlag GmbH,
Reinbek bei Hamburg, August 1986

Gesamtherstellung Clausen & Bosse, Leck
Printed in Germany
980-ISBN 3 499 18085 5

Inhalt

Dies ist kein ausschließliches Frauenbuch. Es wurde auch für Ehemänner bzw. Partner von Frauen, für Söhne, Psychologen, Psychiater und Frauenärzte geschrieben.

Ich danke allen Frauen, die mir bei der Entstehung dieses Buches geholfen haben, den Frauen vom Frauenforum im Revier 1979 in Dortmund, die auf die Veröffentlichung drängten und den Ärztinnen und Ärzten, die daran mitgearbeitet haben. Vor allem natürlich Anna Tüne, ohne deren liebevolles Lektorat das Buch nicht diese Form erlangt hätte, die es heute hat.

Vorwort

Als ich dieses Buch zu schreiben begann, war einer meiner Beweggründe, ausloten zu wollen, was mich im Alterungsprozeß als Frau in dieser Gesellschaft erwartet. Die im Buch angerissenen Zusammenhänge, die ich zur Zeit des Schreibens überwiegend theoretisch bearbeitet habe, werden heute von mir in deprimierender Härte erfahren: Als Frau unter den Bedingungen dieser Gesellschaft alt zu werden, ist ein Skandal. Die besten Dinge des Lebens werden ersatzlos gestrichen. Es gelingt mir nicht mehr, so zu tun, als könnte ich Liebe, Zärtlichkeit, Tanzen, Lachen durch 'tiefere / geistige Inhalte' ersetzen, als könnte ich Einsamkeit durch Arbeit kompensieren, als könnte ich klaglosen Verzicht und stumme Trauer noch als den Prozeß meiner menschlichen Reifung ausgeben. Und es wird mir sicher nicht gelingen, aus dieser ganz und gar schlechten Situation 'das Beste zu machen', wie die gängige Literatur über das Altern empfiehlt. Niemand kann richtig im Falschen leben. Der Ausschluß aus weiten Lebensbereichen, so wie ich ihn jetzt erfahre, erfüllt mich mit Zorn. Was also bleibt mir zu tun, wenn ich nicht gewillt bin, dieses gesellschaftliche Ausschlußverfahren einfach hinzunehmen? Ich glaube, *allein* kann ich nicht viel mehr tun, als dieses Buch zu veröffentlichen. Aber ich hoffe, daß es den Widerstand anderer *betroffener* Frauen weckt und daß sich viele Frauen zusammenfinden – sich organisieren werden, um an dem uns von der Gesellschaft zugewiesenen Platz etwas zu verändern oder ihn zu verweigern. Dies war ein weiterer Antrieb zu diesem Buch. In der Handlung des Schreibens war aber auch bereits der Wille vorhanden, das, was ich auf mich zukommen sah, zu überwinden. Psychologisch gesprochen lag darin natürlich auch die Absicht, meine Zukunft und mein Schicksal zu kontrollieren. Es ist mir jedoch nicht gelungen. Und es wird mir auch nicht gelingen, solange ich allein am Schreibtisch sitzen bleibe. Ich wollte nicht jener 'biologischen Tragödie' des weiblichen Alterns unterliegen, ich wollte mich nicht schämen müssen, eine alternde Frau zu sein. Dennoch winde ich mich, wenn ich mich selbst mit dem vergleiche, was ich schrieb, und was mich nun so sehr betroffen hat: »Die Scham ist« durchaus noch nicht »vorbei«. Ich schäme mich für das, was ich bin: eine alternde Frau, die die Rechte ihrer Jugend verloren hat, nicht aber die Bedürfnisse. Gleichzeitig macht es mich aber auch wütend auf diese Widersprüche und auf die schier unüberwindliche Gewalt dieser dummen Scham.

Meine überwiegend feindliche und natürlich sehr subjektive Haltung gegenüber der Schulmedizin beruht auf einer Summe schlimmer Erfahrungen, die wohl die meisten Frauen gemacht haben. Ich will hier aber ausdrücklich betonen, daß dieses Buch ohne die Hilfe einiger sehr fortschrittlicher Ärzte – Frauen *und* Männer – nicht hätte geschrieben werden können.

Berlin, Februar 1981

I Das unsichtbare Geschlecht

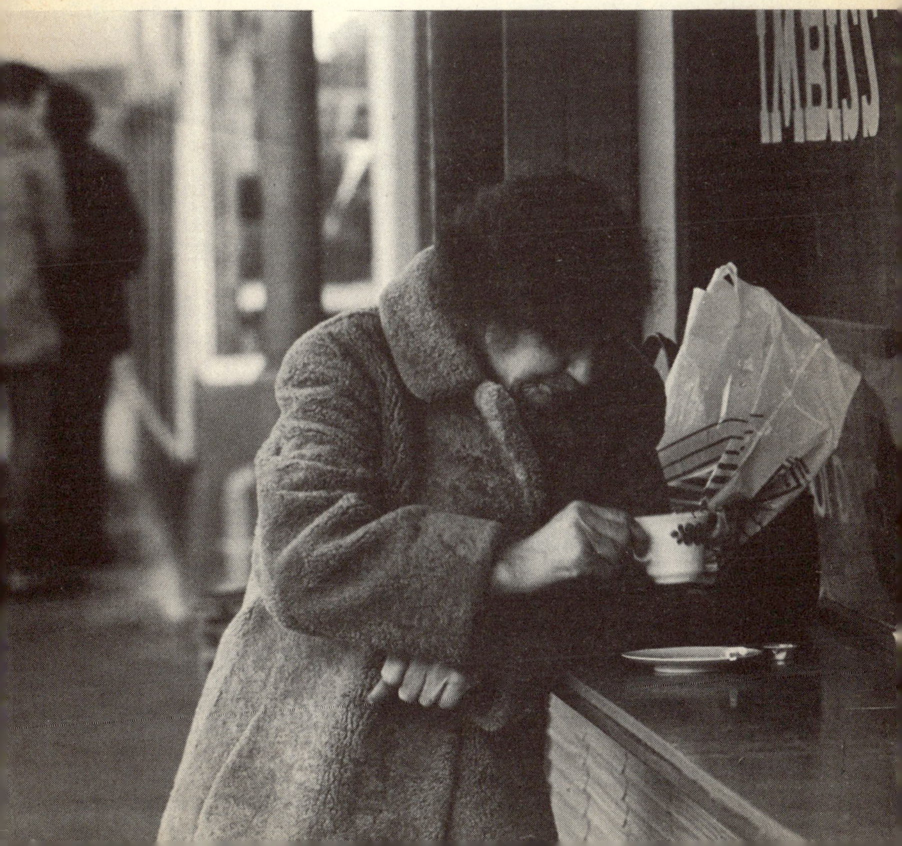

Wechseljahrsgeflüster

»Seit Generationen wird über die Wechseljahre zwar geflüstert, aber nirgendwo offen diskutiert. 'Wechsel'jahre oder nur 'Wechsel' werden sie genannt, aber wir waren nie ganz sicher, was eigentlich wechselte und warum. Die meisten von uns gehen ins Klimakterium mit einer Ansammlung von Halbwahrheiten anstelle von Wissen und den Erfahrungen anderer Frauen. Die Gerüchte, die wir hören, enthalten keine kommenden Freuden, sondern lauter Schrecken, die uns erwarten. Kein Wunder, daß wir eine verschrobene Vorstellung von dem haben, was uns erwartet.
'Ist es wahr, daß Frauen wirklich verrückt werden in den Wechseljahren?'
'Kann ich ohne Zusammenbruch durchkommen?'
So etwa lautet die Reaktion vieler Frauen auf die Gerüchte . . . .
Es wird Zeit, daß wir die alten Geschichten über die Wechseljahre überprüfen und ihre Bilder zerstören – und Tatsachen aufdecken.«[1]

»Frauen sind in einer schwierigen Situation. Sie haben Angst vor den Wechseljahren, und sie haben Angst vor dem Altern. Sie verstehen ihren Körper nicht. Es fehlt ihnen das Vertrauen in seine Fähigkeit, sich selbst zu regulieren. Frauen setzen ihr Vertrauen in unser Gesundheitssystem; sie glauben, Ärzte wissen, was für sie gut ist. Sie meinen, daß Tabletten medizinische Probleme lösen. Sie hören und lesen, daß Hormontabletten ihre klimakterischen Beschwerden beheben, ja daß diese sie sogar vor dem Altwerden schützen. Und sie möchten diese Medikamente. Wenn der eine Arzt sie nicht verschreiben will, gehen sie zum nächsten.« (Vidal S. Clay[2])

Das Ausschlußverfahren

Unsere Gesellschaft hat für Frauen in mittleren Jahren ein raffiniertes Ausschlußverfahren entwickelt. Frauen, die ihre Fruchtbarkeitsphase beendet haben und nun für die Arterhaltung nicht mehr nützlich sind, verschwinden aus dem Bewußtsein der Öffentlichkeit. Sie werden ein unsichtbares Geschlecht.
Männerblicke, die mich auf meine sexuelle Tauglichkeit abschätzten, gehörten zu meinem Alltag als Frau, waren eine Art negative Selbstbestätigung. Erst als diese Blicke weniger wurden, wurden sie mir überhaupt bewußt. Ihr völliges Ausbleiben beunruhigte mich, und ich begann nach den Ursachen zu forschen.
Es war für mich eine niederschmetternde Erfahrung, als fünfzigjährige Frau zum Beispiel zu einer öffentlichen Veranstaltung zu gehen, die überwiegend von jungen Leuten besucht wurde. Sicher sahen mich mancher junge Mann und manche junge Frau auch an, aber ihre Blicke wendeten sich schnell wieder von mir ab, oder besser, sie gingen durch mich hindurch. Sie haben mich tatsächlich nicht gesehen. Ich hatte das Gefühl, unsichtbar zu sein.
Aber hatte ich denn als junger Mensch anders reagiert? Ich glaube nicht. In frühester Kindheit lernen wir, daß Alter die Zeit der zunehmenden bis absoluten Einschränkung ist, daß der junge und der alte Mensch nichts gemeinsam haben.
Wer nun möchte in einer solchen Gesellschaft alt werden, deren Wertmaßstäbe sich auf die Jugend beziehen, die kinderfeindlich ist, die frauenfeindlich und altersfeindlich ist?
Ich muß immer lachen, wenn ich alternde Filmdiven und andere weibliche Prominente vor der Kamera die Frage nach der Furcht vor dem Altern beantworten höre: sie hätten keine Angst! Kunststück, wenn man es sich leisten kann, sich alle fünf Jahre das Gesicht liften zu lassen, kann man den Augenblick der völligen sexuellen Unattraktivität mitsamt seiner Angstbesetzung immer wieder um Jahre

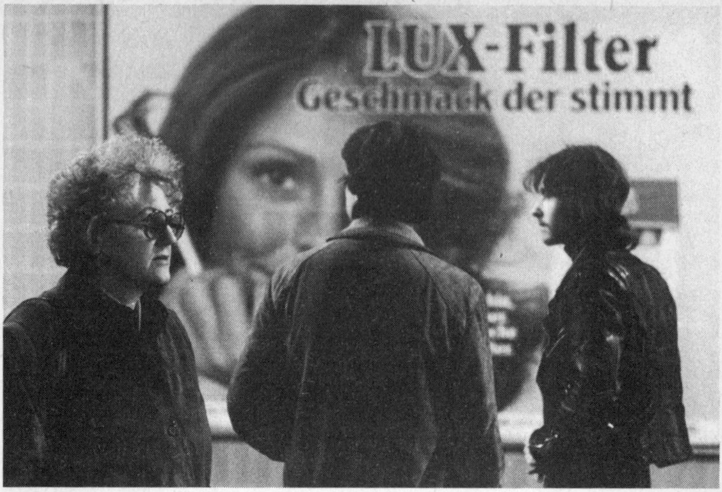

hinausschieben. Und wenn sie keine Angst hätten, warum lassen sie sich dann liften?
Ich habe Angst. Und wenn man betrachtet, welch ein negatives Bild die Gesellschaft von der alternden Frau entworfen hat (sofern sie überhaupt als Bild vorkommt), so kann man sich ja auch nur fürchten.
Es ist sowohl für Frauen als auch für Männer schwer, in einer solchen Gesellschaft dem Alter entgegenzusehen. Aber es ist schwerer für Frauen, weil sie oft länger leben, weil die Gesellschaft gegen sie mehr Vorurteile hegt als gegen Männer, weil Frauen im Alter oft allein und finanziell schlecht versorgt sind. Und weil in einem entscheidenden Abschnitt ihres Lebens (im Klimakterium) ihre 'Lebensaufgabe' bereits erfüllt ist, jene Lebensaufgabe, die ihr von der Gesellschaft diktiert wurde: Arterhaltung, Kinder zu gebären und großzuziehen und womöglich noch für die Wiederherstellung der Arbeitskraft des Mannes zu sorgen.

Die Angst vor einer verschwommenen Zukunft, in der sicher nichts besser werden würde, als es war, Angst vor den Wechseljahren, Angst vor der Phase am Ende des Lebens, in der viele alte Menschen - - aber überwiegend Frauen - in Pflegeheimen zu ihrem Tode hinve-

getieren, haben mich veranlaßt, nach den Ursachen zu suchen, warum alternde Frauen aus dem Strom des Lebens gestoßen werden, warum ihre Sexualität, warum ihre gesamten Probleme in ein Tabu des Schweigens gehüllt werden.
Ich wollte mir ein Bild darüber verschaffen, was mich angesichts der bevorstehenden Wechseljahre und des darauf folgenden Alters erwartet, ein realistisches Bild, mit dem ich umgehen könnte. Ich habe sehr viele Menschen befragt und so viel Literatur zur Sache gefunden, daß es mir nun schwer fällt, eine Grenze zu ziehen für das zu verarbeitende Material. Es haben sich vielfältige Zusammenhänge ergeben, die ausreichen, einen interdisziplinären Forschungsschwerpunkt in Medizin, Soziologie und Psychologie zu bilden, Zusammenhänge, die man nicht voneinander trennen kann, wenn man das Klimakterium verstehen will, so wie es heute in unserer Gesellschaft von vielen Frauen erlebt wird.
Der Informationsfluß von Wissenschaft und Forschung zum Laien hin ist entweder zähflüssig oder gar nicht vorhanden. Beide sprechen völlig verschiedene Sprachen. Nur in Ausnahmefällen versteht der Laie die wissenschaftliche Sprache. Er würde kaum auf den Gedanken kommen, daß Wissenschaft nicht nur dem Menschen unmittelbar nützen, sondern auch verständlich sein sollte. Leider kommen viele Wissenschaftler und Forscher auch nicht auf diesen Gedanken. Frauen stehen beim Eintritt ins Klimakterium oft ratlos vor diesem Problem. Sie sehen sich allein gelassen, bestenfalls mit dürren Worten und ein wenig väterlichem Trost ihres Frauenarztes abgespeist.
Wir haben nicht gelernt, zu unserem Körper und zu unserer Seele ein eigenes, selbstentwickeltes Verhältnis zu haben. Wir wurden erzogen, ja nicht nachzufragen, und alles, was auf so mißliche Art mit unserem Körper und unserer Seele zusammenhängt, als gottgegebenes Frauenschicksal hinzunehmen. Ja, wer den Normen der weiblichen Rolle ganz entsprechen wollte, konnte dies bisher nur bei weitgehender Aufgabe des eigenen Ichs tun. So ist es nicht verwunderlich, daß unsere Selbstfindung ein sehr langer und über viele Widerstände führender Weg sein wird. Aus Margaretes Situationsbericht geht dies sehr eindrucksvoll hervor.
Wie also vermag eine Frau - ein sich selbst so entfremdeter Mensch, dem diese Entfremdung meist nicht einmal bewußt ist - plötzlich zu sagen: Ich will jetzt mündig werden und genau verstehen, was mit mir los ist? Wird sie zum Frauenarzt gehen und auf einer umfassenden medizinischen Aufklärung bestehen, die ihr Verständnis auch nicht übersteigt? Wird sie sich Literatur zusammensuchen, lesen und

zu einem Urteil kommen und am Ende sagen: Ich entscheide jetzt selbst, was für mich gut ist und welche Behandlung mir nützt? Sie wird es allein kaum schaffen. Sie wird gar nicht in der Lage sein, sich mit der überwiegend männlichen und dann auch noch akademischen Autorität des Frauenarztes auseinanderzusetzen. Sie wird nicht wagen, dem eigenen Urteil (und sei es noch so einleuchtend!) zu trauen - fehlt ihr doch im allgemeinen das Fundament eines akademischen Wissens - und ohne dies hat man sich gefälligst kein Urteil zu erlauben.
Einfache Gesundheitsfürsorge und Kenntnisse über unseren Körper werden uns von unseren Ärzten sicher nicht in der Sprechstunde vermittelt. Und was meine Generation darüber in der Schule gelernt hat, kann man vergessen. Wir haben es ohnehin getan. Wohl oder übel müssen wir uns Experten anvertrauen. Der daraus entstehende Professionalismus ist kennzeichnend für unsere Gesellschaft. Wir begegnen ihm überall, ob in der Religion, der Technik, der Medizin, in den Geisteswissenschaften. Und überall, wo wir die Kenntnisse über uns selbst Fachleuten überlassen, geben wir ein Stückchen von uns selbst auf, helfen wir, diese unsere Gesellschaft schrittweise unmenschlicher zu machen, und die Isolation, die wir älteren Frauen erleben, damit zu verstärken. Allein wird eine Frau sich auch immer nur alleingelassen erleben. Es kommt also zunächst darauf an, diese Isolation zu durchbrechen.
Wir älteren Frauen müssen uns entscheiden, ob wir ein unsichtbares Geschlecht bleiben wollen. Dieses Buch soll allen Frauen zeigen, daß sie nicht allein sind, egal in welchem Alter. Seit einigen Jahren haben sich besonders in Amerika auch die älteren Frauen der Frauenbewegung angeschlossen. Sie haben ihre Empörung über das ihnen zugedachte Schicksal in vielen Zeitungsartikeln und Büchern zum Ausdruck gebracht. Und sie waren die ersten, die das verdammte Tabu über ältere Frauen und die Wechseljahre zerstört haben.

Ich gehöre einer Frauengruppe an, die sich OFFENSIVES ALTERN nennt. Sie existiert erst seit drei Jahren und steckt eigentlich noch in ihren Kinderschuhen. Dennoch hat sie einen Modellcharakter und ist schon ziemlich bekannt in vielen deutschen Städten. Wenn sich die Medien (Rundfunk, Fernsehen, Presse) an uns wenden, habe ich immer das Gefühl, daß alle ein fertiges Rezept für ein alternatives Altwerden von uns erwarten. Wir denken erst seit drei Jahren darüber nach, wie wir das machen, was wir selbst und andere von uns erwarten. Aber weder die technische noch die praktische und schon gar

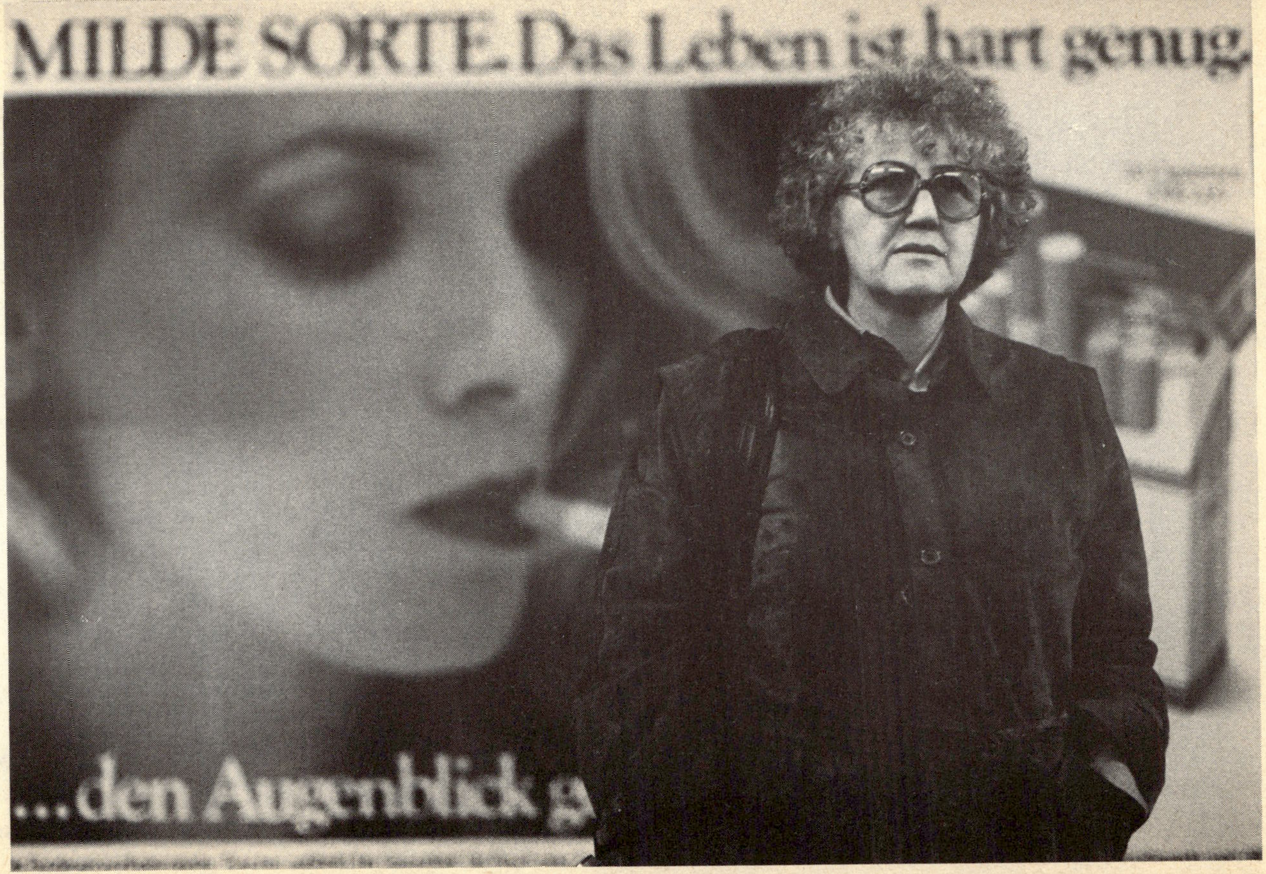
MILDE SORTE. Das Leben ist hart genug.
...den Augenblick

nicht die emotionale Seite der Sache ist leicht zu bewältigen. Und drei Jahre sind ein sehr kurzer Zeitraum, wenn sich ein in Jahrzehnten gewachsenes Bewußtsein verändern soll. Der Ballast, den uns unsere Erziehung aufgebürdet hat, und den wir abwerfen müssen, ist nicht nur enorm groß und schwer - er scheint auch eisern in uns festgewachsen.
Was heißt für mich offensives Altern? Zunächst bedeutet es, einen politischen Bewußtwerdungsprozeß bei möglichst vielen jungen, alternden und alten Frauen anzuregen. Das Grauen vor dem Altern und dem Alter ist sicher allen Frauen in dieser Gesellschaft gemeinsam, ob bewußt oder tief verdrängt. Um etwas zu verändern, muß diese verdrängte Angst erst bewußt gemacht werden. Das heißt, mehr Öffentlichkeit für ältere Frauen herzustellen. Vor allem müssen ältere Frauen *erfahren*, daß sie nicht allein sind, daß ihr Schicksal kein Einzelschicksal ist. Wir brauchen Verbündete, wir müssen so viele werden, daß wir eine Interessengemeinschaft darstellen, die beispielsweise Druck auf Politiker auszuüben vermag. Wir müssen handlungsfähig werden.
Offensiv altern heißt für mich auch, wirklich angreifend, ein Angriff auf die Wertvorstellungen dieser Gesellschaft, in der der alternde Mensch keinen Wert mehr hat - und schon gar nicht die Frau. Dies bedeutet aber nicht, daß wir allen, die dies zwar begreifen und eine solche Offensive bejahen, auch schon fertige neue Werte und neue Konzepte vorsetzen können. Die Ablösung moralischer Werte ist kein Austauschprozeß, sondern wie jeder andere historische Ablösungsprozeß ein Ablauf von Versuchen und Irrtümern. Es gehört unerhörter Mut dazu, etwas aufzugeben, wofür es noch keinen Ersatz gibt. Und es waren immer revolutionäre Menschen, die ein solches Wagnis eingingen. Wir älteren Frauen, die wir uns gegen die Wertvorstellungen einer Gesellschaft wenden, die uns betrogen hat, werden ein revolutionäres Potential sein, - wenn es uns gelingt, unseren Töchtern die Wahrheit - über unser Leben und den Betrug an uns glaubhaft zu vermitteln.
Aber es sind nicht nur unsere Töchter, denen wir etwas zu vermitteln haben. Wenn es uns gelänge, allen gleichaltrigen Frauen die Augen über ihre eigene erlebte Geschichte zu öffnen und sie aus dem Gefängnis ihrer traditionellen Vorstellungen zu befreien, dann wären wir wirklich revolutionär.

Margarete, 48

Das folgende Interview entstand 1979 in Dortmund. Auf dem Frauenforum im Revier - eine Universitätswoche von Frauen für Frauen - traf ich meine alte Berliner Schulkameradin Margarete, die Anfang der sechziger Jahre mit ihrer Familie nach Dortmund übersiedelt war. Im Rahmen der vielen Diskussionen in den Frauengruppen erzählte auch sie einiges aus ihrem Leben. Ich bat sie, für mein Buch einen Bericht auf Tonband zu sprechen. Als ich die Bandabschrift las, war ich nicht nur sehr betroffen, sondern ich fand darin auch die bisher stärkste Bestätigung, mit der Arbeit an diesem Buch durchzuhalten.
In Margarete habe ich mich und mein Leben und das so vieler Frauen wiedererkannt. Die gleichen unbeantworteten Fragen, die Zweifel an der eigenen Kraft, die eisernen Fesseln unserer Erziehung und die uns allen eigene Widersprüchlichkeit. Margarete stand zu jenem Zeitpunkt mitten im Chaos des Aufbruchs, da man von einem Ufer fortschwimmt und nicht weiß, ob man das andere erreichen wird. Sie, die trotz beinahe lebenslänglicher Berufstätigkeit bald vor ihrem 'leeren Nest' stehen wird, wenn auch das zweite Kind das Haus verläßt, sie, die nicht weiß, ob sie sich auf Kosten der eigenen Wünsche für die Schwiegermutter aufopfern muß, scheint keine Zeit für sich selbst zu finden. Sie will das künftige Ufer erreichen, das gegenwärtige aber nicht ganz verlassen. Da ist eine Familie, vor allem ein Ehemann, der vertraut bleibt; daran sind noch Gefühle gebunden, die sich wie alle Gefühle unserer Kontrolle entziehen.

In diesem Interview habe ich Margaretes Sprache und deren Satzbau weitgehend so belassen, wie ich sie vom Tonband abhörte, um nichts von der Ursprünglichkeit ihres Berichtes zu zerstören, ebenso den Wechsel vom Dialekt ins Hochdeutsche. Nur dort, wo ihre alte Berliner Mundart für andere unverständlich sein könnte, habe ich ein wenig geändert. Ich konnte Margarete nur schwer die Erlaubnis dafür abringen, denn wie so viele Berliner empfindet auch sie ihre eigene Sprache als persönlich entwertenden Mangel, anstatt jene vitale Ausdruckskraft darin zu erkennen, die durch den Ausverkauf unserer Sprache immer mehr verschwindet. Doch nur diese, ihre eigene Sprache konnte Margarete befähigen, ein ganzes Buch so lebendig und unter die Haut gehend zu illustrieren!

Also gestern war ich wieder in der Verfassung, daß ich überlegte, wie machste das am besten, reißte dich jetzt los von deiner Familie oder schaffste das wirklich nich.
Wie meinst Du das: weggehen von der Familie oder sich innerlich losreißen?
Innerhalb der Familie losreißen. Ich will immer mit einem Bein was anderes, etwas anderes, will mich verändern, möchte meine Familie verändern, also auch schließlich mich, und dann kommt so 'ne Art schlechtes Gewissen: warum tust du denn das. Ja, dann kommt das Mitleid dazu mit dieser Schwiegermutter - also, man hat sie doch recht gern, und wenn sie dann nich laufen kann, ich ihr nich helfen kann, ich aber auch im Innersten gar nich richtig will, so unbedingt, denn dann hat sie mich ja wieder in der Hand.
Die Frage, 'warum tue ich das?', hast Du darauf eine Antwort?
Ja, ich möchte aus dieser Hausfrauenrolle raus, aus dieser Mutterrolle. Die hab ich ja nun 25 Jahre gespielt. Ja. Ich möchte mich verändern, bin aber gezwungen, innerhalb meiner Familie, weil man mich immer so gesehn hatte, als Liebe, Nette, und da kämpf ich dagegen an, und dann schaff ich's immer so acht Tage und sag mir, na dufte, haste gut jemacht, hast schon ne ganze Menge gebaut, und dann kommt da wieder der Rückfall. Warum? Bleib doch so, veränder dich doch gar nich, bleib doch wie de bist, dann haste alles Liebe zu Hause, dann sind se alle zufrieden, bin ich glücklich oder mach ich die andern glücklich - irgendwie. Also daß die ebend ewig zufrieden sind. Und ich lauf dann unzufrieden rum. Ja.
Also beides ist offensichtlich nicht drin?
Nein, beides is nich drin. Das is ebend so schwer. Und nun kommen noch die Probleme mit dem Sohn dazu, dem will man ja auch helfen, hat man ja auch lieb vom Gefühl her. Ich bin sowieso ein gefühlvoller Mensch. Dann kommen ebend immer die Zweifel: Mensch was is denn jetzt am besten? Ich weiß nich, wie ich den Punkt erreichen soll, daß ich ebend auch zufriedengestellt werde, daß ich so richtig frei bin, so glücklich.

Glaubst Du denn, daß die andern nich glücklich sind, wenn Du mal 'nein' zu ihnen sagst?
Ja, also mein Mann und mein Sohn nich. Die Große, die nich mehr im Hause is, die möchte gern, daß ich was schaffe für mich.
Aber warum sind die unglücklich; was fehlt ihnen denn dann?
Dann fehlt ihnen meine ewige Zuneigung.
Warum muß sich denn Zuneigung immer in Fürsorge ausdrücken?
Ja. Aber vielleicht seh ich's auch falsch. Oder ich red es mir selber ein. Ich rede mir vielleicht ein, man sieht mich nur gern, wenn ich lieb bin.
Glaubst Du, daß man nur dafür geliebt wird, für Fürsorge?
Ja. Das hab ich mir wahrscheinlich immer eingeredet. Jetzt bin ich auf dem Wege, daß ich mir sage, die solln dich so nehm', wie du bist, mit all deinen Fehlern und all deinen Schwächen. Aber - ich bin erstmal auf dem Weg. Das weiß ich ebend nich, ob man mich so nimmt, wie ich bin. Da möcht ich sie alle immer erziehn, daß sie mich so nehm'. Ich möchte aus dieser Rolle raus. Ausprobieren. Ja. Und da hab ich von der Familie keine Unterstützung. Und Angst davor. Die Angst vor dem Alter. Vor dem Altwerden. Also ich möchte sagen, die Frau in den Wechseljahren hat sozusagen Starallüren.
Wieso Starallüren?
Wenn sie in den Wechseljahren ist, dann hat sie Starallüren, daß sie denkt, o Gott, Mensch, jetzt wirste alt. Also jetzt wirste ja abgeschoben. Also ab 50 gehts ja sowieso bergab.
Na, das ist doch schlimm genug.
Ja, das ist schlimm genug, aber ich finde, das is die größte Angst. Man muß vorher lernen, sich aufs Alter vorzubereiten. Und das kann man so schwer. Und dann auf einmal isses da, biste in den Wechseljahren. Jetzt geh ich mit großen Schritten draufzu. Ja, wo denn, wodrauf zu? Und dann sieht man ebend wieder die alten Leute, wie die Schwiegermutter und die Nachbarin und so, und die dann schon alt sind, und denkt sich, um Gottes Willen, da kommst du auch hin, und das ganz schnell, und da willste aber noch nich hin. Und da raus - also da was draus machen, in den letzten Jahren noch was draus machen. Und da müßte man sich quasi von der Familie lösen. Das geht aber nich, weil man ja auch finanziell abhängig ist. Aber vielleicht innerlich von der Familie lösen und sich sagen, jetzt hab ich mein Gutes getan, also so viele Jahre, jetzt muß ich endlich was für mich machen. Aber dieser Schritt, wenn man da nich den Partner hat, der darauf eingeht und sagt: mach! tu!, dann isses wahnsinnig schwer. Und so resigniert man immer, geht zurück und sagt, ach

Mensch, dann bleib doch so wie du bist, und wurschtele hier weiter. Man is aber innerlich unzufrieden, weil man dann nichts mehr geleistet hat. Oder nichts mehr leisten kann. Man wird ja immer so festgehalten, man kann sich ja nicht entfalten, weil ebend auch diese finanzielle Sache – daß man sich sagt, naja, jetzt biste so lange altgeworden mit deinem Partner, nu mußte ja weiter und hast ja nachher die Rente von ihm oder gemeinsam haben wir die Rente und dann deine Rente dazu und dann isses ja wieder ein friedliches Leben. Aber man bleibt dann wieder ein Duckmäuser. Also wahrscheinlich – weiß ich nich – kann man sich nur frei entfalten, wenn man auch frei ist.
Wie meine Veränderung anfing; so vor vier Jahren. Da hab ich eigentlich festgestellt, daß der Mensch heute in unserer Gesellschaft nur was zählt, wenn er intelligent ist.
Oder er hat'n dickes Auto und viel Geld, nich?
Ja, das zählt auch, aber nicht so stark, als wenn man mitreden kann. Frauen, die nich so große Schulkenntnisse haben, immer so hausbacken waren, ja, die werden ebend weiter reingestukt. Schäl doch weiter deine Kartoffeln. Das kannste ja sowieso nich, bist ja'n kleenes Dummchen. Willste anfangen zu lesen – was soll's, wenn man's nich hat, hat man's nich. Und da komm' ewig die Hemmungen. Da rausboxen und sagen: Mensch, jetzt will ich's euch beweisen, daß ich kann. Und das wagen die meisten Frauen nich. Und ich kanns auch verstehn, warum nich, weil es sehr schwer ist, da anzukommen. Es gibt natürlich einige Menschen, die sagen, komm ich helf dir, du hast noch was andres auf'm Kasten, ja, aber wenige. Da müßte einer sehr viel Liebe und Bereitschaft zur Unterstützung zeigen.
Die Frau wurde ja immer angesehn als Lustobjekt. Und sie hat auch, glaub ich, gern die Rolle gespielt. Und wenn sie jetzt im zunehmenden Alter nicht mehr diese Lust hat, dann wird sie abgewertet.
Wegen der nich mehr vorhandenen Lust?
Ja.
Na, ick gloobe aber eher wegen wat anderm.
Ja, weil Männer ja nur nach schönen Frauen kucken. Also das is so idiotisch, und da kommt ja schon mal die Angst, daß man sich sagt, jetzt biste ja nun nich mehr so schön, jetzt haste ja Kinder bekomm', jetzt haste 'n Hängebauch, hast 'ne Hängebrust und da gibt es doch nu noch so bildschöne Jüngere, na, kriegt er nich Lust, sich sowas zu nehm'? Und wenn du denn was machst aus dir, und dich noch 'n bißchen schön machst, naja, da biste ja denn noch gefragt, aber je älter de wirst, nachher kannste nich mehr schön sein, denn sind halt die

Krampfadern da und was weiß ich. 'N Mann, der kann ja so alt sein und so häßlich und 'ne Glatze haben und weiß ich was, der is noch gefragt mit 85. Wie kommt das?
Ja, wie kommt das?
Ja, das weiß ich ebend nich. Wie kommt das, warum werden alte Frauen so - wenn se dann so nicht mehr richtig laufen könn' oder was, die werden einfach so abgeschoben. Das zeigt man ihnen immer wieder. Da is nich ein Mann bereit, - eine Frau möchte doch geliebt werden, auch wenn sie schon alt is. Wenn se ganz alt is, ja. Jeder Mensch. In jedem Alter. Männer bekommen das immer wieder. Wenn se noch Geld haben, na ja dann umso mehr. Dann könn' sie sich die Liebe erkaufen. Aber bei Frauen isses nich so. Wenn Fauen finanziell gut dastehn, dann wird nur ihr Geld genommen. Aber nich ihr Körper, ihre Liebe. Naja so nebenbei, so als Geschäft. Die is reich, da werd ich mich mal ranmachen. Da frag ich ebend immer noch nach: Warum?
Is ein Mann da irgendwie besser dran, also körperlich, weil er ein Stückchen mehr hat? Oder was isses? Warum sind wir minderwertiger? Wir stehn doch eigentlich viel besser da. Wir bekommen ja die Kinder. Und das is eine Leistung. Männer schaffen das nich. Schön, die können sie zeugen, aber wir müssen sie austragen. Und wenn wir denn normale, hochgewachsene grade Kinder bekommen - is eigentlich 'n Stolz. Kann man sehr stolz drauf sein. Und trotzdem werden wir immer abgewertet, wenn wir dann nachher verbraucht sind, wenn nichts mehr mit uns los ist, Kinder kannste ebend nich mehr kriegen, nur junge Fraun könn' noch Kinder bekomm, is aus. Denn dann zählt die Frau nichts mehr. Das find ich so erschreckend, weil manche Fraun, auch wenn se 60 sind, noch unheimlich viel leisten. Und trotzdem wern sie nich beachtet.
Also mein Problem ist: ich hab eigentlich, möcht ich sagen, eine glückliche Ehe. Einen sehr lieben Mann, sehr fleißig, immer für seine Familie. Aber ich war immer sein Kind. Er war Vater, Mutter und Mann für mich. Dazu hab ich eine Schwiegermutter, die sehr bestimmend ist, und ich war auch immer ihre Tochter. Sie hatte sich ein Mädchen gewünscht, sie hatte auch eins bekommen, es ist gestorben, als es ein Jahr alt war. Und dann kam eine Schwiegertochter in's Haus, und sie hatte mich sofort lieb, hat mich wahrscheinlich heute noch sehr lieb und ist nun ständig bei mir. Und ich habe mich jahrelang da im Hause wohlgefühlt, da ich meine Eltern früh verloren habe. Und ich hab immer alles gemacht, wie meine Schwiegermutter gesagt hat. Und nun habe ich sie immer noch. Und sie möchte, daß

ich das so weitermache. Ich soll weiter Kind sein. Was sie mir sagt, das soll ich tun, und so soll ich's tun und so ist es nur richtig, und Falschmachen gibt es nicht. Und da möcht ich raus. Und da wehre ich mich halt immer gegen. Und sie kommt nu jeden Sonntag.
Und Dein Mann? Kümmert der sich auch um Deine Mutter?
Mein Mann? Aber keinen Finger macht der krumm. Ich bin ja da. Obwohl es seine eigene Mutter is.
Ich weiß das heute schon: ich würde meine Kinder nich belasten. Ich gehe wirklich freiwillig - also jetzt habe ich jedenfalls den Gedanken, daß ich freiwillig in ein Altenheim gehen würde, damit ich nicht abhängig bin von Menschen, sei's der Mann oder von den Kindern. Ich würde mir da auch noch was aufbaun, auch wenn ich krank wäre.
Hast Du schon mal in so'n Altenheim reingesehen oder mit den Leuten gesprochen?
Ja, hab ich. Denn ich war ja jahrelang bei der Arbeiterwohlfahrt und hab nur Altenbetreuung gemacht, und habe festgestellt, daß die Vereinsamung in den Privatwohnungen am schlimmsten ist.
Warum sind Frauen so? Warum hacken sie einander die Augen aus - zum Beispiel in den Altenwohnheimen? Das versteh ich nich. Immer diese Konkurrenz. Ich weiß nich, ob es Egoismus is, daß die Frau immer bei der anderen hervorstechen will. Aber für wen? Für andere Menschen?
Aber wir Frauen haben ja eigentlich keinen Egoismus erlernt.
Nein. 'Ne Frau und 'ne Mutter gibt ja nur immer. Sie is ja eigentlich nich egoistisch. Aber vielleicht weil sie immer gibt, wird sie dann so egoistisch, daß sie dann im Alter sagt, der zeige ich nichts, der gebe ich nichts? Junge Menschen zum Beispiel helfen älteren Menschen. Warum helfen sich nich die Alten untereinander? Weil sie alle alt sind?
Aber glaubst Du, daß alles, was im Frauenleben unter dem Etikett 'Liebe' läuft, auch wirklich immer welche ist? Frauen müssen ihre eigenen Wünsche und Bedürfnisse verdrängen, müssen alles aufgeben ... und haben dafür ein ganz kleines bißchen Macht in ihrem Wirkungsbereich.
Ja, sie haben alles aufgegeben. Und Macht? Na, wenn sie von hinten durch die kalte Küche, dem Mann um den Bart geht, dann kann sie vielleicht was rausschlagen. Aber sonst hat sie keine Macht.
Du fragst mich, ob ich in den Wechseljahren bin. Weiß ich nich, ob ich drin bin oder schon raus bin. Also meiner Meinung nach bin ich ja noch nich drin... Ja, und dann hab ich ja meine Kinder bekom-

men. Und mit etwa 40 bekam ich Schmierblutungen. Dann hab ich die Antibabypille bekommen. Dann hörte das 'n bißchen auf. Die hab ich dann genommen drei Jahre und dann hab ich aber nur Schmerzen gehabt ...

Mit der Pille?

Ja, mit der Pille. Und bin dann zum Arzt und der sagte dann, Sie haben ein Myom und lauter kleine Myömchen und Operation, aber sofort ins Krankenhaus, denn das ist schon so groß, es könnte platzen, und dann verbluten Sie.

Das erste Jahr nach der Operation ging's mir dreckig.

Weißt Du genau, daß sie Dir die Eierstöcke nich mit rausgenommen haben?

Ja, das weiß ich genau. Die Eierstöcke sind nich draußen. Jetzt bin ich 48.

Margarete erzählt, daß sie wegen extremer Schweißausbrüche (keine Hitzewellen) ein halbes Jahr nach der Operation 6 Monate lang eine Hormonbehandlung bekam. Trotz vorhandener Eierstöcke. Warum? Es muß dem Arzt nach einem halben Jahr selbst aufgefallen sein.

Er sagte, jetzt hören wir auf. Sie sind noch gar nicht so weit. Wahrscheinlich kommen Sie erst mit 50 in die Wechseljahre, aufsteigende Hitze und so. Na und ich hatte ja auch festgestellt, daß mir die Tabletten nicht bekommen. Und auch gar nichts genutzt haben. Aber dieses Seelische. Ich wurde auf einmal so - ich war immer 'n sehr lustiger, froher Mensch, und plötzlich so, nach dieser Zeit, nach der Operation, da wurde ich so sensibel, ich hab mir alles so zu Herzen genommen, viel geweint und da hab ich immer gedacht, Mann, liegt das daran, an deiner Verfassung oder bist du von Natur aus so'n Seelchen? Und da kamen mir die Gedanken, warum bist du so, sind das jetzt die Wechseljahre oder ist das jetzt, weil du operiert bist? Jetzt gehts ja bergab, jetzt bist du hohl, was is denn nun noch? Ich hatte Angst, und da kam ich mir erst minderwertig vor. Aber in der Kur, die man nach der Operation kriegt, habe ich mich wieder aufgerappelt. Das kam aber nur, weil ich da mit so vielen Frauen zusammen war. Und die waren alle so in meinem Alter, zwischen 40 und 50. Und wir waren so lustig, albern, haben jeden Scherz mitgemacht, kamen uns vor wie junge Mädchen wieder. Und ich dachte, du bist ja doch noch was wert, du bist ja keine alte Frau, red dir doch bloß nischt ein. Ob de nu operiert bist - na und, die andern sind och operiert und guter Dinge. Aber ich nehm jetzt eben doch alles viel ernster und überlege und grüble. Das is geblieben, dieses ewige Grübeln. Nicht abschalten können. Also seelisch belastet, möchte ich sagen.

Aber so'n Hunger nach mehr Wissen is doch da?
Ja! Es is da, aber es is - ich kann das nich teilen. Ich kann nich sagen, ach jetzt leckt mir doch alle mal, macht doch euers und ich mach jetzt meins und so - da kommen ebend innerlich immer die Hausfraunpflichten - also, ich sag mir, schön, jetzt wischste keen Staub, hast keene Lust, machste nich. Aber am nächsten Tag muß ich ja doch. Wie sieht's denn wieder aus, denn mach ich's ja doch wieder. Ich komm nich davon los. Möchte immer, mach'n Anfang, bin ganz mutig, und dann auf einmal resignier ich und sag, ach Mensch, mach weiter hier.
Meine Tochter, die hat immer gesagt, Mutter, komm raus aus dieser Rolle, ich will nich so 'ne dumme Mutter haben. Die hat mir den Anstoß dazu gegeben. Aber der Mann, der Partner, der hält mich immer wieder zurück. Ihm willste ja nich wehtun, also nu mach mal nichts alleine, nu lauf mal wieder so, weil ich ja dann wieder merke, er is so glücklich und zufrieden, wenn ich nu bei ihm bin und so ganz liebe Frau bin, ihn bemutter' und schön koche. Da ist dann seine Art Anerkennung. Anerkennung braucht jeder Mensch, und dann holste dir die da wieder. Aber nur die reicht mir nich. Ich möchte andre Anerkennung haben. Da hab ich mich eben alleine da durchgewurschtelt und gesagt, mach was andres. Irgendwo mußte dir jetzt deine Anerkennung selbst holen. Ich selbst. Nich mehr durch die anderen - nur für dich.
Ich hatte ja vor der Operation bei der AWo gearbeitet in einem Kindergarten und war da Mädchen für alles.
In meinem Beruf als Schneiderin gibt's ja nichts mehr. In der Arbeiterwohlfahrt habe ich alles gemacht. Kindergarten betreut, gekocht, saubergemacht, einfach alles. Und nach der Operation ist mir das zu schwer gefallen, vor allem das Saubermachen. Ich wollte dann Altenpflege machen oder Jugendliche betreuen. Aber dazu hätte ich 'ne Ausbildung gebraucht, als Sozialarbeiterin. Aber die hätte ich nich geschafft.
Hättste Dir nich zugetraut!
Ja, wenn man mir die Chance gegeben hätte. Aber war ja nich. Ich hatte mal so aus Quatsch 'n Maschinenkursus mitgemacht. Mit 'ner Freundin, einmal in der Woche. Hat mir einen Riesenspaß gemacht, weil die Frauen alle so angegackert war'n. Das war so - na, aus der Rolle von zu Hause weg - *EINEN TAG VON ZU HAUSE WEG* - bist du frei, jetzt gehste dahin, tippst so 'n bißchen rum (die Lehrerin hat immer gesagt, Frau X sein se nich so albern) und gehst nachher 'n Bierchen trinken, kannst gackern und lachen.

In der Arbeiterwohlfahrt, da wo ich früher gewohnt habe, die wollten mich haben. In der Verwaltung. Das fing bei einer Fete an. War 'ne Faschingsfeier. Ich hab mich als Teufel angezogen. Total verändert. Bin da reingekommen, hab mich neben den Boss gesetzt und zu dem gesagt (tiefe Stimme): Und wer bin ich? Komm aus der Hölle. Sie gehn ja gen Himmel. Und denn hat der gesagt, Uuu, wie sehn Sie denn aus, wer sind Sie denn?
Erst nach Stunden hat mich die eine Kollegin erkannt. Das war ein dufter Abend. Und da war das mit der Stelle.
Ich bin mit vollem Elan da reingegangen – mit drei Schreibmaschinenkenntnissen. Und da, ja, da hat man mich kaputtgemacht. Da wurde denn so viel verlangt, und ich hatte ja keine Ahnung von der Verwaltung. Und dann kam dazu das ganze Ehrenamtliche, 'ne Menge Kram, viele Abende, Weihnachten und so. Und ich habe festgetellt, auweia, du müßtest ja noch mal zur Schule gehn, Verwaltung. Wie schaffste denn das bloß. Aber mein Mann wollte nich. Der hat gesagt, bleib zu Haus, wir haben doch grade unser Auskommen, mehr wollen wir ja nich, haben kein Auto, brauchen wir nich, wir haben ja den Garten. Du kannst ja rechnen. Dann mußte halt wieder 'n bißchen rechnen, und wir kommen schon durch, du brauchst nich arbeiten, denn du bist überfordert. Und dagegen hab ich angekämpft: Du bist überhaupt nich überfordert, du willst nich zu Hause bleiben, du willst Geld verdienen, du willst das ja für deine Kinder machen, du willst ja, daß es ihnen mal besser geht, die soll'n 'ne Ausbildung haben, und denn zahlste ebend, weil sie ja nich so viel Bafög bekommen hat, die Große, und du machst weiter. Nach 'nem Vierteljahr mußte ich dann in der Verwaltung schon ziemlich selbständig arbeiten und dann kam immer wieder die Angst, auweia, schaffstes, schaffstes, schaffstes? Dann fuhr die eine Kollegin in Urlaub und mich haben se ins kalte Wasser geschmissen. Ich war da ganz alleine im Büro. Und da kam die Panik. Es war zu viel, wovon ich noch keine Ahnung hatte. Ich konnte auch nirgendwo nachfragen, wenn ich Mist gebaut hatte. Ich hab einfach gekündigt vor lauter Angst, total zu versagen. Ich hab mir eingeredet, auweia, vom Kindergarten zur Schreibmaschine ist ja 'n zu weiter Weg. Der Sprung zu hoch. Der war auf's Dach. Ich war mit mir selbst zu ungeduldig. Dann kam dazu – 'n ausschlaggebender Punkt – daß mein Mann einmal gesagt hat: also weißte, wenn die erst merken, wie dämlich du bist, dann schmeißen se dich sowieso raus. Und dieser Satz hat den Ausschlag gegeben. Ich dachte, der hat ja recht. Du bist ja dämlich, der hat ja vollkommen recht.

Ich bin dann da raus, und war dann ganz glücklich, daß ich das hinter mir hatte, und hab gedacht, jetzt bleibst du ebend zu Hause und machst wieder Hausfrau, du findest schon einen Weg. Du machst eben was anderes. Verkäuferin. Früher habe ich Kleider genäht, dann verkaufst du sie eben jetzt. Aber nach vierzehn Tagen fing ich an, wahnsinnig zu weinen, hab nur noch ein Tief gehabt, hab furchtbar bereut, daß ich aufgehört habe. Es war meine große Chance, und ich habe sie nicht genutzt. Dann bin ich zum Arbeitsamt gegangen und hab mir gedacht, jetzt nimmst du erst mal ein Jahr lang Arbeitslosenunterstützung. Hast ja immer gearbeitet, jetzt können die mal was für dich tun. Die haben aber gesagt, ja wissen Sie, wenn Sie selbst aufhören, dann ist das Ihr Fehler. Sie haben keine Verwaltungskenntnisse, Sie müssen erst eine Schule besuchen. Wollt ich ja machen. Aber geht dann meine Unterstützung weiter oder finanzieren sie mir die Schule? Da haben die gesagt, eine Umschulung bekommen Sie nicht, dazu sind Sie zu alt, außerdem haben sie einen Verdiener. Sie haben ja einen Beruf und sind sowieso bei uns falsch. Üben Sie doch den aus.

Als ich fragte, ob sie mir gar keine Umschulung geben wollten, hat man mir gesagt, doch wir können eine beantragen, aber dann müssen Sie erst einen Psychotest machen. Diesen Test hab ich mitgemacht. Das war ein Idiotentest.
Den rein psychischen Teil habe ich bestanden. Aber das Deutsch-Diktat nicht so. Ich war gerade bei einem Aufsatz - wir hatten da mehrere Themen, wo man sich eins aussuchen konnte, und ich hatte mir ausgesucht: Wie stelle ich mir ein sinnvolles Leben vor. Ich war gerade mittendrin und hatte so einen duften Faden, als ich zum Psychiater reingerufen wurde. Der sagte, ja, Ihr Diktat ist ja nicht so gut ausgefallen, Sie müssen erstmal einen Deutschkurs machen, meine liebe Frau. Da hab ich gesagt, ja das will ich ja auch, deshalb will ich ja eine Umschulung, denn nur durch Schulbildung kann ich's ja bekommen. Da hat der zu mir gesagt, kaufen Sie sich mal ein Deutschbuch, das können Sie auch zu Hause lesen. Ich sagte, wissen Sie was, von alleine kommt bei mir nichts. Da sitze ich zu Hause und kuck mir das Buch an, und rein kriege ich überhaupt nichts. Er fragt dann, haben Sie denn eine glückliche Ehe? Ja. Sie haben Kinder? Ja. Schulden? Nein. Naja, sagt er, wissen Sie was? Dann brauchen Sie doch gar keine Umschulung, dann können Sie doch zu Hause bleiben bei Ihrem lieben Mann. Ihnen gehts doch gut. Denken Sie doch mal an die Frauen, die das nicht können, die allein auf sich gestellt

sind, die geschieden sind, die zwei Kinder haben. Und dann kam ich raus, sauer, wütend, daß ich keine Umschulung kriege, denn die anderen waren auch nicht beser - ich muß dazu sagen, von 23 Frauen sind zwei durchgekommen! So anstrengend war der Test. - Und dann hat die Lehrerin gesagt, bitte schreiben Sie Ihren Aufsatz weiter. Da habe ich gesagt, tut mir furchtbar leid, kein Stück mehr. Jetzt fehlt mir der Faden. Und über das Thema kann ich jetzt sowieso nicht mehr schreiben, denn sinnvoll ist ja nicht mein Leben. Nicht nach dem, was ich heute hier erlebt habe, da kann es ja nicht mehr sinnvoll sein.
Da bin ich raus. Und das war auch negativ. Ich hatte meine Rechenaufgaben und den Aufsatz nicht fertig. Und somit wurde ich von der Liste gestrichen. Da kam ich wutentbrannt nach Hause und habe gesagt, die sind ja so gemein zu mir! Wir hatten dicke Debatten zu Hause. Mein Mann sagte, der hat ja recht! Die Frauen, die zwei Kinder haben und geschieden sind, die brauchen eine Berufsausbildung, wenn sie ihren alten Beruf nicht mehr ausüben können, und du nicht. Du kannst ja bei mir bleiben, wir haben ja unser Auskommen. Dann mußt du dein Geld eben einteilen. Da war ich noch saurer und habe gedacht, jetzt wieder abhängig sein - jetzt machst du ganz was anderes. Vierzehn Tage später bin ich in eine Privatschule gegangen, Maschinenschreiben und Deutsch, habe es selbst bezahlt in dem Glauben, daß ich das wenigstens vom Arbeitsamt zurückbekomme. Auch nicht.
Die ersten drei Wochen da waren mehr als hart. Ich hätte am liebsten aufgehört. An der Tafel habe ich gezittert. Die Angst, alles verkehrt zu schreiben. Die Mitschüler waren dufte. Die haben gesagt, dich unterstützen wir. Das ist so toll, daß du dich mit 47 Jahren noch auf die Schulbank setzt, bist 30 Jahre aus der Schule, weißt kaum noch was, Mensch, los! Wir haben Gruppenarbeit gemacht, nach der Schule in der Kneipe. Die waren ja alle 28, 30. Wir waren wirklich albern wie Schüler. Was wir gelacht und gegackert haben. Und der Lehrer war auch gut. Der hat uns durch seine Anerkennung sehr gefördert. Und wo hatte ich denn mal Anerkennung?

Wie kommt es, daß ich an meiner Person immer alles so negativ bewerte?
Tust Du das wirklich?
Doch. An einem Tag sage ich mir, prima, hast ja viel geschafft und

hau mir auf die Schulter. Am nächsten Tag sag ich mir wieder, ach Mann, ist ja viel zu wenig. Was die andern alles können. Dann schau ich nur auf andere, was die leisten, was die können. Und dann habe ich nicht die Geduld abzuwarten, bis ich auch so weit bin. Ich fange zwar grad an - in den Kinderschuhen -, eines Tages, was weiß ich, in ein zwei Jahren bin ich vielleicht auch so weit. Aber warum bin ich darin so ungeduldig? In mir ist immer noch die Angst, du schaffst es ja doch nicht.

Ja, meine Erziehung ist eigentlich - wie soll ich sagen - schlecht ausgefallen, obwohl es meine Mutter immer gut gemeint hat. Aber sie hat uns ewig demütigen lassen von anderen. Wir waren ja sechs Kinder und meine Mutter früh verwitwet. Und die Rente war zum Totlachen. Wir wohnten aber in einem Beamtenhaus. Da war die arme Witwe mit den sechs Kindern so eine Art Außenseiter. Die da mit den sechs Kindern. Sie hat immer zu uns gesagt, ihr werdet schön grüßen und die Tasche tragen von Frau Müller, und ihr haltet die Tür auf, und ihr macht einen Knicks und seid sauber, und wehe hier mit Rotznasen, gibt's nicht.

Und diese Demut immer vor anderen Menschen - also ich haßte das schon als Kind. Aber das war in mir so drin, als ich dann verheiratet war und Mutter, ging ich mal mit meiner vierjährigen Tochter die Treppe runter, da fragte die Kleine: Mami, warum lachst du denn immer so, wenn du guten Tag sagst? Das finde ich ja furchtbar. Da ist mir eigentlich das erste Mal aufgefallen, warum bist du eigentlich zu jedem so freundlich? Egal, wer mir auf der Treppe begegnet ist. Immer dabei gegrient. Das Kind hat es damals als Falschheit empfunden. Man kann doch nicht zu jedem freundlich sein. Aber das ist in mir so drin, von Kindheit an. Und alles, was so ein bißchen höher steht, intelligenzmäßig, oder auch so, Titel und Namen, beeindruckt mich wahnsinnig, und ich möchte fast sagen, ich bin obrigkeitshörig. Und wie ich das nun abbaue, weiß ich selbst noch nicht.

Dabei sage ich mir immer, nur der Mensch zählt. Wie er innerlich ist, seine Art, wie sein Wesen ist, das spricht alles für ihn. Nicht, wie er aussieht und daß er superintelligent ist. Aber vielleicht steckt das so in mir drin, weil ich nicht gefördert worden bin. Als junges Mädchen wollte ich zum Beispiel in's Büro gehen. Und da hatte ich nicht die Gelegenheit. Meine Mutter hat einfach gesagt, die eine wird Schneiderin, die andere Verkäuferin und so. Zack aus.

Und dann hat mir Schneiderin aber Spaß gemacht. Ich hatte Talent, konnte mit meinen Händen was machen, hatte Phantasie. Ich war dann auch mit Leib und Seele dabei. Dann habe ich geheiratet

und noch ein paar Jahre gearbeitet. Aber später, als ich schon die Kinder hatte und noch was lernen wollte, haben die zu Hause mich nicht unterstützt. Die sagten immer, bleib mal so wie du bist. Und meine Kusine hat auch oft gesagt, haach, bist du blöd. Und dann habe ich sie innerlich gehaßt und gedacht, warum sagt die denn immer, ich bin dumm? Ich bin doch gar nicht blöd. Durch diese Demütigung habe ich dermaßen Hemmungen bekommen, daß ich es gar nicht erst gewagt habe, ein Buch zu lesen oder irgend etwas anderes zu machen. Also dann spielst du eben deine Rolle, spielst eben Hausfrau, Mutter, machst für die andern alles. Das ging eben so 20 Jahre lang. Dann bin ich wach geworden. Da habe ich gesagt, das spielst du nich mehr mit. Mußt du dich selbst beweisen. Aber warum, warum mußte ich mich auf einmal selbst beweisen? Das verstehe ich nicht. Daß ich mir gesagt habe, die Kinder sind jetzt groß, hast dein Soll erfüllt, hast alles getan, jetzt werde mal ein bißchen schöpferisch hier, tu mal was für dich?
Nein, mein Mann, der ist an sich sehr realistisch. Weil wir vorhin gerade von dem Obrigkeitssinn sprachen, der is ja nu ganz anders. Der is so selbstbewußt. Er war immer der Boß. Vielleicht war ich im Unterbewußtsein eifersüchtig darauf, weil er immer der Große war. Ich habe ja immer auf das gehört, was er gesagt hat. Er hat seine Arbeit immer sehr gut gemacht. Hat Gold in den Fingern und ist handwerklich sehr geschickt. Und als wir uns dann die Laube gekauft haben, hat er alles aufgebaut. Wenn ich mal ein Fenster oder einen Stuhl streichen wollte, dann hat er gesagt, ach, kannst du sowieso nich, laß mal. Da habe ich dann eben die Verwandten unterhalten, habe wieder Kaffee gekocht, Kuchen gebacken und aufgeräumt und abgewaschen. Und heute habe ich keine Lust mehr dazu. Die hat er mir genommen. Wenn er heute kommen würde und sagen, streich doch mal ein Fenster, würde ich sagen, nein, kann ich nich. Ich mach ja doch nur Rotznasen. Kann ich auch nich.
Du meinst, Du willst nicht?
Naja, ich will nich. Können würde ich schon. Und er ist auch so, da kann der Kaiser von China kommen, imponiert ihm überhaupt nich. Er spricht auch immer so, wie ihm der Schnabel gewachsen ist. Er weiß, wer er ist. Aber ich schaffe es nich, auch so zu sein, weil man mich einfach in diese Rolle gedrängt hat.
Fordert er von Dir, daß Du Dich ihm unterordnest?
Ja. Ich bin eigentlich ein Typ, der seine Freiheit braucht. Ich brauche immer einen Freiraum. Den gesteht er mir schon zu. Du kannst ja Kaffeetrinken gehen. Hier zu einer Tante, da zu einer Freundin, und

mach doch. Aber bloß nich zu viel, und auch ein bißchen für deine Familie. Erst mal die Pflichten: deine Familie, und dann kannst du ja gehen. Aus Gnade und Barmherzigkeit darf ich dann eine oder zwei Stunden aus dem Hause gehen. Darf mit meiner Freundin, auch mal Sonnabends. Das darf ich schon. Das habe ich mir auch nie nehmen lassen. Aber sonst wird mir doch immer auf die Finger geklopft. So und so machst du das. Und nur so will er mich sehen. Dann ist die Liebe groß, alles wunderbar. Aber wir machen nichts gemeinsam. Ich habe mal zu ihm gesagt, mach mit mir was gemeinsam, sonst gehe ich eines Tages gern allein. Und es kam auch so. Ich sage mir, ich brauche ihn nicht dazu. Aber ich war auch unzufrieden, weil ja die anderen alle ihre Männer mithatten. Wenn ich nun weiß, daß ich wirklich allein bin, dann mach ich meinen Weg auch allein. Aber wenn ich noch einen Partner habe, möchte ich ja mit dem zusammen alles machen. Er hat mich also nicht unterstützt. Und da fing ich an, ihn verändern zu wollen. Und ich habe es bis heute nicht geschafft.
Er will, daß ich seinen Weg gehe. Ich habe überhaupt keine Lust für den Garten. Ich finde es zwar schön, wenn die Sonne scheint, aber sonst kann ich man grade noch einen Apfel von einer Birne unterscheiden, mach auch mal ein bißchen Unkraut weg. Und überhaupt war das mit der Laubenkolonie zu lange. Als die Kinder klein waren, fand ich es schön. Aber dann war es ebend immer das gleiche, immer das gleiche, nie etwas anderes. Ich möchte immer mal was neues im Leben haben. Ich bin auch wißbegierig. Ich habe manchmal gedacht, ob ich den verkehrten Mann geheiratet habe. Der paßt doch gar nicht zu dir. Aber ansonsten verstehst du dich doch mit ihm. Er ist doch lieb und gut - aber wenn er dir dein Eigenstes nicht zuläßt - und dann kam es durch meine große Tochter. Die ging dann mit 19 aus dem Haus. Das hat mir sehr weh getan. Da habe ich dann gedacht, jetzt hast du nur den Kleinen, jetz bist du weiter nur Mutti. Hättest gerade ein bißchen aufleben können, du hattest ja mitmachen wollen mit den Jugendlichen. Und sie hatte ja auch sehr viel Freiraum, weil ich mir sagte, bei meiner Mutter durfte ich nichts. Ich war sehr tolerant. Aber sie hatte das Gefühl, Mutter weiß es ja doch, wenn sie mir schon alles gestattet. Und da wollte sie ebend aus dem Haus. Sie wollte nicht, daß ich weiß, wenn sie am Wochenende mit ihrem Freund zusammen war. Sie hat zu mir gesagt: Mutter, du bist ja sehr großzügig, aber du bist ja Mitwisser. Und dann habe ich mir gesagt, jetzt mußt du's allein versuchen. Die will dies und jenes, die will zwar eine flotte Mutter haben, die alles mitmacht, aber nur nach

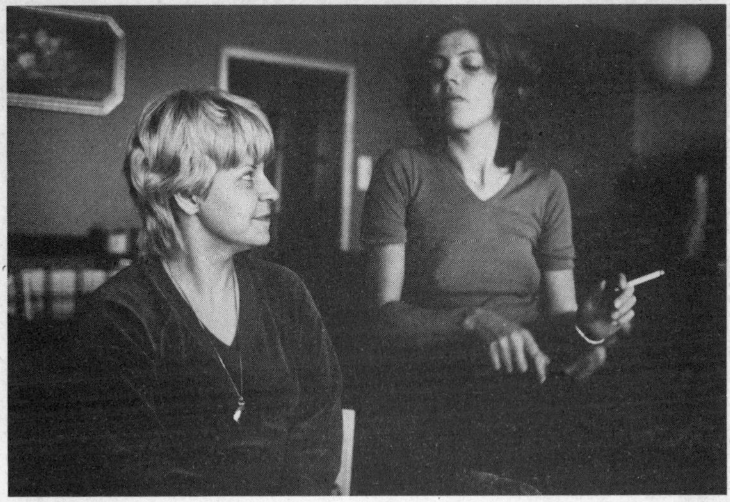

ihrem Geschmack. Sie wollte mich immer beeinflussen. So wie sie denkt, sollte ich auch denken. Und da kam ich mir dann drei Tage zu alt vor. Und du läßt dich nicht mehr beeinflussen, denn du hast es noch nie geschafft, selbst einen Menschen zu beeinflussen. Mein ganzes Leben lang nich. Nur jetzt kürzlich erst bei einer Freundin, weil ich wollte, daß die vom Alkohol wegkommt. Und die hört auf mich. Und das wird mal mein Erfolg sein. Wenn die was geworden ist. Wenn die jetzt sagt, du Margarete, stell dir mal vor, ich habe eine Stellung als Buchhalterin bekommen – dann habe ich wenigstens einmal so etwas bewirkt. Auch wieder: die Suche nach dem Erfolgserlebnis.

Ich habe mir immer den Satz eingeredet: erkenne dich selbst. Woran liegt es, warum bist du unzufrieden? Mit dir selbst, mit deiner Umwelt, mit deinen Kindern. Ist es das, daß du die nich richtig hinbekommst, gehen die nich in deiner Richtung? Hat dich das unzufrieden gemacht?

Da gibt es die Antwort, daß ich zu viel verändern will. Und warum tu ich das?

Die Kinder auch?

Ja. Ich möchte die so irgendwie in meine Richtung hinkriegen. Und das dränge ich ihnen auf. Ich drängle mich zu sehr auf. Das hat man mir auch schon gesagt.

Was willst du denn für die Kinder?

Weil ich eigentlich in meinem Leben nichts geschafft habe, ich hab mir immer eingeredet, ich hab nichts geschafft, ich bin zu nichts gekommen. Die sollen einen besseren Weg gehen. Ja. Von der Intelligenz her hat die Große es drauf. Sie soll was werden, dann bist du stolz. Dann bist du eine stolze Mutter. Ha! Deine Tochter ist was geworden. So was Irres sich einzureden. Und sie hat ihren Weg gemacht. Aber sie hat mir dabei so viel Kummer bereitet. Sie war so extrem. Sie hat immer das Gegenteil von dem gemacht, was ich wollte. Warum bin ich da nicht tolerant und hab mir gesagt, laß sie doch, sie ist ja jung, sie ist ja nur einmal jung. Laß sie doch ihre Verrücktheiten machen.

Bedeutet das Weggehen Deiner Tochter und ihre totale Selbständigkeit einen Verlust? Sie ist doch dann nicht mehr ein Stück Deiner selbst?

Ja, vielleicht ist es das. Ich weiß es nicht. Ich weiß nicht, war es Neid? Weil ich es nie konnte? Weil ich immer gezwungen wurde – in eine Rolle, reingestukt. Ich konnte mich nie frei entfalten.

Ich wollte es immer anders machen. Es klingt widersprüchlich. Ich wollte, daß die nich so erzogen werden, wie mich meine Mutter erzogen hat. Aber im Unterbewußtsein wollte ich doch, daß sie so werden, wie ich es will. Und wenn sie nich gespurt haben, dann bin ich ausgerastet. Und dann haben sie es gerade nich gemacht. Das ist heute noch so. Wenn mein Sohn bei Streitigkeiten in sein Zimmer rennt und die Tür knallt, dann sagt er, du alte Ziege. Und dann will ich rein und denke, jetzt latschst du dem ein paar. Aber dann fällt mir ein: du hast es damals gedacht und nicht ausgesprochen, wenn Mutter dich ausgeschimpft hat. Dein Sohn sagt es. Eigentlich is das ja gut. Aber er tut es nur zu Hause. Draußen nich, wenn er sich über jemanden ärgert. Da wagt er überhaupt nichts. Also wie ich. Hat er sich das abgekuckt? Er hat auch die Hemmungen, vor andern was zu sagen. Is immer vor anderen freundlich, wirkt immer lieb und nett. Und ich hab ja auch erkannt – ich merke, wenn die Leute mich mögen, dann bin ich glücklich. Und sowie ich merke, ein Mensch mag mich nich, kann mich nich leiden, dann kämpfe ich so darum, bis ich den gewonnen habe. Ich will ihn dann überzeugen.

Also stecke ich so tief drin, daß ich da nicht wieder rauskomme. Mensch, warum denke ich denn nicht mal: Leckt mich doch! Davon will ich weg. Einmal möchte ich so richtig vollbewußt denken können: ihr könnt mir alle!

Ja, und nun bin ich immer noch auf dem Wege, mich selbst zu erkennen. Ich möchte viel lesen, ich möchte meine Fehler erkennen, was ich alles im Leben verkehrt gemacht habe.

Willst Du nicht lieber erst mal versuchen, das zu finden, was an Dir liebenswert ist statt der Fehler!
Ja, was an mir liebenswert ist, ist ebend immer die Freundlichkeit andern Menschen gegenüber, daß ich mich immer anpasse, in jeder Situation ...
Nein, ich meine was Du an Dir selbst lieben könntest, was Dir wirklich *an Dir selbst gefällt.*
Daran habe ich noch nie gedacht. Ich richte mich nur nach den anderen, ob die mich mögen. An mir selbst? Wie mache ich denn das? Das weiß ich ebend nich. Ich hatte ja an so vielem Spaß. Und das hat man mir alles genommen. In der AWo habe ich so gern mit Gruppen gebastelt. Wir hatten Musik und es war sehr lustig. Da kam ich eigentlich immer sehr glücklich nach Hause. Aber meine Familie hat dann gemeckert. Warum gehst du da immer hin? Warum fühlst du dich da so wohl, das kannst du auch hier zu Hause haben. Ich habe körbeweise Bastelzeug gesammelt, damit ich auch zu Hause basteln kann, damit ich anderen Geschenke machen kann. Ich wollte anderen Leuten eine Freude machen. Und bin damit oft ins Fettnäpfchen getreten, die fanden das nich so schön wie ich. Die Familie sagte, warum machst du das überhaupt? Geh doch in einen Laden und kauf einen Kasten Konfekt. Das reicht doch auch. Da habe ich dann keine Lust mehr gehabt und alles weggeschmissen. Ich lass mir von den anderen alles kaputtmachen. Ich denke dann immer, wenn die das so sagen, ist das schon richtig. Ich laß mich da zu sehr beeinflussen. Ich brauche aber zu Hause eine Trödelecke, etwas, das nur mir gehört. Und die habe ich nich mehr. Ich hatte soviel in der Altbauwohnung. Und hier in der Neubauwohnung ist gar kein Platz dafür. Wahrscheinlich hasse ich die deshalb auch. Die hat mein Mann ganz allein eingerichtet. Ich hab immer gesagt, ja, ja, dann richte sie mal so ein. Und der Kleine hat sich sein Zimmer so eingerichtet, wie er möchte. Und wir haben das Kinderzimmer als Schlafzimmer. Einmal habe ich gesagt, wenn der Kleine aus dem Hause ist, dann richte ich mir das Zimmer ganz nach meinem eigenen Geschmack ein. So verspielt, wie ich es haben will. Ich bin sehr träumerisch. Damit ich endlich einmal was für mich habe. Also, ich habe zu meiner Wohnung überhaupt keine Beziehung. Alles fremd. Und deshalb fühle ich mich da sicher nich wohl.
Ich möchte immer raus. Natürlich, ich habe eine Menge Freundinnen, mit denen ich was unternehmen könnte. Aber die sind alle ungebunden und arbeiten. Abends müßte ich dann immer Tschüs sagen und nach Hause gehen, wenn's lustig wird. Außer seinem Gar-

ten hat mein Mann kein Hobby. Wenn er mal kegeln gehen würde, oder Skatspielen.
Aber im Garten braucht er Dich doch nicht?
Doch. Sonst fühlt er sich zu einsam. Ich soll dabei sein. Er ist glücklich, wenn ich da bin, auch zu Hause. Er liest seine Zeitung, und ich halte ihm sein Händchen. Dann ist er der glücklichste Mann. Und nu soll ich auch noch zufrieden sein. Wenn ich sagen würde, ich habe da eine Frauengruppe und da gehe ich jetzt hin, da würde er sagen du spinnst. Und so lebe ich jetzt ewig in dem Zwiespalt: du möchtest jetzt was für dich machen, auch für die Familie, aber du bist immer an der Kette. Ich habe schon so oft gedacht, ich bin ein Sklave meiner Umwelt, Sklave der Familie. Und da rauszukommen. Ich möchte es allen recht machen, und es allen recht machen kann man nich. Ich mache gern allen Menschen Freude. Ich schenke so gern anderen Menschen etwas.
Hast Du Dir selbst auch schon mal was geschenkt?
Nein.
Was würdest Du Dir gerne schenken?
Ich möchte mir gern mehr Selbstbewußtsein schenken. Aber ich glaube, das kann man sich nich selbst schenken. Das muß man wohl erarbeiten.

Margarete ist vom eigenen Anspruch überzeugt, alles aus eigener Kraft bewältigen, alles *allein* klären zu müssen. Und wenn ihr dies nicht gelingt, wird sie glauben, sie sei ein Versager. Sie fühlt zwar noch undeutlich, daß mit unserer Erziehung alle unsere Kräfte in eine einzige Richtung kanalisiert wurden: innerhalb der weiblichen Rolle zu funktionieren. Aber die Zusammenhänge sind ihr noch nicht ganz klar. Und daher zweifelt sie an der Richtigkeit ihres Gefühls.
Wird Margarete verstehen, daß sie sich eine Aufgabe gestellt hat, die ein einzelner Mensch, eine einzelne Frau gar nicht bewältigen kann? Wird sie entdecken, daß es vielen, fast allen Frauen unseres Alters so wie ihr oder doch ganz ähnlich geht? Wird sie den Weg in eine Frauengruppe finden, in der alle das ihnen Gemeinsame entdecken? Und was geschieht mit Margarete, wenn sie den Weg in eine Frauengruppe nicht findet?

Die Frau von 50 Jahren

»Prof. in 't Veld, ein holländischer Soziologe, berichtete von einer Gruppe Studenten und Studentinnen, die beschreiben sollten, wie sie sich selbst mit 50 sehen. Die Jungen begannen sofort und schilderten, daß sie sich als Anwälte, Ärzte oder Manager sähen. Die Mädchen jedoch starrten auf die weißen Bögen vor sich und begannen, die Sinnhaftigkeit dieser Frage zu bezweifeln. Sie betrachteten es als eine unmögliche Aufgabe, sich vorzustellen, wie sie in 30 Jahren sein würden. Als man ihnen vorschlug, ihre Mutter als Beispiel zu nehmen, weigerten sie sich; sie wollten mit Sicherheit nicht so sein wie ihre Mutter, da offensichtlich das Image einer 50jährigen Frau für junge Mädchen ein nicht sehr anziehendes ist. In unserer Gesellschaft sollen Frauen jung sein.
Das Bild einer 50jährigen Frau ist für junge Leute als Image wertlos. Für Männer ist es jedoch einfacher; der junge Mann hat ein Image, doch ebenso der Mann über 50 mit grauen Schläfen. Für die Frauen in unserer Gesellschaft hat nur das junge Mädchen ein Image. Ein Beispiel mag das veranschaulichen: Im Sommer vergangenen Jahres erregte der Prozeß gegen die Schauspielerin Ingrid van Bergen großes Aufsehen. Sie tötete ihren Geliebten, und einer der Gründe, die sie schließlich zu dieser Tat motivierten, war, daß er sie einmal als »klimakterische Kuh« beschimpft hatte.
Unsere Gesellschaft bereitet Frauen ganz sicher nicht auf das Alter vor. Im Gegenteil. Alles zielt darauf ab, das junge Mädchen zur Mutter von kleinen Kindern zu erziehen. Die Gesellschaft bringt ihr nicht einmal bei, wie sie für sich selbst sorgen kann als Mutter älterer Kinder, und gewiß nicht als Frau, deren Kinder nicht mehr im Hause sind, oder als Witwe, obwohl dies die Rollen sind, die sie während des größten Teils ihres Lebens spielen muß...
Es wird also deutlich, daß die Erziehung von Frauen, die Vorbereitung auf die Jahre, die nach der Kindererziehung kommen, in keiner

Weise auf der Wirklichkeit basiert. Der größte Wechsel in der Rolle der Frau, ein Wechsel, auf den sie nicht vorbereitet wurde, kommt um die 50, wenn ihre Kinder das Haus verlassen; in dem Alter, in dem auch der biologische Wechsel stattfindet.
Die Jahre um die 50 bringen wirklich einen Wechsel in der Rolle der Frau, die bis dahin eine Rolle als Erzieherin ihrer Kinder hatte, die Rolle, für ihren Mann und ihre Kinder dazusein; dazusein, um allen in der Familie Geborgenheit zu geben; dazusein, um in jeder Hinsicht für sie zu sorgen, nicht nur für ihre physischen Bedürfnisse, sondern oft auch für ihre emotionalen. Wenn die Kinder plötzlich weggehen, geht der größte Teil dieser Rolle verloren, und es ist klar, daß dieser Rollenverlust Auswirkungen hat auf die Selbstachtung der Frau und das, was sie für ihren sozialen Wert hält.
In unserer westlichen Kultur kommen etwa 20% aller Frauen problemlos durch die Menopause. 40% haben Probleme, suchen jedoch keinen Arzt auf, und 40% werden in diesem oder jenem Stadium ärztliche Hilfe in Anspruch nehmen. Es ist wenig bekannt darüber, wie dies in anderen Kulturen ist, da kaum Forschungen durchgeführt wurden...

Verständnis der Ursachen hilft helfen

Altern wirkt sich auf die Persönlichkeit der Frau aus, auf ihre Kontakte zu ihrer unmittelbaren Umgebung und zur übrigen Welt. Am stärksten ist die Auswirkung auf ihre Persönlichkeit, geringer ist sie auf ihre Kontakte zur unmittelbaren Umgebung, weniger ausgeprägt in den Kontakten mit der Umgebung im weiteren Sinne. Die Auswirkungen des Alterns werden gemildert, wenn die Frau einer höheren Sozialschicht angehört, wenn sie noch Kinder zu Hause hat und - in einem gewissen Maße - wenn sie außer Haus arbeitet.
Dieser letzte Punkt verdient nähere Betrachtung. Es scheint, daß der Einfluß, berufstätig zu sein, in den Sozialschichten unterschiedlich ist. In den höheren Sozialschichten gehen Frauen, die arbeiten, offensichtlich durch eine weniger schwierige Menopause. In den unteren sozialen Schichten ist die Wirkung genau umgekehrt. Ich muß zugeben, daß wir am Anfang ziemlich verwirrt über dieses Ergebnis waren. Doch wenn man darüber nachdenkt, warum Frauen arbeiten, dann erscheint es schließlich doch nicht so unlogisch. Die Frau der höheren Sozialschicht arbeitet oft, weil sie Freude daran hat, oder sie hat vielleicht eine Karriere, die sie fordert, und die finanziellen Ar-

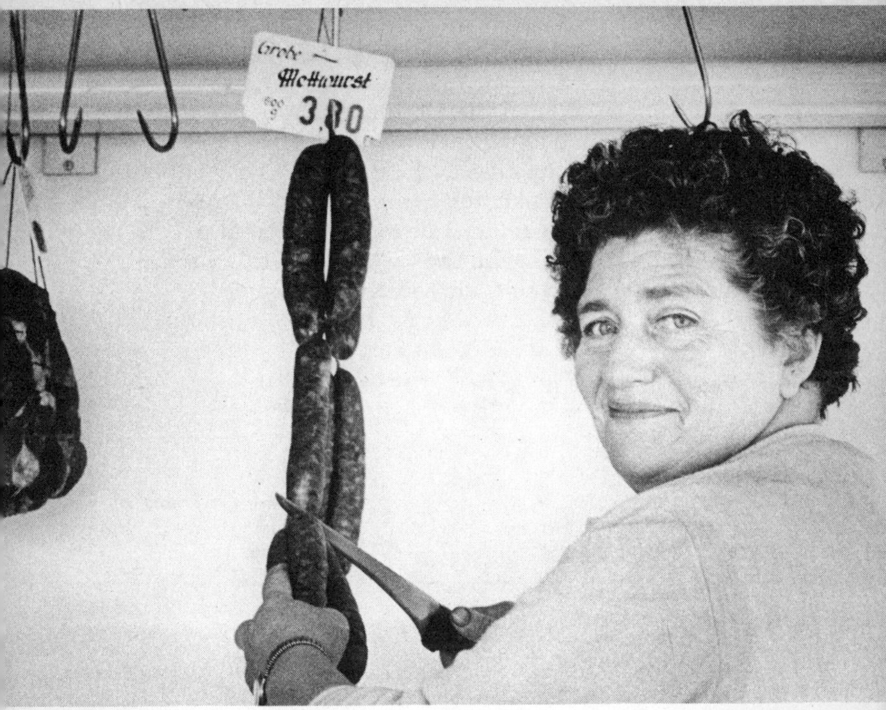

gumente zu arbeiten sind für sie weniger stark. Sie hat vielleicht jemand, der ihr im Haushalt hilft. In der unteren Sozialschicht ist die Situation anders. Die Motivation zu arbeiten scheint hier oft eine finanzielle Notwendigkeit zu sein. Die Art der Arbeit ist wohl nicht sehr inspirierend, und die gesamte Bürde, die die Frau zu tragen hat - - ihre Arbeit zu Hause und in ihrem Beruf - kann in der Tat ein erschwerender Faktor für die Probleme der Menopause sein...

Es scheint uns, daß es für einen Arzt wertvoll wäre, einen Einblick in die Komplexität der Umwandlungen einer Frau zu haben und in das Bedürfnis der Frau nach Anpassungsfähigkeit. Dieses Wissen wird ihm helfen, zu erkennen, daß die klimakterische Patientin oft wegen Beschwerden zu ihm kommt, die mit der zugrundeliegenden Ursache wenig zu tun zu haben scheinen. Oft wird über nervöse Beschwerden geklagt, und der Arzt behandelt dann nur diese allein.

Einige Anzeichen dafür ergeben sich aus dem Verbrauch verschiedener Medikamente in der Menopause. 1977 haben wir eine Anzahl von Frauen (alle zwischen 45 und 55) in Westeuropa über ihren Ver-

brauch an Beruhigungsmitteln, Hormonpräparaten und anderen Medikamenten befragt und fanden heraus, daß fast 1/4 aller europäischen Frauen dieses Alters Beruhigungsmittel nehmen.
Für die Patientin erfordert die Einsicht in ihre eigenen Probleme, daß sie informiert und unterrichtet wird. Ihre frühe Sexualerziehung wird kaum solche Informationen beinhalten, denn die junge Frau ist an der unmittelbaren Zukunft mehr interessiert als an dem, was ihr in 35 Jahren passieren wird. Deshalb müssen andere Mittel gefunden werden, die Frauen über 40 zu erreichen. Dies ist z.B. möglich durch Frauenorganisationen und Clubs sowie via Massenmedien.

Verbrauch verschiedener Pharmaka in der Menopause
(658 Frauen im Alter zwischen 45 und 55 Jahren; 1977)

		Gebrauch (in %) von		
Land	Anzahl der befragten Frauen	Tranquilizern	Medikamenten für Menopause	Östrogenen
Bundesrepublik Deutschland	160	22,5	3,1	4,3
Italien	190	16,4	11,0	3,7
Frankreich	131	19,8	25,1	1,5
Belgien	177	24,3	10,7	6,8

Quelle: International Health Foundation

Es erscheint mir, daß der gegenwärtige Rollenwandel der Frau in der Gesellschaft, die sich ändernde Beziehung zwischen Mann und Frau und die Anerkennung der Frau als mehr als nur Mutter und Erzieherin ihrer Kinder den psychischen Wandel erleichtern werden...«

(P.A. van Keep[3])

II Entfremdung von uns selbst

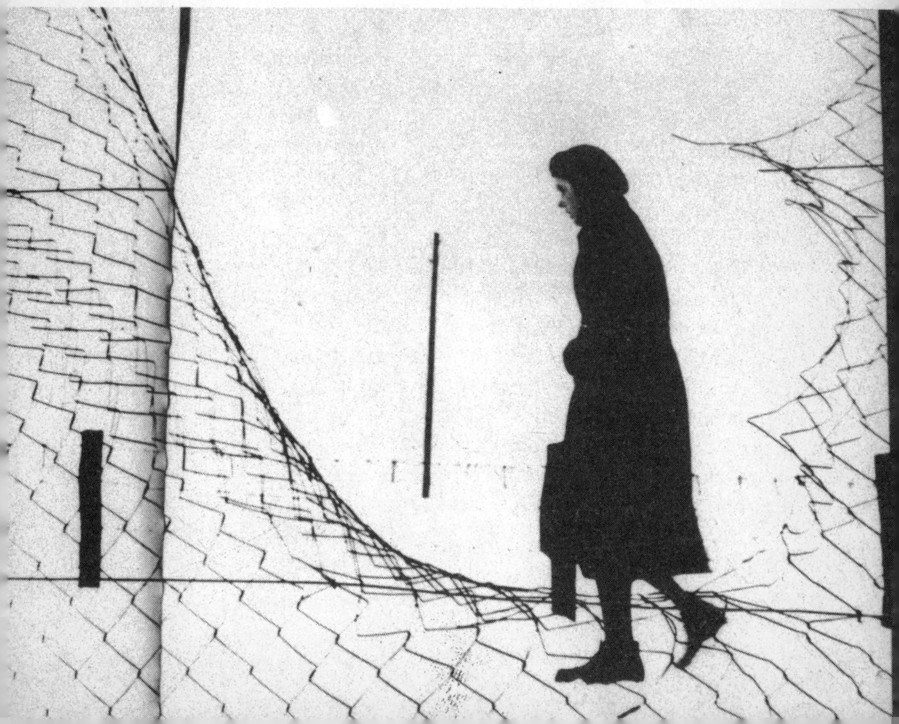

Immer wird das 'Weibliche' beschrieben als das Fehlen, als Verkümmerung, als Kehrseite des einzigen Geschlechtes, das den Wert monopolisiert: des männlichen Geschlechtes. Von daher der allzu berühmte 'Penisneid'.
Wie kann man sich bieten lassen, daß das gesamte sexuelle Werden der Frau beherrscht sein soll vom Mangel, und also vom Neid, von der Eifersucht und dem Anspruch auf das männliche Geschlecht?

Luce Irigaray[1]

'Entfremdung von uns selbst' bedeutet, wenn von außen ein fremder Wille in unser Dasein dringt und es bestimmt, wie es durch die Herrschaft von Menschen über Menschen geschieht; wenn jene uns angeborene Ganzheit von Körper und Seele als zwei veschiedene Dinge empfunden werden, deren Bestrebungen einander widersprechen. Dies scheint ein Merkmal der kulturellen und zivilisatorischen Entwicklung nahezu aller Völker zu sein, ja es ist offensichtlich die unabdingbare Voraussetzung zur Bildung gesellschaftlicher Formationen. Wo allerdings solche Voraussetzungen für die Mehrheit der Menschen eine krankmachende Wirkung haben, müssen diese Voraussetzungen verändert werden. Ein grobes Beispiel aus dem abendländischen Kulturkreis:
Jahrhundertelang spaltete die Kirche die sexuelle Lust des Menschen von seiner ganzheitlichen Existenz unter Androhung ewiger Verdammnis ab und bot ihm als Ersatz die äußerst ungewisse und nur sehr schwer zu erlangende ewige Seligkeit.
Um die Kirche und den von ihr vorgeschriebenen Gott für sich wohlgesonnen zu stimmen, leisteten die Menschen (und sie tun es noch) Gehorsam. Sie ließen ihre Ganzheit teilen (teile und herrsche!) und halfen dadurch, die Macht der Kirche zu tragen. Sie mehrten fremden Reichtum und ließen sich beherrschen.
Ein anderes Beispiel der Entfremdung bietet unsere Arbeitswelt, in der nur noch ein geringer Prozentsatz aller arbeitenden Menschen auch ein konkretes Ergebnis ihrer Arbeit erfährt.

Die Erfindung der Weiblichkeit

Das Erstaunliche an der Psychoanalyse ist, daß sie sich nie wirklich eingehend mit der Frau in den Wechseljahren beschäftigt hat, aber dennoch zu fest umrissenen Schlüssen über das Klimakterium gelangt.

Die Wechseljahre sind in ihrem Verwirrspiel der Hormone ganz gewiß weder eine ausschließlich körperliche noch eine ausschließlich seelische Erscheinung. Darum müssen unsere Sozialisation (unsere Erziehung, der Einfluß, den unsere Umwelt auf uns ausübt) und ihr Einfluß auf die Leidenserfahrung der Wechseljahre untersucht werden.

Über Jahrtausende wurden Frauen zu Menschen zweiter Klasse erzogen, wurden ihnen Verhaltensweisen diktiert, die über solche Zeiträume zu einer so starken Verinnerlichung führten, daß sie schließlich als 'angeborene', 'weibliche' Eigenschaften erklärt und von den Frauen als solche zwangsläufig akzeptiert wurden.

Nun ist es sicher nicht einfach, Verhaltensweisen, die als ererbte Eigenschaften des Geschlechts betrachtet werden, aufzubrechen und als das zu erkennen, was sie sind: Anpassung an die unterdrückenden Bedingungen einer männlich bestimmten Gesellschaft, *»einer Kultur, die ihre Wertbegriffe auf die Anatomie ausdehnt und biologische Phänomene* (Erscheinungen) *mit symbolischer Kraft ausstattet.«* (Kate Millet[2])

Um zu begreifen, was Frauen im allgemeinen und im besonderen in den Wechseljahren angetan wurde und noch wird, müssen wir uns einige katastrophale, aber immer noch wirksame Behauptungen der Psychoanalyse bewußt machen. Ein Beispiel dafür ist die komische Geschichte vom Penisneid, in der so widersprüchlich und in sich unlogisch argumentiert wird. In dieser Geschichte ist immer offen geblieben, wie denn die unzählichen weiblichen Kinder, die ganz ohne männliche Bezugsperson aufwuchsen und aufwachsen, zu Penisneid kommen sollen. Darüber gibt es nach meinen Informationen keine Untersuchungen. Und daß die patriarchalische Struktur unserer Gesellschaft dem heranwachsenden Mädchen im Penisneid-Haben einen wirkungsvollen Nachhilfeunterricht zu erteilen vermag, bestreite ich hier einfach einmal. Bei mir ist es ihr jedenfalls nicht gelungen. Denn die ersten zehn Jahre meines Lebens blieben so gut wie frei von jedem männlichen Einfluß.

Wenn wir uns klarmachen, welches Unheil die Deutung des Penis als Herrschaftssymbol angerichtet hat, wie lange dies von uns nahezu unwidersprochen hingenommen wurde, so ist es allerhöchste Zeit, mit solcher Symbolik aufzuräumen. – Der Mythos, dem wir aufgesessen waren, trug allerdings den vollkommenen Mantel der Wissenschaftlichkeit.

Ist es nicht seltsam, daß in den Urgesellschaften und in ihren noch vorhandenen Resten bisher kein Ödipuskomplex, kein Penisneid nachweisbar ist? Müssen wir nicht daraus schließen, daß durch den Wegfall bestimmter Bedingungen bestimmte Komplexe auch nicht entstehen? Ich bin ziemlich sicher, daß in den matriarchalischen (mutterrechtlichen, in Erbgang und sozialer Stellung der weiblichen Linie folgenden) Gesellschaften der Penis eine relativ untergeordnete Rolle gespielt hat und bestimmt nicht Gegenstand des Neides der Frauen war!

Sigmund Freud, der Vater der Psychoanalyse, und einige seiner Schüler und Schülerinnen behaupten, daß die Klitoris ein verkümmerter Penis sei und leiten daraus eine *biologische Minderwertigkeit des weiblichen Geschlechtes* ab. Dies führt dann zur Rundum-Pathologisierung der Frau (pathologisch = krankhaft).

Freud sagt, daß die Frau an sich ihre Minderwertigkeit nicht akzeptieren kann und sich gegen ihre Rolle wehren muß. Dieses Nichtannehmen der weiblichen Rolle habe wiederum eine krankmachende – pathologisierende – Wirkung. Schlußfolgerung: Weiblichkeit an sich ist pathologisch.

Freuds Theorie der Weiblichkeit beruht also zuerst auf einem 'Mangel' der Frau. Das müssen wir uns einmal richtig vorstellen: Die Frau, die ja wohl mit ihrem Körper den unbestritten wesentlichen Teil der Arterhaltung leistet, soll das 'Pathologische ihres Wesens' aus einem Mangel eben dieses so leistungsfähigen Körpers ziehen! Tatsächlich schließt der Begriff Weiblichkeit doch auch die Fähigkeit ein, Leben zu gebären und zu erhalten. Aus dieser Potenz einen Mangel zu konstruieren, scheint mir ein patriarchalisches Kunststück zu sein. (patriarchalisch = vaterrechtlich; hier: 'typisch männlich')

Wenn ich mich hier auf den Penisneid einlasse, so darf sein Gegenstück, der Gebärneid der Männer früherer Kulturen, nicht unerwähnt bleiben. Bruno Bettelheim beschreibt diesen Gebärneid in seinem Buch »Die sybolischen Wunden« am Beispiel der australischen Urbevölkerung sehr eindrucksvoll.[3]

Daß Frauen heute vielfach an ihrer Weiblichkeit erkranken, liegt nicht daran, daß sie krank und minderwertig geboren wurden, son-

dern eher in jenen Lebensbedingungen, die sie von sich selbst entfremden.
Tatsächlich bekommt ein kleines Mädchen seine vorgebliche Minderwertigkeit durch seine Umwelt auch fortgesetzt zu spüren. Im Laufe ihres Lebens erfährt eine Frau die drastische Bevorzugung der Männer allenthalben. Wen wundert's, daß sie 'neidisch' ist? Aber sicher nicht auf das so schwer mit Symbolen befrachtete Zeugungsorgan des Mannes. Weil ihm dies fehlt, soll sich das kleine Mädchen nun kastriert fühlen. Aus dieser 'Kastrationserfahrung' rühren dann angeblich die meisten späteren Konflikte der Frau.
»Die Theorie des Penisneids hat das Verständnis der gesellschaftlichen Grundlagen so wirkungsvoll getrübt, daß die Psychologie bis heute noch nicht in der Lage ist, das Problem zu enträtseln.« (Kate Millet[4])
Welche 'weiblichen' Eigenschaften ein Mädchen aus seinen scheinbar ererbten biologischen Bedingungen heraus entwickeln muß, hat Freud in seinen Theorien festgeschrieben: Passivität, Unselbständigkeit, Gehorsam, Fügsamkeit, Geduld, und wie die Dinge in seinem Katalog der Inaktivität alle heißen mögen.
Diese Definition der Weiblichkeit und auch unsere Religionen haben ein wirklich gründliches Stück Arbeit geleistet, unser ewig schlechtes Gewissen in Gang zu halten und uns die Augen für die Wirklichkeit zu verkleistern. Geht etwas in unserer Beziehung zum Partner schief, etwas im Leben unserer Kinder, so sind wir gehalten, die Schuld zuerst bei uns selbst zu suchen, aber in den äußeren Umständen unseres Lebens ja nicht zu forschen - schon gar nicht nach tiefer liegenden Ursachen. Die erklären uns nämlich die Experten. An diesem schlechten Gewissen verdient sogar die Industrie, und zwar gut. Unser schlechtes Gewissen ist für sie eine sprudelnde Quelle des Profits. Darum ist sie auch eine starke Lobby, die an unserem gegenwärtigen Status festhalten möchte. Denken wir nur an jene Fernsehwerbung, in der das Über-Ich einer Frau neben ihr steht und fragt: »Habe ich auch *alles* für meine Familie getan?« Schock laß nach! Sie hatte doch tatsächlich die Todsünde begangen, den Weichspüler für's harte Frotteezeug und die kratzigen Pullover zu vergessen! Was der eine Industriezweig durch seine Produkte unseren Lieben an kratzendem Unheil antut, haben wir gefälligst durch erneuten Konsum (Weichspüler) wieder zu entfernen. Verbrecherisch die Frau, die's vergißt!
Als ich Mitte der siebziger Jahre das Buch 'Sexus und Herrschaft' von Kate Millet las, verstand ich plötzlich die Männerfeindlichkeit in

manchen Teilen der Frauenbewegung. Dieses Buch gibt einen wunderbar einsichtigen Abriß davon, was uns Frauen in den letzten 5 oder 6000 Jahren geschehen ist. Als ich beim Lesen begriff, welch eindeutig männliches Wissenschaftsverständnis unsere Gegenwart prägt, packte mich eine große Wut. Wissenschaft als männliches Abenteuer -und seine verheerenden Folgen für uns. Frauen werden durch die Gewalt dieser parteiischen Wissenschaft daran gehindert, die Wahrheit über sich selbst zu erfahren.

Freuds Forschung, die von seinen Schülern entwickelte Methodik und die Beobachtungen hormoneller Vorgänge durch männliche Naturwissenschaftler haben gemeinsam zu einem Ergebnis geführt, das scheinbar den Begriff von der 'Bestimmung der Frau' legitimiert. Aber in Freuds Theorien fehlen die ursächlichen gesellschaftlichen Zusammenhänge. Er hat die Geschichte als Informationsquelle nicht genutzt, ja, er hat sie im Hinblick auf die Entstehung und Entwicklung der ideologischen 'Weiblichkeit' konsequent vermieden. Seine Art der wissenschaftlichen Beweisführung, gesellschaftlich-kulturell erworbenes Verhalten als biologische Eigenschaften zu erklären, kann also nicht ernst genommen werden. Der Eindruck ist unvermeidlich, daß seine Rollendeutung der Geschlechter aus der Sicht eines Systems geschah, in dessen Sozialisierungsprozeß 'männlich' und 'weiblich' gesteuerte Ergebnisse von Bestrafung und Belohnung sind, sagt Kate Millet.

Und weil ich es zum besseren Verständnis auch der klimakterischen Situation der Frau für wichtig halte, wiederhole ich hier: In der bürgerlichen Psychoanalyse ist Weiblich-sein ein pathologischer (krankhafter) Zustand an sich. Andererseits ist es aber auch pathologisch, sich gegen das Weiblichsein zu wehren? Das heißt, wer sich gegen die ihm von der Gesellschaft auferlegte Rolle wehrt, ist nicht normal.

Also wie denn nun? Die Rolle an sich ist nicht normal. Rollenabwehr bzw. die Abwehr des Nicht-Normalen ist noch unnormaler?

Im Grunde hat Freud hiermit das verdammte double-bind, das so typisch für unsere Gesellschaft ist und das er selbst in den familiären Verhältnissen seiner Gegenwart entdeckte, in seiner wissenschaftlichen Arbeit bis in unsere Gegenwart (und wer weiß, wie weit noch in die Zukunft) hinein festgeschrieben.

»Double-bind bezeichnet eine Situation, in der ein Mensch gleichzeitig zwei unausweichlichen Befehlen oder Anforderungen ausgesetzt ist, die sich gegenseitig aber widersprechen oder sogar unmöglich machen. Dazu kommt, daß er (der Mensch, Anm. d. V.) *deren Gegensätzlichkeit nicht durchschauen kann.«* (Klaus Theweleit)[5]

Ein primitives Beispiel für einen komplizierten Vorgang: Eine Mutter ermuntert ihren kleinen Sohn, auf Bäume zu klettern; gleichzeitig aber fürchtet sie sehr, daß er sich verletzen könnte. Diese unausgesprochene Furcht teilt sich dem Kind aber genau so mit wie ihre Worte. Das Kind ist also zwei entgegengesetzten Wünschen oder Anforderungen der Mutter ausgesetzt: einerseits ein tüchtiger Kletterer zu werden, andererseits sich keiner Gefahr der Verletzung auszusetzen.

Es wird nachgewiesen, daß sich das Mädchen ohne Penis kastriert fühlen muß, daß die weibliche Rolle nicht attraktiv sein *kann*. Diese Attraktivität muß erst hergestellt werden und zwar durch die Verdrängung jener Wünsche, die Frauen ebenso wie Männer hegen: der Wunsch nach Anerkennung, Macht und freier Selbstentfaltung. Diese Verdrängung kann nur funktionieren, wenn der Frau rechtzeitig andere Wünsche 'anerzogen' werden: nach Hingabe, Selbstaufgabe, Opferwilligkeit auf der einen Seite und nach Verantwortungslosigkeit in allen gesellschaftlichen Belangen auf der anderen Seite. Nun gibt es und gab es aber immer viele Frauen, die sich gegen die Einengung, gegen die drastische Beschränkung, die ihnen ihre Rolle auferlegte, gewehrt haben, was ja nur zu verständlich ist. Dementsprechend sah Freud kranke Frauen in großer Zahl. Ich wüßte gern, wo Freud heute, wenn er noch lebte, solche Frauen einordnen würde wie Käte Kollwitz, Jane Fonda, Angela Davis, Kate Millet und viele andere mehr, Künstlerinnen und Wissenschaftlerinnen, die sich in der Politik für die Menschenrechte einsetzen. Und was würde er zu jenen bedeutenden Politikerinnen sagen, die Produkte kapitalistischer Systeme, also auch *seines* Systems sind: Indira Ghandi, Golda Meir, Margret Thatcher, Evita Peron?

Zusammenfassend kann gesagt werden, daß Freud und einige seiner Nachfolger trotz aller Widersprüche meinen: Normal ist die Frau, die ihre Rolle akzeptiert hat und weder Wünsche noch Ehrgeiz hegt, die sich über das ihr zugewiesene Gebiet hinaus erstrecken. Pathologisch ist die Frau, die die weibliche Rolle ablehnt. Da dies nicht immer in offenem Protest geschehen kann, richtet sich der Protest der Frau häufig gegen sich selbst und schlägt sich in psychosomatischen Beschwerden und Depressionen nieder. (Psychosomatisch: Wenn die Organe unseres Körpers mit Schmerzen und Krankheit – mit 'Beschwerden' auf den Druck der Seele reagieren.) Dies ist allerdings objektiv richtig. Indessen ist der Protest *nicht* pathologisch, sondern ganz *normal*.

»Alle Gewalten der Psychoanalyse werden aufgeboten, um die Frau zu zwingen, sich ihrer Position anzupassen, d.h., sie zu akzeptieren und sich unterzuordnen, denn die Sicherheit der Gesellschaft und

die Haltbarkeit der traditionellen Ehen hängen davon ab, daß sie dieses Schicksal auf sich nimmt.« (Kate Millet[6])
Und genau dies ist auch der Grund, warum eine Wissenschaft – die Psychologie – an so alten Zöpfen wie dem Begriff der 'Weiblichkeit' festhält. Ihre Repräsentanten glauben, daß ihre Anerkennung nur über ein bestehendes, sicheres System erfolgen kann, in unserem Falle das kapitalistische. Und da Wissenschaft grundsätzlich gesellschaftsbezogen betrieben wird, verhält sich auch die Psychologie in ihren weitesten Bereichen, vor allem in ihrer Forschung, systemkonform. In anderen Worten: Die männliche Wissenschaft hat sich Freuds Theorien unter den Nagel gerissen, weil sie fabelhaft ins patriarchalische Konzept passen.
Generationen von Psychiatern verdienten und verdienen noch immer ihr Brot mit dem Geschäft dieser Wissenschaft: Frauen in ihrem von sich selbst entfremdeten Zustand festzuhalten. Und es wird klar, welch ein gefährliches Instrument die Psychoanalyse war und noch weitgehend ist: Ein Druckmittel, um die von Kultur und Gesellschaft in unsere Psyche und in unsere Körper eingebauten Verhaltensweisen zu verfestigen. Immer noch verspricht die bürgerliche Therapie den Frauen für die bedingungs- und widerspruchslose Annahme der Rolle und für die absolute Hingabe an die biologischen Erfordernisse der Fortpflanzung seelische Gesundheit und ein stolzes und erfülltes Frauenleben. Was es damit auf sich hat, sehen wir dann in den Wechseljahren.
Freud, dessen Interpretation der Weiblichkeit eigentlich den ganzen gesellschaftlichen Unterdrückungsschlamassel wissenschaftlich untermauert hat, gestand einmal die Enge seiner Perspektive gegenüber seinen Studenten ein:
»Wollen Sie mehr über die Weiblichkeit wissen, so befragen Sie Ihre eigenen Lebenserfahrungen, oder Sie wenden sich an die Dichter, oder Sie warten, bis die Wissenschaft Ihnen tiefere und besser zusammenhängende Auskünfte geben kann.« (S. Freud[7])
Viele der Freudschen Theorien sind inzwischen widerlegt worden. Namhafte Psychologen und Analytiker[8] haben nach den Zusammenhängen zwischen gesellschaftlichen Bedingungen und seelischen Erkrankungen geforscht und offenbar auch Freuds Ratschlag (siehe oben) beherzigt und seinen Begriff der Weiblichkeit neu überdacht, einiges korrigiert und vieles klargestellt. Die progressive Wissenschaft und Forschung sind also durchaus einige Schritte weiter. Nur leider läßt der Nutzen aus diesem Fortschritt für uns Frauen noch auf sich warten.

Normen, Marktwert und Konfliktballung

Noch wissen wir zu wenig über die Geschichte der Frau. Was wir aber sicher wissen, ist, daß hier und heute folgende Normen unser ganzes Leben bestimmen bzw. bestimmt haben: unsere Nützlichkeit für die Arterhaltung und die jeweilige Schönheitsnorm (was ich hier der Einfachheit halber mit sexueller Attraktivität gleichsetzen will); diese beiden Faktoren bestimmen also hauptsächlich unseren 'Marktwert' in der Männerwelt.
Natürlich werden uns solche Dinge wie ein 'erfülltes Frauenleben' nur verschleiert und eben als falsches Versprechen beigebracht, so lange wir ganz jung sind. Den wahren Sachverhalt erfahren wir erst, wenn unser Marktwert nachläßt oder gänzlich verschwunden ist. Der Schock dieser Erkenntnis kann tief gehen. Manche Frauen fürchten das Altwerden mehr als den Krebs, wenn sie nicht erlernt haben, sich über andere Werte und Inhalte als die der Weiblichkeit zu definieren. Die meisten Frauen haben es nicht gelernt. Ihr Verhältnis zu sich selbst ist nicht durch sie selbst bestimmt, sondern durch eben diese Normen. Der Wert ihrer Persönlichkeit scheint ihnen in ihrer Nützlichkeit für den Mann und die Familie zu liegen. Sich selbst sind sie nicht nützlich, sie sind sich eher selbst im Wege, wenn sich herausstellt, daß sie für den Mann kein Lustobjekt mehr sind, und daß die Kinder sie nicht mehr brauchen. Mit runzliger Haut und unfruchtbar gibt es also auf diesem Gebiet keinen Neuanfang. Wer in seinem Leben auf eine solche neue Phase nicht vorbereitet ist, wird hiervon sehr hart betroffen sein. Wer vermag schon von einem Jahr zum anderen neue Inhalte, neue Lebensperspektiven zu entwickeln? Und dann vielleicht noch allein?

Tatsächlich werden viele Frauen gerade in einer besonders schwierigen Phase ihres Lebens von den Wechseljahren betroffen. Zu dem schwerwiegenden Verlust der normativen Werte kann eine Konfliktballung in kürzester Zeit eintreten.

Verlust des Partners
Der Mann oder der Freund können die Frau verlassen, um mit einer jüngeren davonzugehen oder aus Eheüberdruß. Der Mann kann sterben. Manchmal bedeutet dies den Verlust einer glücklichen Sexualität. Meist aber bedeutet es, daß die Frau zum ersten Mal mit allen Institutionen unserer Gesellschaft konfrontiert ist, daß sie sich darin nicht zurechtfindet und etwas erlernen muß, das sie sich bis dahin überhaupt nicht zugetraut hat, weil vorher alles der Mann gemacht hat.

Die eigenen Eltern
Ihre plötzlich eintretende Pflegebedürftigkeit wirft schier unlösbare Probleme auf. Soll man sie zu sich nehmen, soll man sie in ein Pflegeheim geben? Die eigene Wohnung ist zu klein, die Belastung innerhalb der eigenen Familie zu groß. Läßt man sie in ein Pflegeheim bringen, so quält uns das schlechte Gewissen, weil wir plötzlich sehen, was mit alten Menschen in dieser Gesellschaft Schreckliches geschieht. - Und was uns selbst in nicht allzu ferner Zukunft erwarten mag: Eine schleichende oder plötzliche Entmündigung durch die Gesellschaft, die völlige Interesselosigkeit am alten Menschen, der da verlassen seinem Tod entgegendämmert. Plötzlich sind wir für diejenigen verantwortlich, die einst Verantwortung für uns trugen.
Und der Tod eines Elternteils konfrontiert uns auch mit dem eigenen Tod.

Die Kinder
Sie gehen aus dem Haus und beweisen uns damit, daß sie uns nicht mehr brauchen.
Oder eine Tochter heiratet, ein Kind wird geboren. Wir sind Großmütter, plötzlich eine andere Generation. Oder es kann geschehen, daß ein anderes Kind, ob erwachsen oder noch nicht, rauschgiftsüchtig (als Fixer in dauernder Lebensgefahr), alkoholabhängig wird. Das bringt zusätzlich den aufreibenden Kampf mit bürokratischen Behörden, mit medizinischen Institutionen. Oder ein anderes Kind findet sich in dieser Welt nicht zurecht, flippt aus, landet in der Psychiatrie oder versucht Selbstmord. Oder dieser gelingt.
Wir selbst haben teilweise die Orientierung in dieser Welt verloren, für uns und für die Kinder. Dennoch fühlen wir uns schuldig, wenn auch die Kinder orientierungslos und labil sind.

Das 'Empty-Nest-Syndrom'*

Pauline Bart ist eine amerikanische Wissenschaftlerin und Autorin, die jene Lebensbedingungen untersucht hat, die Frauen in den Wechseljahren 'verrückt' machen. Eine ihrer aufsehenerregenden Studien behandelt die Depressionen bei Frauen in mittleren Jahren. Sie selbst bedauert in ihren Arbeiten, daß solche Studien gewöhnlich aus klinischer Sicht erarbeitet werden. Das hat den Nachteil, daß darin nichts über Frauen ausgesagt wird, die ein ganz 'normales' Leben führen, von denen die Psychiatrie nichts weiß. Kliniker neigen dazu, ihre 'Fälle' (nämlich die Extremfälle) zu verallgemeinern. Indessen haben die Arbeiten Pauline Barts mehr Licht auf die Depressionen klimakterischer Frauen geworfen[9]. Sie beschreibt, daß der Verlust der weiblichen Rolle für die Frau in mittleren Jahren ihre gesamte Existenz in Frage stellen kann. Viele der in Kliniken beobachteten Frauen wurden mit akuter Selbstmordgefahr oder nach einem Selbstmordversuch eingeliefert.
Sicher müssen wir bei Pauline Barts Studie zwei verschiedene Tatsachen berücksichtigen: die USA haben ohnehin mehr verschiedene Kulturkreise als Europa. Schwarze Frauen in den USA leiden scheinbar weniger unter dem Empty-Nest-Syndrom, andererseits gibt es über sie keine ausführlichen Untersuchungen. Auffällig ist, daß jüdische und presbyterianische Frauen am schwersten vom Rollenverlust betroffen sind. Sie sind aber auch religionsbedingt die sogenannten Supermütter. Und sie verstört das leere Nest am stärksten.
Die andere zu berücksichtigende Tatsache ist, daß in Mitteleuropa mehr ältere Frauen in einem Arbeitsverhältnis stehen als in den USA. Und zwar im Durchschnitt ab schulfähigem Alter der Kinder.

* Empty-nest = leeres Nest. Syndrom: aus mehreren charakteristischen Symptomen sich ergebendes Krankheitsbild. Das Empty-Nest-Syndrom bezeichnet die Depressionen, die nach dem Verlust der weiblichen Rolle und dem darauf folgenden Verlust des Selbstwertgefühls eintreten.

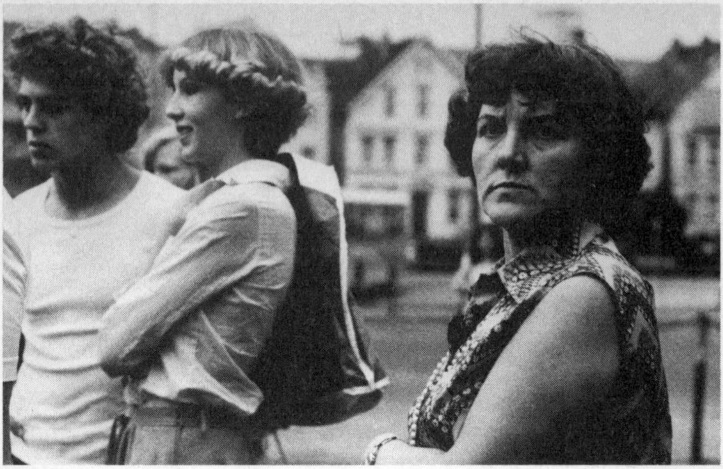

Sie sind also nicht ausschließlich auf die Kinder fixiert und haben mitunter noch andere Inhalte, über die sie sich zusätzlich identifizieren können. Ein Gesichtspunkt, der nicht ausschließlich in das Empty-Nest-Syndrom gehört und vielfach Ursache von Mißverständnissen von Kindern und Müttern ist: Innerhalb einer Rolle wird auch die Erwartungshaltung entwickelt, daß die Rolle möglichst bis ans Lebensende stabil bleibt. Eine Mutter, die 20 Jahre lang die Kontrolle über ihre Kinder hat, wird zunächst erwarten, daß sie diese Kontrolle (immerhin ein Machtfaktor) beibehält, auch dann, wenn die Kinder längst das Haus verlassen haben, wenn sie selbst Kinder haben. Selbst meine berufstätige Mutter hat so reagiert. Erst in etwa ihrem 78. Lebensjahr war sie imstande, mich als eigenständiges, von ihr unabhängiges Wesen zu begreifen und zu akzeptieren. Je weniger eigene, also ganz persönliche Inhalte oder Identifikationspunkte für eine Mutter vorhanden sind, umso stärker ist der Wunsch, die Kontrolle über andere beizubehalten.
Es ist schwer zu begreifen, daß Kinder eigenständige Wesen sind, die sich von den Eltern frei machen wollen und ihr eigenes Leben entdecken wollen / müssen. Noch schwerer ist es, als Eltern auch danach zu handeln: die Kinder loslassen können.

Da Kinder nicht der mütterlichen Erwartungshaltung einer lebenslänglichen Kontrolle entsprechen, ist die Mutter natürlich enttäuscht. Die Haltung der Kinder wird als Verrat empfunden. Aus Enttäuschung darüber entsteht Feindseligkeit. Da einer Mutter aber

Feindseligkeit gegen die eigenen Kinder nicht gestattet ist, wendet sich diese nach innen - gegen die Mutter selbst, wird Depression. Das Gefährliche an unserer Rollenprägung (bei Männern und Frauen gleichermaßen) ist immer auch der mögliche Verlust. Verlust der Rolle bedeutet Depression, Verlust des Selbstwertgefühls. Das Handeln und Streben von Frauen richtet sich nach dem Ziel, so sehr wie möglich gebraucht und dadurch bestätigt zu werden. Wir haben einfach nicht gelernt, zu unserem eigenen Vergnügen mit uns selbst umzugehen. Allein ins Kino, allein ins Theater oder sonstwohin zu gehen, wo etwas los ist, ist nach der Aufzucht von Kindern ein langer Lernprozeß.

Wir müssen auch lernen, Ärger und Trauer zu äußern. Dies entspricht aber weder einem gesellschaftsgemäßen Verhalten noch der weiblichen Rolle. Dennoch ist es wichtig, Zorn, Wut, Enttäuschung, Trauer, Haß, kurz unsere ganzen negativen Gefühle, die wir erfahren, auch zu äußern. Stattdessen gestehen wir sie uns selbst nicht einmal ein. Ja, wir wissen gar nicht, welcher 'negativen' - ganz normalen - Gefühle, die jeder Mensch hat, wir fähig sind.

Aber darf man seine Eltern hassen? Darf man auf seine Kinder wütend sein? Manchmal das Gefühl haben, den Partner umbringen zu müssen? Die Religion hat für solche Gefühle - besonders bei Frauen - ein umfangreiches Strafregister parat, das unsere Gefühle eindämmt, verdrängen hilft. Eine Frau, die solche Gefühle bei sich zum erstenmal erkennt, wird sich zunächst wie ein Monster vorkommen.

Auch das müssen wir lernen bzw. uns offen eingestehen, daß wir unsere Kinder zwischendurch kräftig hassen dafür, daß wir so viel Aufwand mit ihnen getrieben haben, ohne je einen Gegenwert dafür zu erhalten; nachdenken sollten wir über Mutterliebe. Ist das immer und unter allen Umständen Lieben?

Das Bild, das Pauline Bart von der Frau in den Wechseljahren entwirft, ist deprimierend. Zum Glück gibt es andere amerikanische und europäische Studien, die zeigen, daß Frauen bereits während der Wechseljahre und unmittelbar danach ihre Lebenseinstellung positiv verändern. Diese Frauen entwickeln vielfach Aktivitäten und auch eine positivere Zukunftserwartung. Die weibliche Rolle wird als beendet erkannt. Die Zeit, in der kein Raum für eigene Wünsche vorhanden war, ist vorbei, und man darf nun an die Verwirklichung fast vergessener Wünsche denken. Die Durchführung solcher Wünsche hängt allerdings auch von der wirtschaftlichen Lage der Frau ab.

Und es gibt kaum Wünsche, deren Erfüllung nicht mit Kosten verbunden ist. Ob man einen Volkshochschul-Kurs für Töpfern, Malen, Sprachen oder Psychologie besucht - auch das kostet Geld, ganz zu schweigen von Büchern, Theater und Reisen. Eine geschiedene Frau um 50 ohne eigenes Einkomen, die keinen Beruf ausübt und von den minimalen Unterhaltszahlungen ihres geschiedenen Mannes leben muß, die Witwe eines früh verstorbenen Arbeiters oder eine Frau, die aus welchen Gründen immer von Sozialhilfe leben muß, sie alle teilen das Los so vieler alter Menschen in Armut. Sie werden sich sogar einen Kinobesuch verkneifen müssen.

Doch nicht nur der Mangel an Geld hindert älter werdende Frauen, sich selbst zu leben und mehr für sich zu entdecken. Nach wie vor stehen uns jene Normen im Wege, die wir zwangsläufig anerkannt und verinnerlicht haben, nämlich das, was eine Frau tun und sein darf und was nicht - und was im besonderen die ältere Frau zu lassen hat.
All die vorher geschilderten Konflikte und Belastungen in einer oft genug isolierten Lage und das eigene Mißbefinden des sich verändernden Stoffwechsels fordern uns ein ungeheures Stehvermögen ab. Und dies zu einer Zeit, da wir selbst so dringend Zuwendung von anderen benötigen.
In diese verzweifelte Situation fällt oft genug auch noch die Bilanz eines Lebens: Was war, was habe ich erreicht für mich? Die Antwort ist mitunter vernichtend. Es zeigt sich, daß manche Frau nur für andere da war, daß sie nun für die Jahre der Geduld, der Aufopferung, der Verzichte, mit Verlassensein bestraft wird. Einstige Fähigkeiten und Talente sind darüber bis zur Vergessenheit verkümmert, weil sie nie genutzt wurden - gerade so, wie Muskeln verkümmern, wenn sie nicht gebraucht werden. Ein Mensch, der so ausgenutzt, der so aller seiner Entwicklungsmöglichkeiten beraubt wurde, muß ungeheure Anstrengungen machen, um sich in einer Atmosphäre der Ausbeutung, wie sie unserer Gesellschaft eigen ist, neu zu orientieren. Wieviele finden *allein* den Mut zu einem Neubeginn? Das mag die Kraft vieler Frauen übersteigen. Ist es da nicht eher logisch als pathologisch, wenn Frauen aus einer solchen Bedrängnis flüchten wollen, sei es in den Alkohol oder in den Selbstmord?

Welche Alternative hat eine alternde Frau? Kann sie im Alleingang versuchen, kaputtzumachen, was sie kaputtmacht? Es würde ihr schwerlich gelingen. Was aber tun Frauen tatsächlich? Sie reagieren mit Depressionen, mit psychosomatischen Beschwerden, mit offener und versteckter Verzweiflung. Oder mit innerer Emigration über den Weg der Anpassung. Sie verschwinden aus dem Bewußtsein der Öffentlichkeit, indem sie sich so verhalten, wie es von ihnen erwartet wird.

Die Frau, die ihre biologischen Schulaufgaben gemacht hat, darf am Ende ihrer Fruchtbarkeit auf ein erfülltes Leben zurückblicken (mit etwa 50!!), zufrieden und ohne Sexualität sein und noch ein bißchen bei den Enkeln mitwirken.
Es gibt noch immer Psychiater, die behaupten, die Anatomie (hier Gebärmutter und Eierstöcke) bestimme das Leben der Frau. Nur dürfe die Frau keine Furcht vor ihrer biologischen Funktion und Bestimmung empfinden. Auch müsse sie beim Heranwachsen von allen bösen feministischen Einflüssen ferngehalten werden. Dann würde schon das Gefühl demütiger Selbstlosigkeit und *daraus* wieder das der *Erfüllung* - das eines guten Lebens! - eintreten.

Wenn Gott Dir also beschieden hat, ein Sklave zu sein, so nimm es demütig an! Wenn Gott Dir also beschieden hat, Dein Brot am verblödenden Fließband zu erwerben, dann nimm es demütig an. Wenn Dir Gott also beschieden hat, eine Frau und deren biologischem Schicksal unterworfen zu sein, dann nimm es demütig an!

Andere Psychiater behaupten dann wieder, daß die Frau im Klimakterium depressiv werden *muß*. Ihre einzige Handhabe, ihre Weiblichkeit, Fruchtbarkeit, ihr einziges Instrument, mit dem sie ihre dem Manne gleichen Wünsche nach Selbstentfaltung verdrängen konnte, ist nun verschwunden. Wozu ist die Frau dann noch nütze? Der in den Deutungen der beiden zuletzt genannten Meinungen offen zutage tretende Widerspruch ist so verblüffend, daß er eigentlich jedem denkenden Menschen ins Auge springen muß.

Die Existenz der Frau ist vollkommen auf ihre Weiblichkeit reduziert. Nach zwei Dritteln ihres Lebens soll plötzlich die Weiblichkeit verschwunden sein. Die Frau aber lebt noch. Wo ist ihre Weiblichkeit geblieben? Ja wo?

Die Deutung der weiblichen Anatomie bleibt der patriarchalische Jahrtausendwitz und gehört in die Mottenkiste der menschlichen Geschichte. Wenn wir aus dem Rest unseres Lebens noch etwas machen wollen, sollte spätestens hier die Erkenntnis einsetzen, daß wir ein Leben lang von uns selbst entfremdet waren.

Eine 'Weiblichkeit' hat es nie gegeben, jedenfalls nicht, wie sie von der bürgerlichen Psychologie definiert wurde und wie sie die Gesellschaft sich mehr oder weniger unausgesprochen vorstellt und uns diktiert.

Bisher mußte eine Frau dreißig oder vierzig Jahre lang (und muß es leider heute fast immer noch) ihre sexuelle Attraktivität für alle möglichen lebenswichtigen Dinge einsetzen: um einen Job zu erhalten, um ihn zu halten, um am Arbeitsplatz menschlicher behandelt zu werden, um einen Mann zu bekommen, der ihr mehr Sicherheit und Anerkennung bieten kann, als die Gesellschaft einer alleinstehenden Frau gewährt. Ihre Ziele muß sie über dieses einzige Mittel erreichen. Sie bekommt den Job nicht nur, weil sie tüchtig ist, sie wird nicht nett behandelt, weil sie ein Mensch ist, sie bekommt Anerkennung nicht allein für Leistung oder Menschsein. Zuerst bekommt sie dies alles, weil sie schnuckelig aussieht oder noch knackig ist. Frauen, die dieser Norm nicht entsprechen, haben es immer schwerer als die anderen. Sie leiden, weil sie mehr oder weniger vergeblich den vorgegebenen Idealen nachzueifern versuchen. Und die kosmetische Industrie scheffelt Millionen mit diesem Leiden.
Mit dem Verlust ihrer sexuellen Attraktivität und ihrer Fruchtbarkeit ist auch ihr Marktwert auf den Nullpunkt gesunken, also sie ist ihres wichtigsten Lebensmechanismus beraubt. (An dieser Stelle muß ich deutlich betonen, daß ich hier nicht von den Ausnahmen spreche, die die Regel bestätigen. Es gab zu jeder Zeit Frauen, die sich einen feuchten Kehricht um alle Normen geschert haben, deren Leben völlig anders verlief als das der Mehrzahl.) Diese 'Werte' kann sie also nicht mehr einsetzen, wenn sie älter ist. Einen Gegenwert für diese sexuelle Bestätigung gibt es aber nicht. Es ist schwer geworden, einen neuen Job zu suchen; von einem neuen Partner brauchen wir nicht zu sprechen. Es ist auch aufreibend, nervenfetzend, einen Job zu behalten. Denn jetzt wird ihre Leistung mit anderen als den sexuellen Maßstäben gemessen, zumal der klimakterischen Frau der Ruf vorauseilt, sie sei nicht mehr voll konzentrationsfähig, leicht ermüdbar, oft krank und überhaupt schlimmen (für die Umwelt, versteht sich) Schwankungen ihres Gefühlslebens unterworfen.
Ist es nicht erstaunlich, daß die meisten Frauen unter solchen Bedingungen *nicht* ausrasten, wo es doch offensichtlich ist, daß sie unter dem hehren Begriff der Weiblichkeit um Wesentlichstes in ihrem Leben betrogen wurden?

Beschwerden, ihre Wahrnehmung und ihre Deutung

Ich will an dieser Stelle wiederholen: Einerseits wird das 'Weibliche an sich' als pathologisch definiert. Andererseits galt und gilt bei vielen Psychiatern und Psychologen heute noch die Abwehr der Frau gegen diese Weiblichkeit *ebenfalls* als pathologisch, also gewissermaßen als Verdoppelung des Krankhaften. Die alternde Frau nun, die nach Beendigung ihrer weiblichen Rolle mit diesem 'biologischen Schicksal' hadert und es nicht annehmen will, gilt als vollends pathologisch. Diese geistesakrobatische Verdrehung von Logik und Realität liegt heute noch dem 'gesunden Volksempfinden' über das Altern und dem Status der alternden Frau zugrunde und ist von den meisten Frauen auch verinnerlicht worden.

Nun aber geschieht etwas Seltsames. In dieser für Männer sicher nicht nachvollziehbaren Situation der klimakterischen Frau wird ihr erster Aufschrei gegen das, was ihr geschah, gebilligt. Nicht etwa, weil man eingesehen hat, daß ihre Situation vielfach unmenschlich ist, nein, es sind die sichtbaren und meßbaren Symptome ihres Stoffwechsels, die in den engen Rahmen von Logik und Methodik unserer gegenwärtigen Wissenschaft einbeziehbar sind: Die Hormonproduktion einer Drüse verändert sich nachweisbar! Dies ist ein Umstand, aus dem sich Erklärungen ableiten lassen, mit denen die Wissenschaft umgehen kann. Allerdings bedeutet es nicht, daß man auf die alte psychologische Interpretation verzichten möchte. Vielmehr blühen in den Arztpraxen die wilden Spekulationen weiter.

Auf jeden Fall erlaubt sich die Wissenschaft auch weiterhin, das Nachlassen der Hormonproduktion einer Drüse (Eierstöcke) als einen krankhaften Zustand zu deuten. In diesem angeblich krankhaften Zustand der Wechseljahre wird uns schon mal ein Aufschrei der Empörung gestattet, jedoch nicht wirklich ernst genommen, sondern wieder als Krankheit gedeutet und – behandelt. Die Pharmazie bietet dafür eine breite Palette an Medikamenten und zieht auch noch beträchtliche Gewinne aus unserer 'Behandlungsbedürftigkeit'.

Niemand hat bisher unseren gepeinigten Aufschrei als das erklärt, was er ist: die meist unbewußte Empörung über den Betrug an unserem Leben, über die Normen, die uns bis dahin eingeengt hatten, und den Verlust von Inhalten, für die wir keinen Ersatz geboten bekommen. Plötzlich müssen wir auf eigenen Füßen stehen und uns ganz allein nach einem Ersatz umsehen.

Bisher habe ich versucht, einige Faktoren zu beschreiben, die unsere Sozialisation und unser späteres Leben bestimmen. Wie also kann man unter so erschwerten Bedingungen auf die körperlichen Veränderungen der Wechseljahre reagieren?
Es gibt zwei Meinungen in der Schulmedizin. Mit beiden bin ich nicht einverstanden. Die eine behauptet, das Klimakterium sei ein Krankheitszustand. Die andere meint, daß der Leidenswert der körperlichen Veränderungen allein in den sozialen Bedingungen begründet liegt. Vielleicht liegt die Wahrheit in der Mitte. Es gibt genügend profane Beispiele, die beide Meinungen belegen können. Und widerlegen. Wir alle haben sie schon erfahren. Sitze ich mit rheumatischen Schmerzen im Kino und sehe mir einen Film an, dessen Komik mich vom Hocker reißt, dann fühle ich mein Rheuma nicht mehr. Meine Schmerzempfindlichkeit setzt erst eine Weile nach dem Kinobesuch wieder ein.

Wer weiß, vielleicht setzt Lachen jene schmerzstillenden Substanzen im Gehirn frei, über die unser Körper gelegentlich verfügt?

Beim gleichen Film kann ich aber auch Bauchkrämpfe haben, die z.B. von einer leichten Fleischvergiftung herrühren. Diese Bauchschmerzen wird der schönste oder lustigste Film nicht wegzaubern. Diese Schmerzen haben ja auch eine eindeutige Alarmfunktion. Grundsätzlich kann aber Leidenswert eine Frage der Interpretation sein, und ich vermute, daß es sich mit den Beschwerden des Klimakteriums ähnlich verhält: Eine heftige Hitzewelle ist das Ergebnis eines plötzlichen Ungleichgewichts im Regelkreis unserer Drüsen, die Reiz- und Hemmstoffe herstellen.
Wenn aber diese Hitzewellen mit ihrem Schweiß und ihrer heftigen Röte mit Lächerlichkeit und Peinlichkeit unterlegt sind, dann mögen sie freilich anders empfunden werden als wenn sie den Stellenwert eines heftigen Nießreizes hätten.
Abgesehen davon, daß viele Frauen danach sehr erschöpft sind, was verständlich ist, da Hitzewellen auch einen Energieverbrauch des Körpers bedeuten.

Ein weiterer erschwerender Faktor im Klimakterium ist ganz gewiß die Konfliktballung. Trifft diese mit der hormonellen Umstellung zusammen, so kann sich das Ohnmachtsgefühl vervielfachen, wenn wir überhaupt nicht begreifen, was eigentlich in unserem Körper vorgeht. Wie schlimm ist es, hilflos im Krankenhaus zu liegen und Dinge mit sich geschehen lassen zu müssen, sie nicht kontrollieren zu können, Dinge, deren Sinn wir oft nicht begreifen. Wie unerträglich ist es dann erst, wenn wir nicht ganz 'Herr' unseres Körpers sind, wenn er uns überraschende Streiche spielt, die wir weder begreifen noch voraussehen können. Und alles das darf eigentlich keine Rolle spielen, weil wir unsere ganze Energie benötigen, um andere Probleme zu bewältigen.
So mag es sein, daß Leiden, die wir unser ganzes Leben schon mit uns herumschleppen, unter erschwerten Lebensbedingungen auch als schwerer empfunden werden. Typisch ist nur leider, daß z.B. Depressionen oder Kreislaufstörungen, die wir seit der Pubertät mit uns herumschleppen, plötzlich als Symptome der Wechseljahre erklärt werden.

Nachtrag zu Freud

Um nicht mißverstanden zu werden, möchte ich klarstellen, daß Sigmund Freud auch für mich ein bahnbrechender (aber dennoch zu kritisierender) Wissenschaftler war. Auch für mich gilt seine Erkenntnis, daß die Konflikte unseres Lebens zum größten Teil in der frühen Kindheit vorgeprägt werden. Dies schließt jedoch nicht aus, daß auch unser Erwachsenenleben traumatische Erlebnisse (teilweise gesellschaftlicher Ursache) bereithält. In unserer Verinnerlichung der weiblichen Rolle sind unsere späteren Konflikte, die der Pubertät, die des gesamten Frauenlebens und die der Wechseljahre schon vorprogrammiert.

Viele Frauen haben heute das verschwommene Gefühl, von einem Chaos umgeben zu sein, das sie nicht allein ordnen können. Wir erleben unsere Entfremdung in einer historischen Epoche, in der gesellschaftliche Prozesse immer weniger durchschaubar, immer weniger steuerbar werden. Allein die Undurchschaubarkeit dieses Chaos' und die Unmöglichkeit, für sich allein einen befriedigenden Standort oder Weg da hindurch zu finden, sind Grund genug zu verzweifeln. Und wenn in diese Situation auch noch eine Konfliktballung des scheinbar so Privaten fällt, wenn weiterhin der Anspruch besteht, selbst Herr/Frau der Lage sein zu müssen, alles aus eigener Kraft bewältigen zu wollen, so liegt hier ein ganz realer Grund vor, verrückt zu werden, eine Neurose oder was auch immer zu entwickeln. Die uns aufgezwungene Rolle kann uns so viel Verwirrung und Qual bereiten, daß sie viele Frauen in die Psychiatrie führt. Daß dies vergleichsweise einem immer noch verhältnismäßig geringen Prozentsatz klimakterischer Frauen geschieht, kommt mir immer wie ein Wunder vor. Welche Kräfte liegen in uns verborgen, dem allem standzuhalten?[10]
Wichtig scheint mir jedoch in diesem Zusammenhang, daß statt Neurosen, die man aufgrund dieses Sachverhaltes erwarten müßte, allenthalben und zunehmend ein eher verschwommenes Krankheitsgefühl bei den Menschen in den Wartezimmern der praktischen Ärzte auftaucht; Menschen, die unter undeutlichen Beschwerden leiden, deren Ursache ohne große Schwierigkeiten auf psychische Ursachen zurückzuführen sind: Appetitlosigkeit, Freßsucht, Schlaflosigkeit, depressive Verstimmung – *und diese sind keineswegs auf das Klimakterium beschränkt*. Diese Beschwerden erreichen selten den Grad, von wo an sich die Symptome als klassische seelische Erkrankung bezeichnen lassen. Es ist sicher vielfach *»die Angst, sich in einer Welt zu verlieren, in der man als einzelner immer weniger zählt und immer weniger zu bewirken vermag,«*[11] einer Welt, in der wir als Individuum nichts mehr zu vermelden haben.

Klimakterium und Kultur

Das, was Freud die 'biologische Tragödie der Frau' genannt hat (und das schloß die Wechseljahre ein), wird in einigen anderen Kulturkreisen anders erlebt. Es scheint, als fühlten sich dort die Frauen im Klimakterium nicht nur von den Zwängen des Gebärens befreit, sondern auch von der damit kulturell verbundenen Einsperrung, vielmehr scheint es dort wirklich eine Art Befreiung aus den Zwängen der weiblichen Rolle zu geben anstelle eines gesellschaftlichen Ausschlusses wie bei uns.
In einigen asiatisch-islamischen Gesellschaften dürfen Frauen nach der Menopause den Schleier ablegen und sich unter die Männer mischen, ja sogar an ihren politischen Angelegenheiten teilhaben. Warum das so ist, bleibt vorläufig noch ungeklärt.

»In stationären Gesellschaften: mehr Freiheit und höherer Status

Marsha Flint machte eine Untersuchung bei indischen Frauen der Rajput-Kaste in Rajastan, und fand heraus, daß sehr wenige Frauen andere Probleme mit der Menopause hatten als den Wechsel des Menstruationszyklus. Es gab keine Depressionen, kein Schwindelgefühl, keine Beeinträchtigungen oder irgendwelche Symptome, die mit dem »Menopause-Syndrom« zusammenhängen. Warum nicht? Hier müssen ja die gleichen physiologischen Veränderungen vor sich gehen wie bei anderen menopausalen Frauen; warum wurden sie nicht erwähnt, als diese Rajput-Frauen befragt wurden?
Marsha Flint fand die Erklärung für dieses Phänomen. Wenn die Frauen die Menopause erlangen, nimmt die Kultur einen plötzlichen Rollenwechsel vor. Die Rajput-Frauen, die bis zu ihrer Menopause in Purdah leben mußten, d.h. verschleiert und in Abgeschiedenheit, konnten jetzt von ihren Frauenunterkünften herabkommen, dorthin, wo die Männer sich unterhielten und ihr Hausgebräu tranken; sie konnten an diesen Aktivitäten teilhaben, was ihnen vorher niemals erlaubt war. Diese menopausalen Rajput-Frauen konnten nun öffentlich ihre Männer besuchen und mit ihnen scherzen. Sie wurden

nicht mehr als unrein angesehen, da sie nicht mehr menstruieren oder Kinder gebären konnten.
Andere Kulturen behandeln ebensfalls ihre menopausalen Frauen anders. Gamst beschreibt die Qemant, die heidnisch-hebräische Bauernbevölkerung in Äthiopien, die den Frauen, die die Menopause erreicht haben, erlauben, den Boden eines heiligen Ortes zu betreten und in Kontakt zu kommen mit den rituellen Speisen und Getränken; etwas, was undenkbar ist vor dieser Zeit. Sie werden als unrein angesehen, solange sie menstruationsfähig sind. Bei den Hutterites in Süddakota werden die Frauen zwischen 45 und 50 von ihrer schweren Arbeit in der Landwirtschaft, wie Melken und Land bebauen, befreit, berichtet Alexander Simon. Doch diese Frauen behalten eine wichtige Funktion und großen Respekt in ihren Familien. Zur Zeit der Menopause, bemerkt William Lessa, kann eine Frau von Ulithi in Mikronesia eine Wunderheilerin werden. Sie kann zaubern und hexen sowie Amulette und Glücksbringer machen. Sie kann sogar zum Medium werden.
Bei den Bantus in Südafrika kann eine Frau, die die Menopause erlangt hat, Witwenkleidung tragen, da die Ansteckung des Todes sie nicht mehr erreichen kann. Sie kann bei bestimmten Fällen von Epidemien die Reinigung des Dorfes vornehmen, in Kriegszeiten die Reinigung der Waffen und Krieger. Nach der Opferung eines schwarzen Widders, um Regen zu erlangen, darf sie mitessen vom Fleisch des Tieres - alles Zeichen eines hohen Status (Joe Pierce).
Benjamin Maoz untersuchte fünf verschiedene Gruppen in Israel und fand interessante Unterschiede. Die Menopause wird zunehmend schwierig für Frauen, die aus ethnischen Gruppen kommen, die der traditionellen Rolle der Frau größere Bedeutung zumessen. Interessant genug, fand er weniger menopausale Symptome bei einer Gruppe arabischer Frauen, die ebenfalls nach der Menopause ein positiver Wechsel in ihrem Leben erwartet. Auch sie dürfen teilnehmen am gesellschaftlichen Leben der Männer und freuen sich darauf, die Menopause zu erreichen.
Wir sollten aus diesen Informationen nicht schließen, daß wir die Gesellschaft verändern müssen, um die Menopause zu erleichtern;

Warum eigentlich nicht? Wenngleich die Wechseljahre nicht der wichtigste Grund für die Notwendigkeit einer gesellschaftlichen Veränderung sind!

dennoch bleibt die Tatsache bestehen, daß in unserer Gesellschaft Frauen eher bestraft als belohnt werden dafür, daß sie das Ende ihrer fruchtbaren Periode erreicht haben.«
(Aus »Die Frau von 50 Jahren« von P.A. van Keep[12])

Sexualität

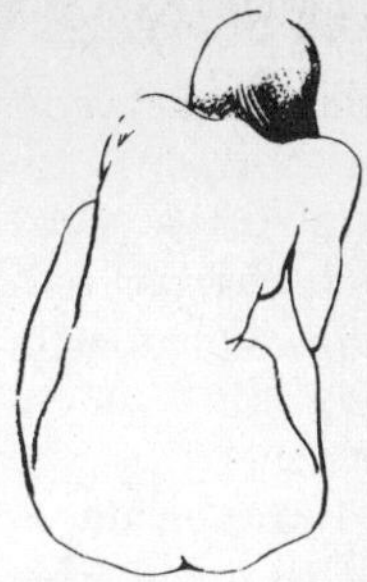

»Unser Leben und unsere Sexualität können wir nicht trennen: Sexualität hat nicht nur etwas mit köperlicher Befriedigung zu tun. Sie hat auch Bedeutung für unsere Beziehung zu uns selbst, zu anderen Menschen, zur Gesellschaft, in der wir leben ...
Viele Frauen haben Angst vor ihrem eigenen Körper und davor, sich selbst zu berühren.
Einige von uns kennen sicher dieses Gefühl. Vielleicht findest du deinen eigenen Körper nicht schön, sondern häßlich und den der meisten anderen Frauen auch. Oder du kannst dir nicht vorstellen, den Körper einer anderen Frau zu berühren, den eigenen natürlich auch nicht, besonders nicht die Brüste oder die Musch. Du hast auch noch nie mit einem Spiegel versucht zu entdecken, wie Schamlippen, Kitzler oder Scheidenöffnung aussehen. Du kannst überhaupt nicht ertragen, deinen Körper im Spiegel anzuschauen und findest die Geschlechtsorgane der Frau eklig. Du willst kein Pessar verwenden, auch keine Tampons und wenn, dann nur die mit den Einführungsröhrchen. Du findest Menstruation unästhetisch, spürst heftigen Widerwillen bei dem, was du über Onanie gelesen hast oder bei dem Gedanken an Selbstuntersuchung. Vielleicht hast du auch Angst vor dem Geruch bei sexueller Erregung. Das riecht nach altem Makrelensalat oder sonst was. Du findest es nicht schön, in der Scheide feucht zu werden und peinlich, daß es glitschig ist. Auch vor dem Samen des Mannes ekelst du dich, rennst gleich nach dem Vögeln ist Bad, um dich zu waschen. Überhaupt bist du sehr sauber und wäschst dich mehrmals täglich zwischen den Beinen, auch vor und nach dem Geschlechtsverkehr. Weißt du überhaupt, daß frau möglichst keine Seife an den Geschlechtsteilen verwenden soll? Die Schleimhaut ist da sehr dünn und fein, wie die Schleimhaut im Mund, und Seife reizt die Schleimhaut, so daß sie rot und wund werden kann. Würdest du dir etwa den Mund mit Seife waschen? ...
Du kannst auch Angst davor haben, daß es dir vielleicht zu gut geht. Wenn es dir gut geht, befürchtest du, die Strafe kommt gleich hinterher. Und um das zu vermeiden, verzichtest du lieber von vornherein darauf, es angenehm zu haben. Es kann auch Angst davor sein, was dir passiert, wenn du deinen sexuellen Gefühlen oder überhaupt deinen Empfindungen nachgibst: Wut, Freude ... Du glaubst, daß die Welt zusammenbricht, wenn du dich so zeigst, wie du bist. Oder es ist die Angst davor, deinen Gefühlen nachzugeben, weil du dich damit total auslieferst und befürchtest, dich selbst zu verlieren. Wenn du keine Geheimnisse mehr hast, keine eigenen inneren Erlebnisse mehr, glaubst du, als Person nicht mehr zu existieren. Möglicherweise hast du auch Angst, verletzbar zu werden, wenn es dir gut geht; wenn man was Gutes hat, einen Partner oder ein befriedigendes Sexualleben, etwas, das man so gern hat, daß man befürchtet, den Verlust nicht zu überleben, ist man sehr verletzbar. Du sicherst dich lieber dadurch ab, daß es dir gar nicht erst zu gut geht, dann hast du auch nicht soviel zu verlieren ...
Alle diese Ängste hindern uns daran, uns wohl zu fühlen, im Sexuellen und in anderen Bereichen des Lebens ...«

Aus dem Ankündigungstext zu dem Buch: Frau[13].

Frühe Reinlichkeit und das Verbot kindlich-sexueller Erfahrungsspiele in der bedrückenden Atmosphäre einer sinnenfeindlichen Umwelt haben uns den Weg zu unseren Körpern versperrt, zu unseren so überaus lust- und genußfähigen Körpern. Was unseren Körpern wirklich angetan wurde, und damit schließlich unserer Seele, wird erst eine ferne Geschichtsforschung nachweisen können, wenn sich eine gründlich andere Gesellschaft mit gleichberechtigten Menschen formiert hat.
Der Eintritt in die Fruchtbarkeitsphase unseres Lebens wurde von Peinlichkeit und Scham gestempelt, obwohl hier ja die Phase unserer 'eigentlichen' genormten 'Bestimmung' begann.

Wieder das double-bind: Fruchtbarkeit ja, aber ohne die uns, die allen Lebewesen angeborene Lust. Dies ist ein patriarchalisch-viktorianisches Prinzip: Die Einheit von Lust und Fruchtbarkeit in zwei gegensätzliche *Dinge zu teilen!*

Die qualvollen Aufklärungsversuche der Mutter anläßlich der ersten Menstruation, ihre hilflosen Versuche, die Funktionen unseres Stoffwechsels moralisch verbrämt zu erklären. Das alles war nicht dazu angetan, unseren Körper zu begreifen, zu befühlen oder gar zu mögen. Während der Pubertät wurde unser Körper zu einem Gegenstand strenger Verbote und Bewachung.
»Über dieses Verbot, das über den Körper verhängte Gesetz, daß er sich nicht kennen dürfe, hat sich seit dem Beginn der Herrschaft von Menschen über Menschen ihre Unterdrückbarkeit reproduziert« (reproduziert: immer neu wieder hergestellt, Anm.d.Verf.). (Klaus Theweleit[14])

Eines der schlimmsten Beispiele hierfür scheint mir die in einigen afrikanischen Kulturen herrschende Sitte der Klitorisbeschneidung bei jungen Mädchen. Das abendländische Gegenstück dazu: Jahrhunderte verbot die katholische Kirche die sexuelle Lust. Der Beischlaf diente ausschließlich der Fortpflanzung, innerhalb der Ehe natürlich. Und dabei hatte man an Gott und den Zweck der Zeugung zu denken.

Von unserem Körper ging eine Bedrohung aus, auch für uns selbst: Sexualität und die möglichen Folgen wie ein uneheliches Kind wurden mit totalem Liebesentzug und Ausstoßung aus der Gesellschaft bestraft. Diese unserem Körper innewohnende Bedrohung war so stark, daß sie auch alle Neugier an uns selbst verdrängte. Was ja auch der Zweck der Übung war. Denn was könnte geschehen, wenn Frauen überhaupt auf ihre Körper hören würden? Wenn sie deren Wünsche begreifen würden?
Der Druck, der auf uns ausgeübt wird, ist wirksam und stark. Und seine Stärke ist der beste Gradmesser für das, was es zu unterdrücken

gilt. Es muß etwas Mächtiges sein, das seinerseits diejenigen bedroht, die den Druck ausüben. Aber was ist es? Die sexuelle Potenz der Frau? Oder das revolutionäre Potential, das in der Gesamtheit aller Frauen ruht - ja , ruht? Auf jeden Fall wurde die Bedrohung als Sicherheitsmechanismus in unseren Köpfen eingebaut, damit wir nicht benutzen, was wir besitzen.

Unsere gesellschaftliche Ohnmacht als Frau ist uns so seit jeher fühlbar als eine Ohnmacht über bestimmte Regionen unseres Leibes. Der Leib darf nicht erkannt, muß Gegenstand und Quelle der Furcht sein.[15]

Und hat das bisher nicht fabelhaft funktioniert? Erst die neue Frauenbewegung zeigt uns, daß es nicht so sein muß, daß es schön ist und gut, den eigenen Körper zu betrachten und zu genießen, daß nicht unbedingt Experten für alles und jedes zu Rate gezogen werden müssen.

Das Tabu unserer Geschlechtlichkeit sollte bis zum Ende unseres Lebens bestehen bleiben. Mehr noch: im Alter wird die Sexualität der Frau zusätzlich behindert durch eine verstärkte Tabuisierung der Sexualität der älteren Menschen.

Bei einem Mann ist man immer noch geneigt, über den zweiten, dritten und vierten Frühling wohlwollend zu schmunzeln. Eine Frau, die ihr Leben lang ihre weibliche Rolle akzeptiert hatte und jenseits der 50 noch sexuelle Wünsche verspürt, wird selbst glauben, daß diesen Wünschen etwas Obszönes anhaftet. (Faltige weibliche Haut und Sexualität? Igitt! Reagieren nicht fast alle von uns so auf diese Vorstellung, auch wenn der Körper eine andere Sprache spricht?) Und indirekt oder auch sehr direkt wird ihre Umgebung ihr dies bestätigen. Sexualität ist den zeugungsfähigen Menschen vorbehalten. Alte und Kinder sind davon ausgenommen. Wer diese ungeschriebenen Gesetze übertritt, wird mit Verachtung und Lächerlichkeit bestraft. Oft genug erfahren wir in unserem sexuellen Leben den Mangel im Überfluß. Aber ich glaube, erst in der Situation des Alterns empfinden wir ihn bewußter, ihn und jenes über unseren Körper verhängte Gesetz, daß er sich nicht kennen dürfe. Denn in Wahrheit erreicht die Frau ihre höchste Orgasmusfähigkeit nach der Menopause. Nicht nur die Angst vor der Schwangerschaft entfällt, zusätzlich kreisen in ihrem Blut männliche Hormone, die ihre sexuelle Lustfähigkeit erhöhen.

Es gibt sicher ältere und alte Frauen, die eine befriedigende Sexualität erleben, sofern ihnen ein Partner oder eine Partnerin verblieben sind. Indessen wird die Verfügbarkeit eines Partners mit zunehmendem Alter immer mehr eingeschränkt, denn nach meiner Schätzung fehlt etwa der Hälfte der fünfzigjährigen Frauen einfach der Partner, wenn sie auf einen männlichen angewiesen sind. Ein Blick auf statistische Zahlen zeigt, wie unsinnig und grotesk es wäre, allen älteren Frauen zur Vorbeugung einer Atrophie häufigen Geschlechtsverkehr zu empfehlen. Nach diesen Zahlen soll für das Jahr 2035 folgendes Verhältnis in den USA zu erwarten sein: 33,4 Millionen ältere Frauen zu 22,4 Millionen älteren Männern. Das heißt, daß fast ein Drittel Frauen die Männer ihrer Generation überleben werden. Rechnet man hinzu, daß von den überlebenden Männern viele von ihren Frauen geschieden sein werden, viele über 50 bereits impotent oder nur noch wenig potent sind, so könnte meine Schätzung heute fast schon richtig sein.

Die Atrophie der Vaginalschleimhaut

Bei der älteren Frau wird das Gewebe der Vagina nach den Wechseljahren oder schon während dieser allmählich dünner, ohne daß sie deshalb schon atrophiert sein muß (Atrophie: Abnahme der Zahl und Größe der Zellen). Die Schleimhaut braucht mehr Zeit als früher, um für den Verkehr die notwendige Gleitflüssigkeit herzustellen. Außer diesem Zeitfaktor erfahren ältere Frauen, die noch regelmäßig ein bis zweimal in der Woche Geschlechtsverkehr haben (laut Masters und Johnson) kaum Beeinträchtigungen. Dies scheint mir durchaus einleuchtend. Es wird sich bei der Vaginalschleimhaut nicht anders als bei unseren anderen Organen verhalten: Gesund und funktionsfähig bleibt länger, was wir gebrauchen.

Da aber die Zeit zur Entwicklung der Gleitflüssigkeit eine längere geworden ist, bedarf es vor dem Verkehr einer vorsichtigen und liebevollen Erregungsphase. Die direkte und grobe Berührung der Klitoris zum Beispiel wird sicherlich noch unangenehmer empfunden als früher schon. (Eine Sache, die die meisten Männer scheinbar immer noch nicht begriffen haben.) Und das schnelle Eindringen in die Vagina ohne ausreichende Gleitflüssigkeit kann auf der empfindlichen Scheidenschleimhaut Entzündungen und Infektionen hervorrufen. Manche Frauen empfinden dabei nur Schmerzen in der Blase, im Harnleiter und an den Eierstöcken.

Aber mangelnde Gleitflüssigkeit ist kein großes Problem. Sie kann durch harmlose Mittel wie Kakaobutter oder Babyoel ersetzt werden. (Keine Vaseline! Sie ist nicht wasserlöslich.)

Allerdings ist der Mangel an männlicher Partnerschaft kein Grund, auf jegliche Sexualität zu verzichten. Neue sexuelle Praktiken sind auch im Alter erlernbar, und die manchmal schmerzhafte Veränderung der gealterten Scheidenschleimhaut bedeutet nicht den Verzicht auf einen Orgasmus, der ausschließlich durch die Klitoris ausgelöst wird. Sie aber ist unser hauptsächliches sexuelles Organ und wird von keinem Alterungsprozeß verändert.

Es wäre für alle älteren Frauen wünschenswert, daß sie die Selbstbefriedigung kennenlernen, wenn sie sie bis dahin noch nicht kannten. Selbstbefriedigung ist eine positive und erleichternde Erfahrung, und das Buch »For Yourself« kann hierzu eine große Hilfe sein.[16] Aber ich möchte die Selbstbefriedigung auch nicht überbewerten. Frauen, die zur Erreichung einer befriedigenden Sexualität an einen Partner gewöhnt waren, werden einen wesentlichen Aspekt vermissen: den sozialen. Sexualität ist nun einmal ein entscheidender Faktor in unserem sozialen Verhalten, ebenso, wie sie ein Teil unserer Identität ist. Nur war uns beides bisher nicht so recht bewußt bzw. wurde in unserer und in den Generationen davor bis auf den Nullpunkt herabbewertet. Sexualität kann ein ganzes Paket sozialer Gesichtspunkte umfassen: Aufhebung der Isolation, Zuwendung des Partners, Zärtlichkeit und Anerkennung der eigenen Person usw. usw. All dies kann die Selbstbefriedigung natürlich nicht ersetzen. Sie kann andererseits aber auch ein wichtiger Weg zu uns selbst sein, zum eigenen Körper als selbständigem Lustspender, sie kann uns lehren, uns selbst zu akzeptieren, uns selbst zu mögen.
Ein anderes Problem ist die Entfremdung der Frauen meiner Generation von sich selbst, von ihrem Körper, ihrer Sexualität, ihrem eigenen Geschlecht. Allein das Wort 'lesbisch' erregt bei ihnen Befremden, wenn nicht sogar Angst und Abwehr. Es gibt aber genügend Frauen, die im Alterungsprozeß die starke sexuelle Anziehung von Frauen untereinander entdecken. Für sie eröffnen sich noch einmal völlig neue Lebensperspektiven (siehe hierzu auch das Nachwort).

Manche Frauen jenseits der 50 sind imstande, sich über die Tabuisierung der Sexualität im Alter hinwegzusetzen und sich das zu beschaffen, was sie brauchen: sei es einen Mann aus der Kneipe nebenan für nur eine Nacht, sei es durch eine Annonce in der Zeitung. Hierbei muß Sexualität nicht immer im Vordergrund stehen. Vielleicht wird sie manchmal einfach nur in Kauf genommen, um eine Nacht lang ein menschliches Wesen neben sich zu spüren. Nach unzähligen Enttäuschungen ihres Lebens ist es diesen Frauen gleichgültig, ob sie für die Übertretung ungeschriebener Gesetze von ihrer Umgebung geächtet oder lächerlich gemacht werden. Diese Frauen müssen ein stark entwickeltes Selbstwertgefühl haben - stelle ich mir vor.

Die größere Gruppe älterer Frauen sind aber wohl jene, die ihre sexuellen Wünsche verdrängen, weil sie die soziale Ächtung mehr fürchten als unbefriedigt zu bleiben.
In einer Gesellschaft, in der der Jugendkult einen so großen Raum einnimmt, wie in der unseren vorläufig noch, ist die ältere Frau nicht mehr attraktiv und begehrenswert. Für sie bedeutet dies oft den völligen Verlust sexueller Befriedigung, der meist plötzlich eintritt - sofern sie sexuelle Befriedigung überhaupt kennengelernt hat.

Schaffen wir es, mit der von der Gesellschaft geforderten 'Würde' zu altern, so kann dies ein Weg in die Isolation sein. Dieser Verlauf, der unbewußt tatsächlich als würde*los* empfunden wird, ist nicht geeignet, andere Probleme unseres Lebens leichter zu bewältigen, weil hier durch Verdrängung große Mengen seelischer Energie gebunden werden, ohne daß wir uns dessen bewußt sind. Dem Hörensagen nach soll es Frauen geben, die ihr Leben lang eine befriedigende Sexualität hatten, deren Wechseljahre unproblematisch verliefen, zumal wenn ihnen ihr Partner liebevolles Verständnis und Geduld entgegenbrachte. Ich selbst habe in meiner Umgebung immer nur Frauen *gesehen*, die zwar eine beachtliche Anerkennung im Beruf fanden und dennoch stark unter den Beschwerden des Klimakteriums litten. Nun steht dies eigentlich im Widerspruch zu der allgemeinen Behauptung, Frauen müßten sich nur selbst verwirklichen, und die Wechseljahre verlören ihren Schrecken. Allerdings muß man zwischen Selbstverwirklichung und 'Ausgefülltsein' im Beruf unterscheiden. 'Ausgefülltsein' bringen solche Posten mit sich, in denen der Mensch - hier die Frau - sich als tüchtig und unentbehrlich erweist und dementsprechend immer mehr aufgebürdet bekommt. 'Ausgefülltsein ' im Beruf ist aber nur allzuoft Ersatz für etwas, das fehlt; manchmal ist dies die Sexualität.

Viele Frauen begründen das scheinbare Verschwinden ihrer sexuellen Wünsche mit dem veränderten Hormonhaushalt des Alterns. Tatsächlich müßte es sich mit der Zunahme männlicher Hormone umgekehrt verhalten. Aber wie es scheint, arbeitet unsere Psyche weit machtvoller als alle Hormone. Wo wir nicht dürfen, wo wir uns den Gefahren der Lächerlichkeit und Ächtung aussetzen, scheinen wir auch nicht zu wollen. So wie die Psyche bei gebärfähigen Frauen steuernd in den Hormonhaushalt eingreift (wenn z.B. unter seelischen Streßfaktoren die Menstruation ausbleibt), ist es entsprechend denkbar, daß unter dem Normendruck bei der klimakterischen Frau die Androgenproduktion der Eierstöcke weit geringer ausfällt als es ihrem Alter entspräche.

Natürlich gibt es während der Wechseljahre Zeiten, in denen eine Frau wirklich nichts von Sexualität wissen will, das reicht vom nicht vorhandenen Bedürfnis bis zur heftigen Abneigung, zumal, wenn sie bei ihrem Partner eine beständige Erwartungshaltung spürt, oder wenn er diese sogar deutlich zum Ausdruck bringt. Und es ist eine allgemeine Erfahrung, daß bei den meisten Menschen die Sexualität empfindlich auf Konflikte reagiert. Bei Männern zeigt sich häufig eine Potenzstörung und bei Frauen Unlust, Abneigung, Frigidität. Das Auftreten sexueller Unlust ist also nicht ein ausschließliches Symptom der Wechseljahre. Der Wunsch nach Sexualität indessen bleibt bis ins hohe Alter bestehen, auch wenn sich die Aktivitäten auf diesem Gebiet allmählich verringern mögen.

Sexualität ist also nicht nur eine Sache der Fortpflanzung, sondern eine der wesentlichsten Formen zwischenmenschlicher Beziehungen und sozialen Antriebs. Der Verlust eines so wesentlichen Moments kann nur als Abwertung der betroffenen Persönlichkeit empfunden werden, wenn nicht bewußt, dann verdrängt. Sexualität ist im Alter genau so natürlich wie in der Jugend. Auch die kleinsten Kinder haben schon ihre eigene Sexualität (wenn sie nicht daran gehindert werden): die Freude an der Berührung des eigenen Körpers und des Körpers der Freunde.

Viele Normen dieser Gesellschaft sind grausam. Ganz besonders die der Schönheit und der Moral - was immer beides sein mag. Eine alternde Frau mit wachem Bewußtsein und einer Entwicklung, die nicht zum Stillstand kam, wird sich hierüber keine Illusionen machen, wenn sie diese Normierung allmählich an sich selbst erfährt. Und je unveränderter ihre Bedürfnisse und ihre Ansprüche an das Leben sind, um so schmerzlicher erlebt sie das Ausgeschlossenwerden aus weiten Bereichen der Gesellschaft.

Wird sie noch zu Parties eingeladen, kann sie tanzen gehen, kann sie aktiv oder passiv einen Partner wählen? Kann sie überhaupt uneingeschränkt am sozialen Leben teilhaben wie früher? Sie kann es nicht. Sie bleibt, wenn sie Aktivitäten entfalten will, auf die sogenannten sozialen Gebiete beschränkt: Partei, Gewerkschaft und die Arbeit in den Wohlfahrtsverbänden und Kirchen oder bei Bürgerinitiativen. Zur Vermeidung von Mißverständnissen möchte ich sagen, daß diese Arbeiten wichtig sind und daß wir es alle dringend nötig haben, unsere Betätigung auf diese politischen Gebiete auszudehnen, ganz gleich, in welchem Alter wir sind, denn diese Arbeit entscheidet über unsere Zukunft und über die unserer Kinder. Aber sie funktioniert nicht oder nur mangelhaft als Ersatz für bestimmte Verluste in unserem Leben.

Wenn also die Jugend endgültig hinter uns liegt, entsprechen Frauen nicht mehr der (auch von uns selbst verinnerlichten) Schönheitsnorm. Die meisten Menschen meinen, alte und faltige Haut sei etwas Häßliches und Abstoßendes. Nur kleine Kinder fühlen da so wesentlich anders. Ihre Zuneigung richtet sich nach ganz anderen Maßstäben, sicher nicht nach 'Schönheit'. Wir Frauen sollten uns fragen, wem solche Normen nützen. Oder wem könnte es schaden, wenn sich in der Sexualität der alten Frau im Vergleich zu ihrer Jugend so gut wie nichts geändert hat? Vielleicht könnte es dem alten Patriarchen schaden (es gibt sie noch, es gibt sie noch!), dessen Hinfälligkeit sich eher in seiner Potenz niederschlägt als dies in der Sexualität der alten Frau geschieht? Oder könnte sich ihre schöpferische und potente Sexualität seiner nachlassenden als überlegen erweisen?
Oder ist es ganz einfach so: Damit der alte Patriarch nicht der 'Schande der Impotenz' ausgesetzt wird: Wenn er nicht mehr kann, darf die Frau auch nicht mehr wollen?

Wie Männer die Sexualität der älteren Frau sehen

»Vielfach macht sich bereits vor Eintritt der Wechseljahre oder auch erst bei Beginn derselben eine deutliche Steigerung der Geschlechtslust bei der Frau bemerkbar. Unter Umständen artet dieser 'Johannestrieb' dermaßen aus, daß die Frauen direkt sexuelle Exzesse begehen *(!!) und sich als* Opfer *derselben mit Vorliebe junge Männer auswählen.«* (G. Buschan[17])
Was der Autor wohl mit Exzessen meint? Dreimal an einem Abend? oder mehr? oder nur zweimal an einem Abend? oder jeden Abend einmal? Weiß der Teufel, was Männer sich unter weiblichen Exzessen vorstellen. Das nämlich sagt Herrn Buschan nicht.
Und was, bitte, fällt uns zu dem Wort Opfer ein in diesem Zusammenhang? Eine alternde Frau schlachtet junge Männer auf dem Altar ihrer Sexualität? Vielleicht aber dachte Herr Buschan an die Reste längst vergangener Matriarchate, oder vielleicht an ein kommendes? Hinter seinen diffusen Ausführungen liegt deutlich die Angst des Mannes vor der unbegreiflichen Potenz der Frau, die, wenn sie nicht mehr Leben gebiert, eben eine höhere Potenz erreicht als zuvor.

Buschans arme junge Opfer. Klingt das nicht nach Vergewaltigung durch die Frau? Hier nun aber wird klar, daß Herr Buschan der Klügste nicht war. Keine Frau bringt einen Mann zum Vaginalverkehr, wenn er nicht will, nicht kann. Wenn ein fünzigjähriger Mann eine zwanzigjährige Geliebte hat, sagt kein Mensch etwas. Das ist eine 'normale' Erscheinung in patriarchalischen Gesellschaften.
Der umgekehrte Fall, eine fünfzigjährige Frau mit einem zwanzigjährigen Geliebten kann nur Entrüstung, Verachtung und Lächerlichkeit in der Umgebung der beiden auslösen. Sie haben es schwer, sich in der Öffentlichkeit zu zeigen. Solche Beziehungen spielen sich meist nur hinter verschlossenen Türen ab. Dennoch gibt es sie. Warum? Die von Herr Buschan suggerierte Vorstellung, daß ältere Frau-

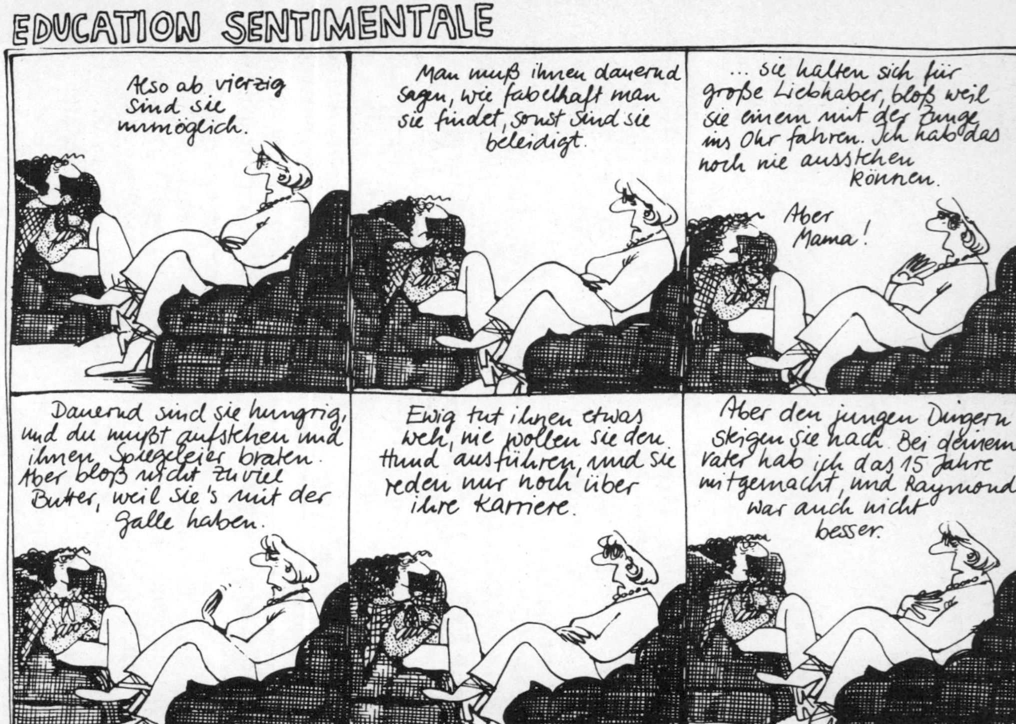
EDUCATION SENTIMENTALE
Also ab vierzig sind sie unmöglich.
Man muß ihnen dauernd sagen, wie fabelhaft man sie findet, sonst sind sie beleidigt.
... sie halten sich für große Liebhaber, bloß weil sie einem mit der Zunge ins Ohr fahren. Ich hab das noch nie ausstehen können.
Aber Mama!
Dauernd sind sie hungrig, und du mußt aufstehen und ihnen Spiegeleier braten. Aber bloß nicht zuviel Butter, weil sie's mit der Galle haben.
Ewig tut ihnen etwas weh, nie wollen sie den Hund ausführen, und sie reden nur noch über ihre Karriere.
Aber den jungen Dingern steigen sie nach. Bei deinem Vater hab ich das 15 Jahre mitgemacht, und Raymond war auch nicht besser.

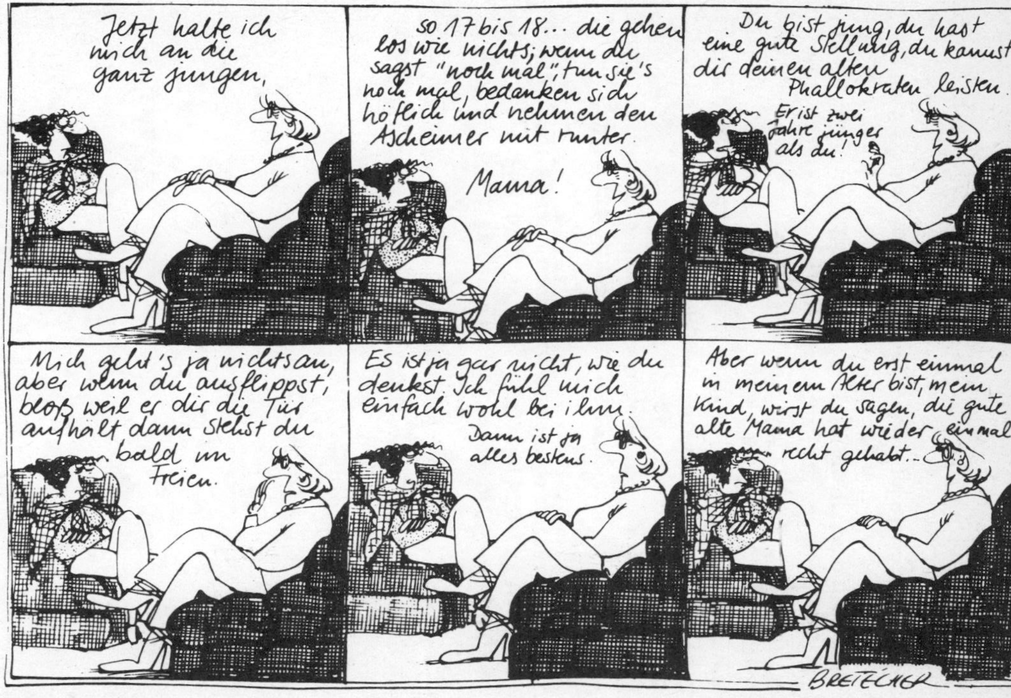

Jetzt halte ich mich an die ganz jungen,
so 17 bis 18... die gehen los wie nichts; wenn du sagst "noch mal", tun sie's noch mal, bedanken sich höflich und nehmen den Ascheimer mit runter.
Mama!
Du bist jung, du hast eine gute Stellung, du kannst dir deinen alten Phallokraten leisten.
Er ist zwei Jahre jünger als du!
Mich geht's ja nichts an, aber wenn du ausflippst, bloß weil er dir die Tür aufhält dann stehst du bald im Freien.
Es ist ja gar nicht, wie du denkst. Ich fühl mich einfach wohl bei ihm.
Dann ist ja alles bestens.
Aber wenn du erst einmal in meinem Alter bist, mein Kind, wirst du sagen, die gute alte Mama hat wieder einmal recht gehabt...
BRETÉCHER

en sich diese jungen Männer mit dem Lasso einfangen, knebeln, fesseln und vergewaltigen, können wir wohl fallen lassen. Was zieht einen jungen Mann zu einer so viel älteren Frau? Allein ihre Mütterlichkeit? Dieses Argument wird in der Diskussion solcher Fälle sehr strapaziert. Sicher spielt sie zu Beginn einer solchen Beziehung eine wichtige Rolle, wie es umgekehrt in der Vater-Tochter-Zusammenstellung auch der Fall sein wird. Aber in beiden Fällen ausschließlich ödipale Bestrebungen der Partner als Ursache zu bemühen, halte ich angesichts der physiologischen Tatsachen für kurzsichtig und einseitig. Meines Erachtens spielen Hormone hier durchaus keine so untergeordnete Rolle, da nun einmal bei einem sehr jungen Mann und einer älteren Frau die größte Ausschüttung männlicher Hormone stattfindet, jener Hormone, die für die sexuelle Lust und Potenz zuständig sind. Rein biologisch gesehen - und dies sei hier ausnahmsweise gestattet -ist eine idealere Zusammenstellung kaum denkbar.

Einige Völkerstämme auf den polynesischen Inseln scheinen der gleichen Ansicht zu sein. Dort erteilt die ältere Frau jungen Männern eine Art Einführungsunterricht in die Sexualität.

Was wir in der Schule nicht lernen

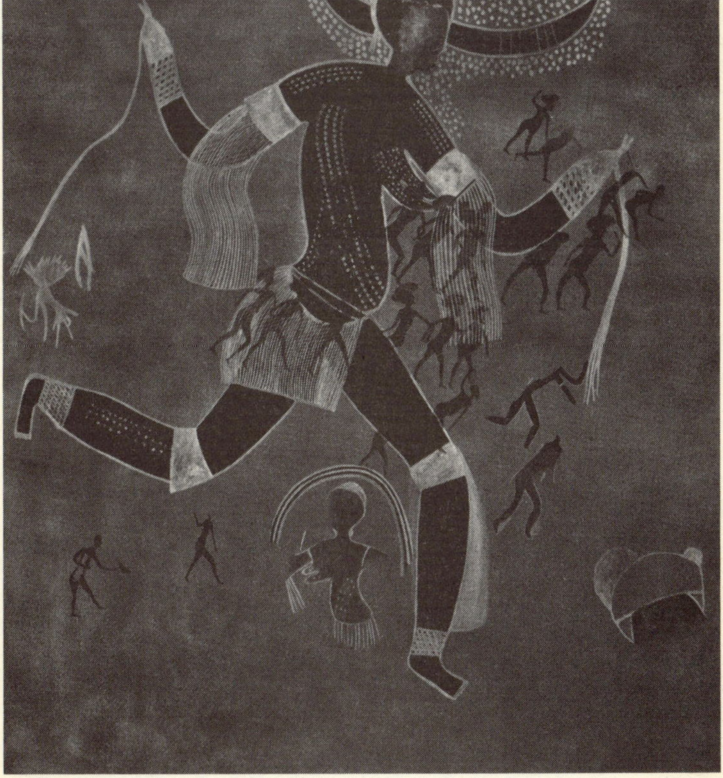

Felsmalerei 'Tanzende Göttin', Nordafrika, ca. 5000 v.Chr.

Wenn wir das volle Ausmaß unserer Entfremdung begreifen wollen, müssen wir weit in die Vergangenheit zurückschauen. Ich hatte als Kind einen seltsamen Geschichtsunterricht, der gewiß nicht dazu angetan war, mir ein zusammenhängendes Weltbild zu vermitteln. Aber das war wohl auch nicht beabsichtigt. Und meinen Kindern erging es nicht anders. Vor allem kamen in dieser Geschichte keine Frauen vor. Katharina von Rußland, Elisabeth II und Maria Theresia waren darin nur die Ausnahmen, die die Regel bestätigen. Kurzum, was wir lernten, war ausschließlich die Geschichte des Patriarchats, und daß Geschichte eben von Männern gemacht wird.
Was alles haben wir in der Schule nicht gelernt? Was wissen wir über die Zeiten, in denen Frauen die Gründerinnen der Kultur waren? Haben wir je davon gehört, daß Frauen die Erfinderinnen des Ackerbaues waren, da nur sie ein ganz unmittelbares Interesse daran haben konnten, das Nomadenleben der Jäger und Sammler aufzugeben, um die Kinder zu schützen, daß in diesem Zusammenhang die Architektur entstand? Natürlich nicht. Im folgenden will ich einige Bereiche der Menschheitsgeschichte herausgreifen, über die sich der Schulunterricht meines Wissens heute noch immer ausschweigt.

Ich will mich auf eine sehr verkürzte Wiedergabe beschränken hinsichtlich dessen, was bis heute über unsere Frühgeschichte bekannt ist. Ein Buch über Wechseljahre kann bestenfalls nur anreißen, einen Anreiz bieten, daß Frauen sich mit dem Thema beschäftigen.

Matriarchat und Gynaikokratie

Nach neuesten Schätzungen dürfte die Geschichte der Menschheit etwa 5 Millionen Jahre alt sein. Die Forschung hierüber ist noch nicht abgeschlossen, und wir können jährlich mit neuen Forschungsergebnissen der Archäologen und Anthropologen rechnen. Die schriftlichen Zeugnisse unserer Geschichte begannen aber erst vor ca. 5000 Jahren, zu jener Zeit also, als sich in den verschiedensten Gebieten Europas und Asiens das Patriarchat (Vaterherrschaft) zu entwickeln und auszubreiten begann.
Was das Patriarchat ist, wissen wir, empfinden es täglich an Leib und Seele. Wie aber kam es dazu? Was war das Matriarchat, und gab es das überhaupt? Es gibt genügend Wissenschaftler beiderlei Geschlechts, die behaupten, daß für die Existenz frühgeschichtlicher Matriarchate noch kein schlüssiger Beweis vorliege. Und es gibt andere unter ihnen, deren gesamte Geschichtsdeutung davon ausgeht, daß die Frühgeschichte der Menschheit nur eine matriarchalische gewesen sein kann.
Die matriarchalische oder matrilineare Gesellschaftsform ist immer eine mutterrechtliche. Das bedeutet in erster Linie, daß die Vaterschaft eines Kindes innerhalb eines Familienverbandes keine Rolle spielt. Die Mutter weiß, daß es ihr Kind ist, - woran schwerlich ein Zweifel bestehen dürfte, wenn eine Frau ein Kind geboren hat; wogegen eine Vaterschaft jederzeit - auch heute noch - in Zweifel gezogen werden kann. Die medizinische Wissenschaft hat es sich auch hier angelegen sein lassen, Methoden der Klärung zu finden.
In groben Zügen gesehen, bildet sich im Matriarchat ein Familienverband immer um ein weibliches Oberhaupt, dessen Besitz stets an die Töchter und deren weibliche Kinder weitervererbt wird. Oder aber der Besitz bleibt unveräußerlich innerhalb dieses Verbandes, nur daß das weibliche Oberhaupt über ihn letzte Entscheidungsgewalt hat. Söhne werden innerhalb dieser Ordnung zwischen den Familien und Clans hin- und hergeschoben. Sie sind grundsätzlich zwar die Söhne der Familie ihrer Mutter, wo ihnen auch ihr Heimatrecht verbleibt. Ehen aber sind oft ein vorübergehender Personenstand, während dem sie gewissermaßen Besucher in der Sippe ihrer Frau waren. Und sie hatten niemals ein Anrecht auf ihre Kinder, gleichgültig, ob männlich oder weiblich.
Insgesamt zeichnen sich matriarchalische Gesellschaften durch die

dominierende Stellung der Frau in allen und gerade in den produktiven Bereichen aus, aber auch in der Rechtsprechung, in der Medizin, hier besonders der Geburtshilfe, im Bereich der Entwicklung der frühen Wissenschaft und Technik (Astronomie, Ackerbau, Architektur, Töpferei).
Wo sich so weiblich dominierte Gruppen über größere Gebiete zu einer Staatsform verbanden, wurde diese entweder von einer oder zwei Königinnen regiert. Detailliert die komplizierten Strukturen dieser matriarchalischen und matrilinearen Gesellschaftsformen hier zu schildern, würde den Rahmen dieses Buches sprengen.
Wir dürfen wohl annehmen, daß bis zum Ende der Steinzeit und bis in die Bronzezeit hinein ausschließlich matriarchalische Gesellschaftsformen bestanden haben. Danach begann die Übergangszeit zum Patriarchat, die sich über tausende von Jahren erstreckte und sehr vielfältige Übergangsformen aufwies. Die Ablösung der matriarchalischen Gesellschaften durch die patriarchalischen geschah nicht in allen Gebieten zur gleichen Zeit; etwa 1500 v.Chr. in Ägypten, aber erst nach der Zeitwende in Mittel- und Nordeuropa. In diesem Zusammenhang ist es interessant zu sehen, daß sich die gynaikokratischen (frauenherrschaftlichen) Hochkulturen an den großen Strömen dieser Erde befanden, wie z.B. an Euphrat und Tigris wie auch am Nil, also in ausgesprochenen Ackerbaugebieten.
Wenn wir versuchen, 5 Millionen Jahre Menschheitsgeschichte auf eine zwei Meter lange Schnur zu übertragen, dann nehmen die 5000 Jahre Patriarchat auf dieser Schnur nicht mehr als einen einzigen Millimeter ein![19] Natürlich besagen diese 5000 Jahre Patriarchat auch nicht, daß während der restlichen 4.995.000 Jahre nur matriarchalische Gesellschaftsformen herrschten oder wie sich die Anfänge gesellschaftlicher Formationen überhaupt gestalteten. Dennoch erscheint unter diesen Umständen verwunderlich, daß die neuzeitlichen Geschichtsschreiber[20] die Zeugnisse gynaikokratischer Gesellschaftsformen übersehen haben. Oder hatten sie sich geweigert, sie zur Kenntnis zu nehmen? Dazu gehören schon beachtliche Flecken von Blindheit in der Geschichtsbetrachtung, wo doch Archäologen und Anthropologen allenthalben über solche Zeugnisse gestolpert sind; sei es Schliemann 1870/72 in Troja, sei es Arthur Evans ab 1900 auf Kreta, der mit der Ausgrabung des Palastes von Knossos begann. Und ich zweifle, daß sich der Geschichtsunterricht unserer Enkel von dem unseren unterscheiden wird, wenn wir Frauen nichts daran ändern. Denn was der neue Brockhaus heute noch als Mythen ausweist, war in Wahrheit Geschichte: die Amazonen und ihre Reiche.

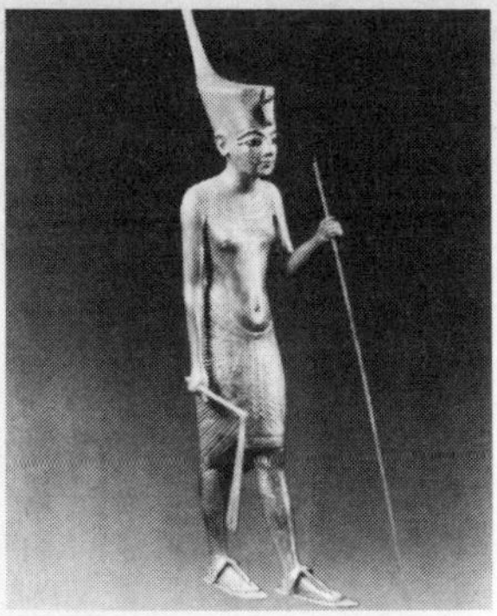

Statuette des Tutenchamon

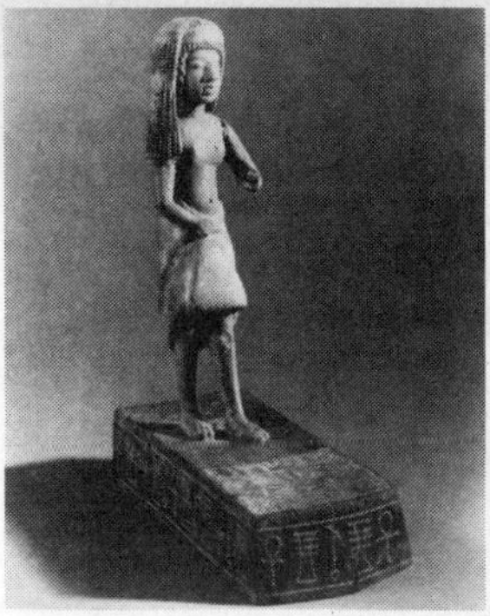

Statuette eines Jünglings (??) mit Seitenlocke.

Entweder handelt es sich bei dem Jüngling mit Seitenlocke um eine Fehldeutung oder aber die Welt der alten Ägypter war noch so von der Vorstellung weiblicher Gottheiten durchdrungen, daß sich dies auch in der Kunst männlicher Darstellung niederschlug.

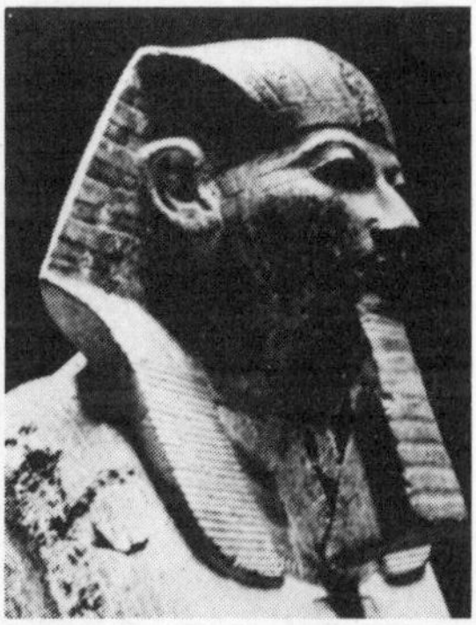

Ist dies ein Mann oder eine Frau? Es ist die Königin Hatschepsut. (ca. 1500 v.Chr.)

Eine Stele, die Hatschepsut ihrem Hofarchitekten Senmut errichten ließ, verrät, daß sie auch in der dünnen Luft eines solchen Herrscheramtes nicht einsam blieb: »Gefährte hochgeliebt, Hüter des Herzens der Königin, der die 'Dame beider Länder' zu befriedigen vermag und macht, daß alle Dinge sich nach dem Wunsche ihrer Majestät ereignen...« Das offene und für alle Zeiten ausgesprochene Lob für so diskrete Verdienste verrät mehr als jede noch so ernsthafte Abhandlung die innere Freiheit der Frauen Ägyptens.[18]

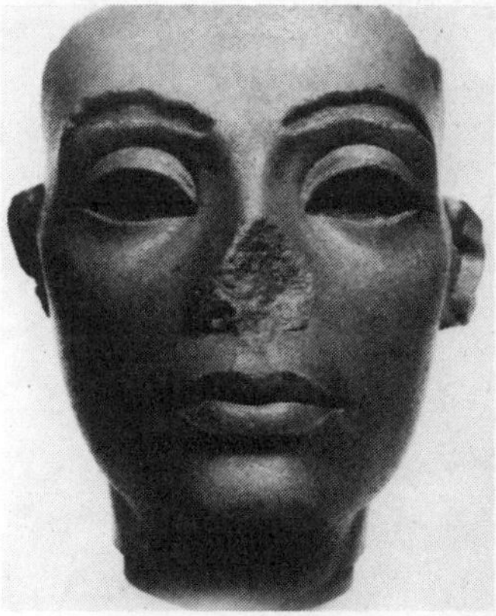

Und dies ist Nofretete, wie sie auf der Ausstellung »Echnaton, Nofretete, Tutenchamon« in Hildesheim vom Juli bis August 1976 gezeigt wurde. Kurt Lange jedoch hat diesen Kopf als den des Königs Semenchkarê ausgewiesen. (Kurt Lange: Ägyptische Bildnisse, Piper & Co., München, 1957)

Am Anfang war Gottmutter

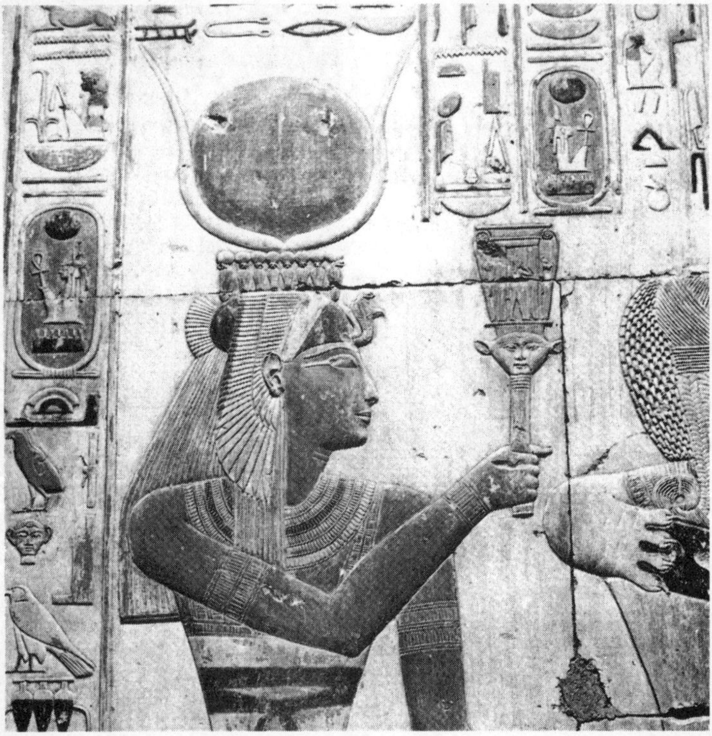

Über dem Kopf der Isis das Symbol des Mondes, die offenen Stierhörner, das gleiche Zeichen wie in den eiszeitlichen Höhlen.

Am Anfang war weder Gottvater noch das Wort. Am Anfang war Gottmutter. Ägyptische Inschriften bezeugen dieses frühgeschichtliche Weltbild:

»Nuth, welche die Sonne gebar
und die Keime der Götter und Menschen legte«

oder

»Vater der Väter, Mutter der Mütter,
die Seiende nämlich,
welche von Anfang an gewesen ist.«

Und – noch deutlicher:

»Was da ist, was da sein wird, und was gewesen –
bin ICH.
Meinen Schurz hat keiner aufgedeckt,
die Frucht, die ich gebar, war die Sonne.«[21]

Auch alle anderen Religionen, die zeitlich vor der jüdischen lagen, haben das gleiche Urbild: Die Frau, die ohne Zeugungsakt aus sich allein Leben gebiert und aus der das Menschengeschlecht stammt, die aber auch die Garantin der Wiedergeburt war, die Personifizierung des 'Stirb' und 'Werde', dessen Symbol der Mond (in den meisten Sprachen immer noch mit weiblichem Artikel: la luna, la lune!) in seinen Phasen der Abnahme, des Neumonds (Tod, Verschwundensein) und der Zunahme (Wiedergeburt) sicherlich war. Ischtar / Astarte / Innanna, diese aus dem Zweistromland und viele andere verkörperten den Kreislauf des Lebens. Daß die Menschen jener Zeit sich so mächtige Göttinnen vorstellen konnten, dürfen wir als Zeugnis dafür nehmen, welche vorrangige gesellschaftliche und wirtschaftliche Bedeutung damals den Frauen zukam.
Auch die Juden hatten vor Moses ihre Urmutter Eva, die dann in der Schöpfungsgeschichte des Alten Testaments eine erstaunliche Wandlung erfuhr. Moses entfloh mit seinem Volk der frauenrechtlichen Gesellschaft Ägyptens, in der die Männer nicht das Sagen hatten. Als er dann mit dem einzigen – und männlichen – Gott Jahwe seinen Bund schloß, siehe, da hatte die Frau dem Manne untertan zu sein. *»In Wahrheit also gebar Eva, die Urmutter der Juden, den Gott Jahwe und zeugte mit ihm Adam. Wenn der Verfasser* (des Alten Testaments, Anm. d. Verf.) *die Schuld am Verluste des Paradieses der Eva, also der Frau aufbürdet, so zielte der damit auf die unbedingte Durchsetzung einer patriarchalischen Ordnung ab, die für ihn zur Zeit der Abfassung ein erst noch durchzusetzendes Programm war.«*[22]

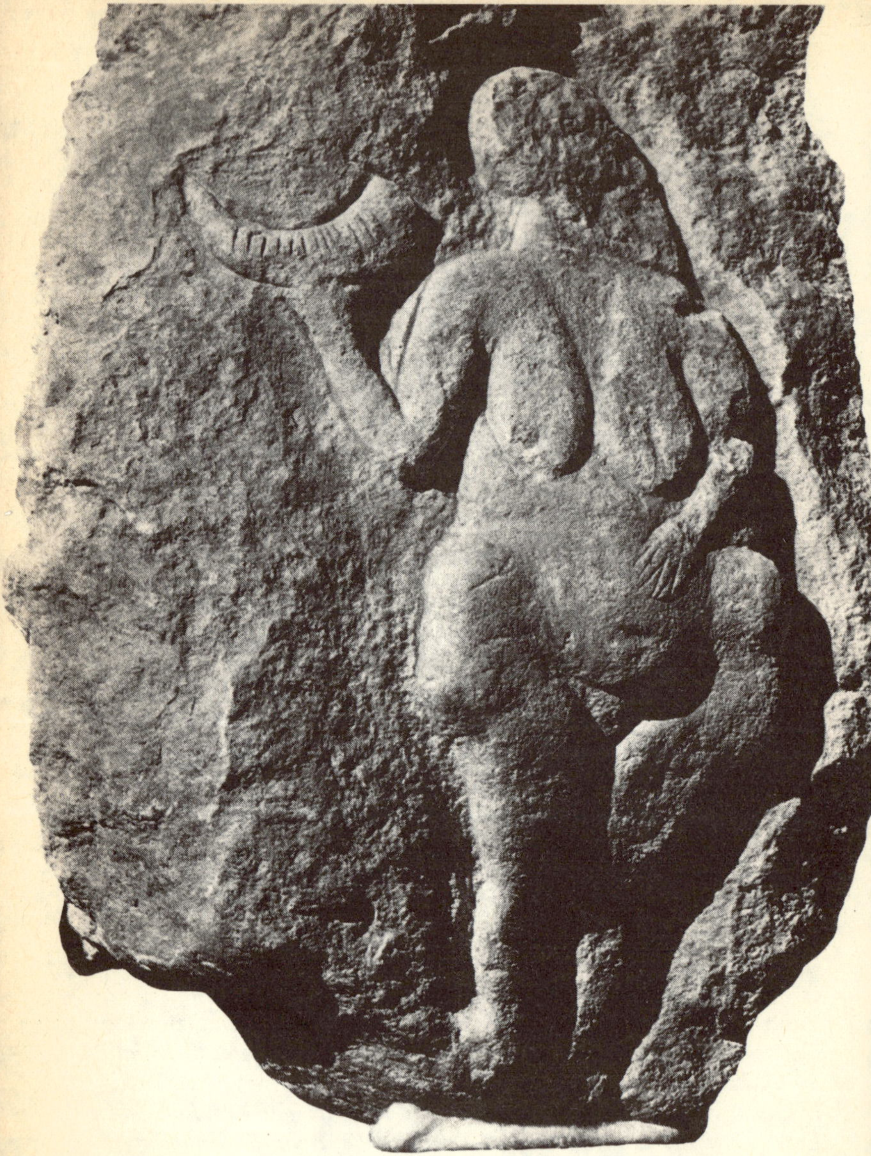

Relief der 'Venus von Laussel'. Es stammt aus der Altsteinzeit, entdeckt 1911 in Frankreich. Sie trägt das Stierhorn / die Mondsichel in der Hand.

Wenn einst in der Schule die griechische Mythologie an uns vorbeirauschte, bekamen wir auch immer nur die zweite Garnitur der Götter serviert. Darin ist Zeus der Göttervater aller Dinge und gebar (frau staune) sogar eine Tochter, allein aus seinem Kopf heraus. Zeitlich vor diesem Geschlecht des Zeus (der Kroniden) war aber in der Mythologie das der Titanen angesiedelt: Die Erdmutter Gaia gebar jungfräulich den Uranos (den Himmel), mit dem sie dann eine Reihe Kinder zeugte, unter anderem auch den gewalttätigen Vaterschänder Kronos bzw. Zeus, der doch tatsächlich seinem Vater Uranos das Zeugungsorgan abschnitt und ins Meer warf. Nun gut, wie schließlich soll man erstens Schülern dies mit Anstand vermitteln und zweitens dann noch begründen?
Das Grundmuster aller frühgeschichtlichen Mythen und Religionen auf unserer Erde, ob auf dem doppelten Kontinent Amerika, ob in Asien, Australien oder Afrika, ganz gewiß aber in Europa und seinem Mittelmeerraum und im Zweistromland, entsprach dem Mythos der Titanen: Die 'Seiende', die Urmutter, die aus sich selbst heraus Leben gebiert und mit ihren Söhnen erst alle folgenden Geschlechter zeugt.
Wie bereits erwähnt, erstreckte sich der Übergang vom Matriarchat zum Patriarchat auf der ganzen Welt über mehrere tausend Jahre. Dieser Übergang dürfte oft genug äußerst blutig erzwungen worden sein. Dafür sprechen die vielen grausamen Mythen von Kämpfen der männlichen Helden gegen Sphinxe, Gorgonen, Amazonen und Göttinnen. Die Reste offensichtlich matriarchalischer Kulturen reichen weiter in unsere Zeit hinein, als wir bisher bewußt wahrgenommen haben. Zur Zeit der Punischen Kriege waren die Römer noch angestrengt dabei, ihre Frauen zu 'bändigen'. Und in dieser Zeit sagte der große Staatsmann Cato in einer seiner berühmten Reden vor dem Senat über die römischen Frauen: *»... sobald sie uns gleichgestellt sind, sind sie uns überlegen.«*[23]
Vielleicht war Karthago sogar der Rest eines gigantischen Amazonenreiches, das zeitweilig von den Kanarischen Inseln bis zu Euphrat und Tigris gereicht haben muß[24]. Um so erstaunlicher ist, was man im Neuen Brockhaus über Amazonen lesen kann. Dort werden sie noch immer ins Reich der Mythen verwiesen, ohne auf den geschichtlichen Kern des Mythos einzugehen. Zur Zeit der Entstehung des Neuen Brockhaus hatte sich aber unter den meisten Geschichtsforschern längst herumgesprochen, daß es Amazonenreiche wirklich gab. Selbst Alexander der Große hatte auf seinen Eroberungsfeldzügen mit ihnen zu kämpfen und war ihnen als einzigen unterlegen.

Zeitlich eingebettet lagen die Amazonenreiche interessanterweise in den Übergangszeiten zum Patriarchat. Der Ursprung bzw. die Entstehung dieser radikalen Frauengesellschaften, in denen mitunter sogar männliche Kinder getötet wurden, ist noch offen für alle Forschung, aber auch für Spekulationen. In der Tat, ich könnte sie mir gut als Reaktion auf den Machtverlust der Gynaikokratien vorstellen, als verzweifelten Versuch, den Machtanspruch des Patriarchats zurückzuweisen.
Außer den nordafrikanischen Amazonen gab es noch das Riesenreich der Schwarzmeer-Amazonen. Als die spanischen Eroberer sich anschickten, den südamerikanischen Dschungel zu durchdringen, hatten sie auch mit indianischen Frauenvölkern zu kämpfen. Seltsam genug, daß niemals der Name des Amazonenstromes von der neueren offiziellen Geschichtsschreibung hinterfragt wurde. Er erhielt nämlich seinen Namen durch die am Strom lebenden und gegen die europäischen Eroberer kämpfenden Frauenvölker: Amazonen.

5000 Jahre Patriarchat haben nicht ausgereicht, alle Spuren und Traditionen mutterrechtlicher Vergangenheit auszulöschen. Selbst in islamischen Gesellschaften ist die Frau innerhalb der Hausmauern über weite Bereiche Alleinherrscherin geblieben. Auch in Asien, China, wo vermutlich zuerst das Patriarchat herrschte, behielt die älteste Frau innerhalb der Familie eine Fülle von Macht.
Es gibt außerdem immer noch Reste matriarchalischer Gesellschaftsformen auf dieser Erde. Unlängst sahen wir im Fernsehen den mehr als knappen Bericht über eine matriarchalische Restbevölkerung auf West-Sumatra, die Menangkabau, deren Mutterrecht innerhalb einer islamischen Umgebung zum Untergang verurteilt scheint. Noch existieren dort die ausschließliche weibliche Erbfolge und die Unveräußerbarkeit des Bodenbesitzes. Aber zunehmende Industrialisierung und zunehmende Bevölkerungsdichte und damit der Trend zur Verstädterung und zur Kleinfamilie wie auch die strukturelle Unterwanderung durch den Islam lösen ganz offensichtlich mit zunehmender Geschwindigkeit diese Gesellschaftsform auf. (Siehe hierzu auch den Reisebericht von Helga de Freese in der COURAGE 1/1980.)
Noch im vorigen Jahrhundert fand man in den damals noch bewohnten Pueblos im Westen der USA bei den dortigen Indianern Familienstrukturen, die durchaus mutterrechtlich orientiert waren. Aber auch Polynesien hat bis heute noch in kleinen Teilen seiner Inselwelt das Mutterrecht bewahrt.[25]

Das Viktorianische Erbe

1800 - 1900 war das Jahrhundert der Königin Viktoria, in dem ein älteres spanisches Bonmot wieder aufgewärmt wurde: Frauen haben keine Beine. Soweit ging die Prüderie dieser Epoche. In diesem so widersprüchlichen Jahrhundert entstand aber auch die erste Frauenbewegung. Frauen verlangten mehr Rechte und vor allem eine Geburtenkontrolle, weil Geburten damals noch mit absoluter Lebensgefahr und anschließenden chronischen Krankheiten verbunden waren.
Möglicherweise sah damals das Patriarchat wieder einmal seinen Fortbestand bedroht. Um die Frauen wieder zu zähmen, griff es zu den Waffen der Psychologie und der Chirurgie. Die uns hinreichend bekannte 'biologische', einzige Bestimmung der Frau wurde formuliert und gleichzeitig pathologisiert.
Gabriele Bellmann hat zu dem Thema Wechseljahre eine aufsehenerregende, aber leider noch unveröffentlichte Diplomarbeit geschrieben: »Das Klimakterium als Tod der Weiblichkeit oder Das zweite Erwachen.« Auf den folgenden Seiten will ich aus dieser Arbeit einiges nacherzählen und zitieren, weil hier mit einem der skandalösesten Kapitel aus der Geschichte der Frauenunterdrückung - und besonders der älteren Frau - abgerechnet wird.[26]

»Alle Frauen waren als Wesen definiert, die den Gesetzen ihrer Zeugungsorgane unterlagen, die sie nicht bewußt steuern konnten. Die Frauen galten als Gefangene der zyklischen Aspekte ihrer Körper, von dem großen reproduktiven Zyklus, begrenzt durch Pubertät und Menopause und den kürzeren regelmäßigen Zyklen von Menstruationen und Geburten. Oder, wie M.L. Holbrock kurz und vernichtend formulierte:
'Es ist, als hätte der Allmächtige, als er das weibliche Geschlecht schuf, einen Uterus genommen und eine Frau drumherum gebaut.'

Die Medizin erklärte alle weiblichen biologischen Funktionen als von Natur aus krank. Die Pubertät war danach eine Krise, die den gesamten weiblichen Organismus durcheinander bringt, die Menstruation als auch ihr Ausbleiben galt als chronisch krankhaft. Und 'Die Wechseljahre waren die endgültig unheilbare Krankheit', der 'Tod der Frau in der Frau'. So wurden Frauen in den Wechseljahren oft wieder ins Bett verbannt.
Soweit die Ideologie, in der Praxis, d.h. in der gynäkologischen Chirurgie, bestand die logische Konsequenz für besonders abartig pathologisch diagnostizierte Frauen, also besonders aufsässige, unweibliche Frauen, in der Entfernung der Eierstöcke und der Gebärmutter.
'Zu den Merkmalen gehörten Verdrießlichkeit, Essen wie ein Scheunendrescher, Selbstbefriedigung, Selbstmordversuch, erotische Tendenzen, Verfolgungswahn, schlichte Sturheit und Dysmenorrhoe (schmerzhafte Regelblutungen).*'* (Robert Battery, 1872)
Die Frauen wurden oft von ihren Ehemännern zum Arzt gebracht, wenn sie sich 'aufsässig' benahmen.
'Wenn sie dann kastriert zu ihren Männern zurückkamen, waren sie', so Dr. Battery, 'fügsam, ordentlich, fleißig und reinlich!'
Alle 'nichtfraulichen' Beschäftigungen und Eigenschaften, insbesondere Intellektualität und selbständige sexuelle Interessen wurden als Ausdruck schadhafter Fortpflanzungsorgane angesehen, die es (lukrativ) zu beseitigen galt.
'Manche Ärzte brüsteten sich damit, zwischen 1500 und 2000 Eierstockentfernungen durchgeführt zu haben.' und 'Sie zeigten sie auf den Treffen der Ärztegesellschaft herum wie Trophäen.'
Die Chirurgie wurde also ausdrücklich angewandt, um Frauen allgemein einzuschüchtern, und im Besonderen diejenigen Frauen, die versuchten, sich zu behaupten, auf ihren Platz zu verweisen. Da anzunehmen ist, daß die chirurgischen Eingriffe an sich Frauen nicht gehorsamer und weniger aufrührerisch machten, kann man vermuten, daß der Therapieerfolg zum einen in der Androhung eines solchen Eingriffs bestand, zum anderen, die in einer derartigen Verstümmelung symbolisierte Unterwerfung unter die medizinisch-männliche Herrschaft, Frauen vor der Übermacht dieser Herrschaft, die sie ausdrücklich an ihren eigenen Körpern zu spüren bekamen, nach einer solchen Züchtigung den Mut zu weiterer Revolte nahm.«

Während der letzten Jahre hat man offenbar an einigen Orten mit der Forschung über das Klimakterium begonnen. Was die Wechseljahre der Frau plötzlich in den Brennpunkt der Wissenschaft gerückt

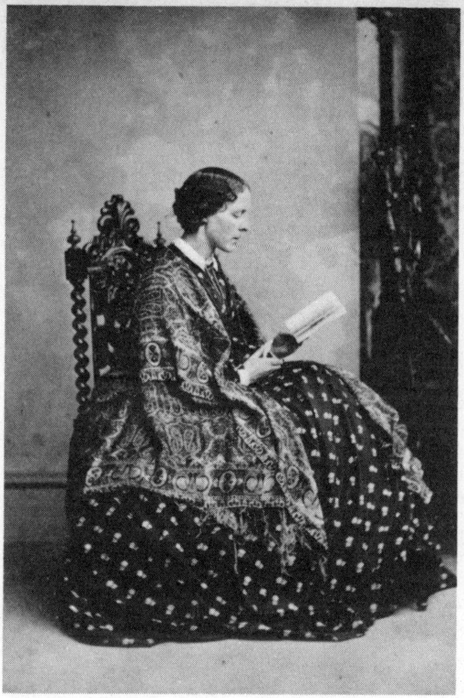

«Als eine Frau lesen lernte…

... trat die Frauenfrage in die Welt.» Marie von Ebner-Eschenbach, von der dieser Aphorismus stammt, hat als eine geborene Gräfin Dubsky von Haus aus die Möglichkeit zum Lesenlernen gehabt. Andere Frauen ihrer Generation hatten dieses Privileg nicht. Mitte des letzten Jahrhunderts war eine gute Schulbildung immer auch eine Frage des Geldes. Heute ist es keine Frage mehr, ob eine Frau lesen kann. Sie kann selbstverständlich auch rechnen.

hat, bleibt mir noch verschlossen. Wie aber zu Anfang der siebziger Jahre der Wissenstand noch war, gehört zu unserer Gegenwartsgeschichte - Geschichte, von Männern gemacht. Ich glaube, sowohl den Auszügen aus Gabriele Bellmanns Diplomarbeit als auch einigen Teilen des von ihr gesammelten Materials ist nichts weiter hinzuzufügen.

Aus der Schlußdiskussion eines Ärztekongresses 1972[27]

»Nordin: ... *Bei Arten wie dem Menschen, muß es eine Zeitspanne von vielleicht 10 Jahren zwischen der Geburt des letzten Kindes und dem Tod der Mutter geben. Ich vermute, daß diejenigen genetischen Informationen, nach denen die Mutter bis zum Alter von 60 oder 70 Jahren reproduktionsfähig ist, eliminiert worden sind, weil es kein lebensfähiges Arrangement war. ...*

Forleo: *In enger Beziehung zu dieser Frage steht die Frage, wieso die Menopause nur bei Frauen und nicht bei Männern auftritt. Einer der Gründe könnte sein, daß der Mann bis ins hohe Alter noch frische Spermien produziert, wohingegen die Eizellen der Frau schon bei der Geburt da sind und dieselben bleiben bis sie 50 ist, d.h. junge Spermienzellen sehnen sich (long for) nach jungen Eizellen und sind nicht an alten interessiert.*

Ich weiß jedoch, daß dies als Haltung eines italienischen Mannes ausgelegt werden kann.

Kopera: *Falls die teleologische Erklärung der Menopause richtig ist, frage ich mich, warum dieses Ereignis notwendigerweise von so vielen ernsthaften Beschwerden bei so vielen Frauen begleitet sein muß. Wenn es ein natürlicher, wünschenswerter, teleologisch verständlicher Prozeß ist, dürfte es nicht solchen Trouble verursachen.*

Wenner: *Darf ich fragen, warum Tiere keine Menopause haben? Ich glaube sie haben keine, weil sie sterben, bevor sie sie erreichen. Der wesentliche Grund dafür ist, daß sie ihre Zähne verlieren. Tiere ohne Zähne können nicht essen, deswegen sterben sie. Wenn Tiere Zahnärzte hätten, denke ich, würden sie die Menopause erreichen.*

Nordin: *Ich habe mit verschiedenen Veterinärexperten darüber gesprochen, und sie sagen, daß es keinen Grund gibt, anzunehmen, daß Tiere eine Menopause erleben, auch wenn es ihnen ermöglicht wird, bis ins hohe Alter zu leben.*

Ich bezweifele gerade, daß der Grund für die Menopause beim Menschen mit der besonderen Abhängigkeit des Menschen von der Mutter verbunden ist, denn die Aufzucht über eine längere Zeitspanne trifft auch für die meisten Tiere zu.«

Diese Experten-Diskussion wurde von Nordin mit der Feststellung eingeleitet, daß während des zweitägigen Menopausenkongresses niemand die Frage stellte, warum das, was Gegenstand der Tagung war, überhaupt existiert. In den hunderten von Aufsätzen, die ich zum Thema gelesen habe, stellte sich das Problem der Funktion und Phylogenese (Stammesgeschichte) der Menopause nie, und diese Diskussion unter den *europäischen Fachmännern bedarf wohl keiner weiteren Interpretation; deutlicher kann man es nicht zeigen, wie wenig Energie darauf verwandt wird, die Ätiologie (Krankheitsursache) eines Prozesses zu erforschen, über dessen* Behandlung *man sich auf dieser Tagung sehr einig war.*

III Hormone und Gesundheit

Die weiße Priesterschaft

Wenn Ärzte und Forscher für die Gesunderhaltung der Menschen bezahlt würden anstatt für die Heilung der bereits krankgewordenen, so sähe nicht nur unsere Schulmedizin anders aus, sondern die gesamte Forschung. Andere Schwerpunkte würden die Zielrichtung der Forschung und der gesamten Wissenschaft bestimmen und andere Resultate bringen. Der Einfluß auf andere wissenschaftliche Disziplinen wäre sicher enorm. Wer weiß, wie dann unsere Luft heute aussähe, wie unsere Ernährung, unser Arbeitsleben. Aber so lange der Mensch und seine Bedürfnisse nicht unmittelbarer Anlaß zu wissenschaftlicher Forschung sind, sondern Gewinn- und Machtstreben einiger weniger, wird nicht die Verbesserung unserer Lebensqualität Richtung und Ziel bestimmen.

Innerhalb einer Zivilisation, die dem Menschen mehr und mehr Krankheiten beschert, ist es wichtig, daß er mehr über sich und seinen Körper, über den Stoffwechsel, der sich darin abspielt, dessen Unregelmäßigkeiten und die daraus entstehenden, mitunter dramatischen Folgen weiß.

Für viele Frauen in den Wechseljahren treten solche Folgen ein. Dieses Wissen ist umso wichtiger, als heute in der Medizin die eine Hand oft nicht weiß, was die andere tut.

Man geht zum Orthopäden und bekommt dort eine Cortisonspritze. Am nächsten Tag ist man beim Frauenarzt und erhält eine Östrogenspritze. Da die Reaktion keiner einzigen Patientin hierauf genau vorauszusagen ist, können die Folgen katastrophal sein. Beide Ärzte wissen nichts voneinander und nichts von der Behandlung, die sie ein und derselben Patientin angedeihen lassen. Und sie stellen gewöhnlich auch keine diesbezüglichen Fragen, wenn sie Medikamente verschreiben.

Die Wehrlosigkeit, mit der wir einem solchen medizinischen System

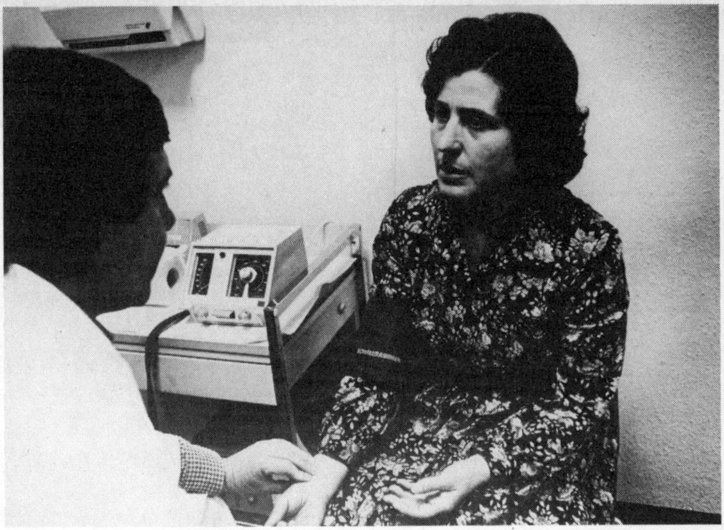

ausgeliefert sind, läßt sich nur dadurch ändern, wenn wir unseren Körper und unsere Gesundheit verteidigen, wenn wir mehr über ihn erfahren, mehr über ihn wissen.

In einigen Ländern wird allerdings auf dem Gebiet des Klimakteriums bereits geforscht. Dr. A. Vermeulen, von der Universität Gent befaßt sich mit dem Komplex Wechseljahre und Hormone. Er stellte bei Vergleichsgruppen älterer Frauen fest, daß sie zu verschiedenen Tageszeiten auch einen unterschiedlichen Hormonspiegel haben (morgens am höchsten, nachts am niedrigsten). Und selbst nach den Wechseljahren findet sich im Blut älterer Frauen noch Östrogen.
An der Universität Utrecht wird ebenfalls über weibliche Geschlechtshormone und Klimakterium geforscht. Die VIDO-Frauen in Amsterdam (s.S.205) lassen sich dort untersuchen.

»Jeder Patient hat den Arzt, den er verdient.«
Dies ist der Ausspruch eines Arztes vom Hörensagen. Vielleicht war dies sogar ein liberaler Mann, mit der eigenen Zunft nicht immer so ganz einverstanden. Dennoch ist auch hier wieder die Sprache der deutliche Hinweis auf eine bestimmte Haltung. Der Ausspruch beinhaltet doch: Wer angepaßt, demütig, schüchtern, obrigkeitshörig und nicht genügend 'gebildet' ist, wer jedem vertraut, verdient es nicht besser, als daß ihm das Fell über die Ohren gezogen wird bzw. daß sein Arzt ihn ekelhaft behandelt. In diesem Ausspruch ist *nicht*

Herr Hellbich im Krankenhaus

»So, jetzt nehmen wir unsere Tablette - und dann werden wir schön schlafen!«
»Warum nehmen denn wir die Tablette?«
»Das sagte ich doch eben - damit wir schön schlafen!«
»Ja, ist denn das erlaubt?«
»Was soll denn daran nicht erlaubt sein?«
»Na, daß Sie jetzt ins Bett gehen!«
»Ich gehe doch jetzt nicht ins Bett. Ich habe Nachtdienst!«
»Um Gottes willen, dann können Sie doch keine Tablette nehmen!«
»Wie kommen Sie denn darauf, daß ich eine Tablette nehmen will?«
»Nein, nicht eine ganze, aber Sie wollten doch die Hälfte von meiner und dann wollten wir schön schlafen!«
»Sagen Sie, ist Ihnen nicht gut? Haben Sie Fieber?«
»Mir ist gut! Aber Sie sind doch hier reingekommen und haben gesagt, daß wir jetzt unsere Tablette nehmen wollen. Ich hätte Ihnen ja auch die Häfte der Tablette abgegeben. Aber Sie haben ja Nachtdienst!«
»Das haben Sie vollkommen falsch verstanden!«
»Haben Sie denn keinen Nachtdienst?«
»Natürlich habe ich Nachtdienst. Deshalb bringe ich ja die Tabletten!«
»Kriegen Sie das nicht ein bißchen durcheinander?«
»Ich kriege überhaupt nichts durcheinander! Wir nehmen jetzt die Tabletten, und dann machen wir das Licht aus!«
»Nein, bitte nicht, Schwester, erstens haben Sie Nachtdienst, und zweitens kann jemand reinkommen!«
»Ich glaube, wir müssen doch mal Fieber messen!«
»Ja, Sie zuerst!«
»Wieso ich?«
»Ja, also, zuerst messen Sie Fieber und dann ich!«
»Warum denn ich?«
»Weil ich weiß, daß ich keins habe!«
»Dann wollen wir mal den Puls fühlen!«
»Gegenseitig?«
»Wenn Sie nicht vernünftig werden, müssen wir den Professor rufen!«
»Ich rufe nicht mit!«
»Nehmen Sie jetzt eine Tablette oder nicht?«
»Wollen Sie denn nichts mehr abhaben?«
»Ich will, daß Sie jetzt die Tablette nehmen, daß Sie nichts mehr fragen, daß Sie sich schön ausstrecken, sich gut zudecken und dann lange und tief schlafen. So, und nun wünsche ich Ihnen eine recht gute Nacht!«
»Danke, Schwester, das ist wirklich sehr lieb von Ihnen!«
»Ist doch selbstverständlich - wo wir morgen operiert werden!«

Wolfgang Rompa[1]

enthalten, daß gerade die Patienten, denen scheinbar das Fell über die Ohren gezogen gehört, eigentlich das System aufrecht erhalten, ein System, das, ganz im Gegensatz zu den schönen Reden vom mündigen Bürger, angepaßte Untertanen produziert und dadurch den Ärzten so gute Verdienstmöglichkeiten bietet.
Schon in unserer Sprache zeichnet sich kurz und klar das Arzt-Patienten-Verhältnis ab: Es heißt Arzt/Patient- und nicht Patient/Arzt-Verhältnis. Den Vorrang erhält der Heilende und nicht der Kranke. Warum ist das so?
Natürlich wird nicht von jedem Kranken dieses Machtgefälle erlebt. Wer das Glück hat, seit vielen Jahren 'seinen' Hausarzt konsultieren und ihm vertrauen zu dürfen, wird sich mit ihm auch auf einer guten Ebene verständigen können, die für den Patienten nichts Verletzendes oder Demütigendes hat. Aber wehe uns, wir geraten in die Hierarchie eines Krankenhauses! Fremde Ärzte, die täglich so und so viele Lungen, Mägen, Lebern, Gebärmütter abhaken. Sie sprechen - wenn überhaupt - mit uns in der Mehrzahl: »Na, wie geht's uns denn heute?«; in ihrem Tonfall liegt unsere ganze Entmündigung, die wir im Krankenhaus um unsrer Gesundheit willen auf uns nehmen müssen. Wir erleben uns ohnmächtig und sprachlos. Der Augenblick der Krankheit ist nicht der Augenblick, unser Selbstwertgefühl zu entwickeln und gegen eine demütigende Umwelt als Waffe ins Feld zu führen. Die kleine Pflanze unseres wachsenden Selbstwertgefühls welkt im Krankenhaus eher dahin.

Meine Kritik richtet sich selbstverständlich nicht an alle Ärzte, sondern an die Institution Medizin an sich und gegen ihre Standesvertreter in Fachpraxen und Kliniken, wo der Mensch zum Fall wird und hinter seinem kranken Organ verschwindet, Institutionen, die nicht mehr imstande sind, den Menschen als komplexes Wesen in seinem sozialen Umfeld zu begreifen. Und ich kritisiere jene Ärzte, die nicht mehr verstehen, daß ein Kranker, der in jedem Fall nicht nur körperlich, sondern durch die Krankheit auch psychisch geschwächt ist, mit dem Gefühl zu ihnen kommt: Hoffentlich mag er mich, hoffentlich hat er Zeit für mich, hoffentlich kann er mir helfen.

Aber auch die engagierten Ärzte, die das System, in dem sie arbeiten müssen, verändern wollen, die nach dem mündigen Patienten rufen, sollten sich einmal überlegen, daß ihnen - trotz ihrer Überlastung - auch ein Anteil an der Bildung zur Mündigkeit des Patienten zukommt. Die Schwierigkeit liegt in der Widersprüchlichkeit unseres Lebens. Zwar wissen wir wohl alle, wie man gesünder lebt. (Gesund leben kostet Zeit und Geld, vor allem Zeit. Und besonders amüsant scheint das Gesundleben auch nicht immer zu sein: umständliches Einkaufen, langwierige Zubereitung der Speisen, viel Sport - und das nach einem Arbeitstag?) Dagegen gaukelt uns eine profitable Werbung scheinbar lebenswerte Dinge vor, die alles andere als gesund sind. Wie soll daraus und aus unserer Erziehung zum Obrigkeitsdenken eine wirksame Eigenverantwortung erwachsen? Wir sind nicht so erzogen, daß wir großes Vertrauen in unser eigenes Urteil setzen. Denn da, wo unser Urteil zunächst vernünftig erscheint, stoßen seine Konsequenzen überall an die widersprüchlichen Normen unserer Gesellschaft.

Natürlich gibt es eine Menge Bücher über unsere Gesundheit und unsere Krankheiten, die ein Laie verstehen kann. Was aber die Wechseljahre hinsichtlich der Hormone betrifft, so ist mir bisher auf meiner Suche auf dem deutschen Büchermarkt nur ein einziges Buch in die Hände gefallen, das sich keinesfalls empfehlen läßt. Es wurde von einem Arzt geschrieben, der bei der Frauenbewegung nicht in bestem Rufe steht.[2] Hier scheint ein großer Schamane den Schleier seiner Zauberkunst zu lüpfen. Er und seine Brüder im Geiste sind und bleiben die Monopolinhaber allen Fachwissens. Und nur sie können wissen, was Frauen in den Wechseljahren gut tut oder nicht. Ihre Anmaßung geht allerdings viel weiter. In alter Patriarchenherrlichkeit entscheiden sie, z.B. welche Frau das Prädikat der 'Reife' als weibliche Persönlichkeit erhält oder nicht.

Stoffwechsel

Alles Leben ist eine komplizierte Form des Stoffwechsels. Auch unsere Psyche ist in hohem Maße davon abhängig. Ein simples Beispiel: Ein zu niedriger Blutzuckerspiegel kann eine depressive Verstimmung hervorrufen. Unser Zwischenhirn mit dem Hypothalamus (eine dem vegetativen Nervensystem übergeordnete Region des Zwischenhirns) und die Hypophyse (Hirnanhangdrüse) bilden eine wesentliche Steuerzentrale eines ungeheuer vielfältigen Regelmechanismus, dessen einzelne Funktionen bei weitem noch nicht erforscht sind. In diesem Mechanismus kann man sich die Hormone etwa wie die Sendung einer Rohrpost vorstellen. Wenn die Hypophyse einen Rohrpostbrief an die Eierstöcke absendet (in diesem Falle sind es gonadotrope Hormone. Gonadotrope Hormone oder Gonadotropine sind einfache Geschlechtshormone, bei Mann und Frau gleich. Nur die Empfängerdrüsen sind dann entweder weiblich oder männlich.), so enthält dieser die Nachricht, mit einer bestimmten Tätigkeit zu beginnen, z.B. mit einer verstärkten Produktion von Östrogenen, und das Zwischenhirn mit dem Hypothalamus und die Hypophyse bekommen von den Empfängerdrüsen eine Bestätigung durch deren Hormonausschüttung - das sogenannte feed back. Einerseits werden vom Gehirn aus die meisten hormonellen Vorgänge des Körpers gesteuert, andererseits jedoch gerät dieser Steuerungsprozeß aus dem Gleichgewicht, wenn nicht die oben genannte Rückkopplung von den einzelnen Hormondrüsen erfolgt.
Im weiblichen Eierstock befinden sich von Geburt an einige hunderttausend Keimzellen. Dennoch gelangen nur wenige davon zur Reifung innerhalb eines Frauenlebens. Aus einem bisher noch unbekannten Grunde stellen die Eierstöcke den Reifungsprozeß zur Zeit der Wechseljahre allmählich ein. In diesem Augenbilck bleibt das feed back der Eierstöcke an Hypothalamus und Hypophyse aus. Diese bestehen aber trotzdem auf dem Reifungsprozeß der Keimzellen.

Sie sind alarmiert und versuchen, durch die etwa zwanzigfache Ausschüttung der normalen Menge gonadotroper Hormone, die Eierstöcke zur Fortsetzung der Hormonproduktion anzureizen. Es kommt zu einer Überflutung des Stoffwechsels durch gonadotrope Hormone.
Hypothalamus und Hypophyse sind ebenfalls teilweise verantwortlich für den Wasserhaushalt des Körpers, für seine Geschlechtsfunktionen und für den Wärmehaushalt. Körperwärme entsteht durch eine Vielfalt von Stoffwechselaktivitäten. Sie wird außerdem beeinflußt durch das vasomotorische System, das auf die Befehle des Hypothalamus mit Ausdehnung und Zusammenziehung unserer kleinsten Blutgefäße (Kapillaren) reagiert. Bei einer Fehlsteuerung, wie der Überflutung durch gonadotrope Hormone, kommt es unter anderem zu einer sehr plötzlichen Erweiterung dieser Gefäße (so vermutet man). Hitzewellen können hier das Ergebnis sein. Dies ist aber nur ein sehr kleiner Ausschnitt aus der kaum vorstellbaren Vielfalt des Stoffwechsels.
Wie Hitzewellen ganz genau entstehen, weiß man noch nicht.

Im Klimakterium sind das männliche wie auch das weibliche Drüsensystem miteinander vergleichbar. Allerdings verursacht der klimakterische Stoffwechsel beim Mann nur in den seltensten Fällen Hitzewellen. Dennoch kommen sie vor. Viel eher miteinander vergleichbar scheinen mir allerdings Klimakterium und Pubertät mit ihren Stoffwechselturbulenzen vor dem Hintergrund unserer kulturellen Erlebnisebenen. In den Kreislauf eines heranwachsenden Jungen schießen plötzliche, Unbehagen verursachende Androgenduschen. 'Er schießt in die Länge', er weiß nicht mehr, wohin mit diesen so unkoordiniert gewachsenen Armen und Beinen, Stimmbruch und ein mitunter von Pickeln blühendes Gesicht verunsichern ihn zutiefst. Das psychische Gleichgewicht ist bei Mädchen und Jungen gleichermaßen äußerst empfindlich und verletzbar. Und wenn sie sich in eine Ecke zurückziehen, um zu 'brüten', so muß man das durchaus ernst nehmen.

Aufgrund noch ungeklärter biologischer Alterungsvorgänge beginnen also bei einer Frau ab etwa 40 die Eierstöcke jene Hormonproduktion einzuschränken, die zur Keimzellenreifung führt. Ungefähr 25 % der Menstruationszyklen erbringen dann keinen Eisprung mehr. Das heißt, daß die Fruchtbarkeit, bzw. Empfängnisfähigkeit der Frau dann nur noch zu 75 % besteht und sich mit zunehmendem Alter weiter verringert.

In den Eierstöcken werden neben den beiden Untergruppen weiblicher Hormone auch männliche gebildet:

	Weiblich:	*Männlich:*
Östrogen	*Gestagene*	*Androgen*
Östroradiol	Gelbkörperhormon	Testosteron
Östron		
Östriol		

Die einzelnen Funktionen der Östrogene sind vorläufig noch nicht genau gegeneinander abzugrenzen.
In dem beschriebenen Regelkreis unseres Stoffwechsels spielen die weiblichen Hormone eine entscheidende Rolle für die Aktivität unserer Körperzellen. Die Verringerung der körpereigenen Östrogenproduktion mit zunehmendem Alter scheint auch - nach dem gegenwärtigen Stand der Hormonforschung - den Alterungsvorgang zu verstärken oder zu beschleunigen. Dagegen führt die Östrogenzufuhr von außen keineswegs zu einer Verjüngung der Zellen, auch wenn manche Anzeigen der Pharmakonzerne dies behaupten.

Wenn während des Klimakteriums die Produktion der Östrogene mehr und mehr abnimmt, werden die männlichen Hormone (Androgene) nicht nur weiter hergestellt, sondern auch in größeren Mengen als zuvor. Diese Androgene sind dafür verantwortlich, wenn bei manchen Frauen die Stimme tiefer wird, wenn sich ein leichter Flaum auf der Oberlippe bildet und auch, wenn die Geschlechtsorgane ihre Gestalt verändern. Dieses Mehr an männlichen Hormonen wird teilweise im Fettgewebe des Körpers wieder zu Östrogenen umgewandelt. So werden die Eierstöcke im Klimakterium zu einer 'männlichen Drüse' und das Fettgewebe wird zu einer 'Drüse weiblicher Hormone', wie die Ärzte Karin und Manfred Schmidt-Gollwitzer es ähnlich formulieren.[3]

Hypothalamus und Hypophyse zeigen sich jedoch über Jahre mit dem verringerten Östrogenangebot nicht zufrieden. Das heißt, der alte Regelmechanismus ist entkoppelt, das Schaltsystem muß neu programmiert werden. Bis dieses Programm funktioniert, vergehen zwei bis sechs Jahre, jene Jahre, in denen uns das Klimakterium mit der schönsten Fülle seiner Symptome aufwartet.[4]

Symptome

Was geschieht nun, wenn die Eierstöcke im Laufe der Jahre nicht mehr auf die Reizimpulse der Hypophyse reagieren? Unser Körper zeigt mit sehr spürbaren Reaktionen, daß in diesem Regelkreis Störungen auftreten.
Die Fülle der im folgenden aufgezählten 'Symptome' darf uns nicht erschrecken. Denn einmal müssen sie durchaus nicht bei jeder Frau auftreten, zum anderen gewiß nicht alle oder viele auf einmal.

Unregelmäßige und/oder starke Blutungen oder ihr Ausbleiben,
Hitzewellen mit Schweißausbrüchen und Erröten,
Hitzewellen mit Erstickungsgefühlen,
Hyperventilation mit Erstickungsgefühlen (zu schnelles und zu tiefes Einatmen),
Abgeschlagenheit bzw. Erschöpfung,
Schüttelfrost,
Frösteln,
extremer Nachtschweiß,
verminderte Sekrete der Schleimhäute wie in der Scheide, aber auch in Mund, Augen und Nase,
Entzündlichkeit der Scheidenschleimhaut durch Atrophie (Dünnerwerden des Gewebes),
Schwindelgefühle,
Taubheit und Kribbeln an den Händen, mitunter auch an den Füßen,
Ansteigen des Blutdrucks mit erhöhtem und/oder unregelmäßigem Puls,
Appetitlosigkeit,
Eßsucht,
Schwächeanfälle,
Ohnmachten,
starke und häufige Kopfschmerzen,
Übelkeit, Brechreiz, Ekel,
Verdauungsstörungen,
Gelenkschmerzen,
Muskelschmerzen,
Schlaflosigkeit,
Müdigkeit,
Nervosität,
depressive Verstimmungen,
Depressionen,
Antriebsarmut.

Nach den vielen medizinischen Veröffentlichungen und den feministischen amerikanischen Zeitschriften zur Gesundheit der Frau komme ich etwa zu folgender Einschätzung: 80 % der klimakterischen Frauen haben ein oder mehrere milde 'Symptome' der Wechseljahre, durch die sie nicht schwerwiegend in ihrem Alltag beeinträchtigt werden; 10 % etwa haben überhaupt keine Symptome, und 10 % haben Symptome, die schwerwiegend genug sind, daß sie das Leben der betroffenen Frau stark beeinträchtigen.
Wie ich aber an anderer Stelle schon sagte, ist durchaus nicht geklärt, welche der aufgezählten Symptome tatsächlich den Wechseljahren allein zugeschrieben werden dürfen.

Wer nun aus seinem Bewußtsein mit Fleiß die Tatsache verdrängt, daß der Mensch an sich älter wird, kann von den Erscheinungen der Wechseljahre wie von einem Unwetter überrascht werden. Was läge näher, als diese Erscheinungen als Symptome einer Krankheit zu deuten? Zumal ja auch ein großer Teil der Mediziner dazu neigt, die Wechseljahre wie eine Krankheit zu behandeln, obwohl sie ganz genau wissen, daß sich der weibliche Körper einer Veränderung unterziehen muß, die *keiner* Frau erspart bleibt.
Krankheiten aber werden bei uns überwiegend nur mit Medikamenten bekämpft. Also erhalten wir Hormongaben gegen diese naturbedingte Umstellung unseres Körpers. Viele Beschwerden verschwinden dadurch zunächst einmal.

Hitzewellen, Hitzewellen

Sie sind eine subjektive Erfahrung, die nicht unbedingt sichtbar in Erscheinung treten muß, sondern nur von der betroffenen Frau wahrgenommen wird. Hitzewellen sind nicht nur auf Frauen im Klimakterium beschränkt, aber Frauen in den Wechseljahren haben sie am häufigsten. Eine Hitzewelle wird im medizinischen Bereich als Gefühlssensation von sehr plötzlicher Hitze im Oberkörper beschrieben, besonders im Gesicht, häufig verbunden mit Röte und graduell unterschiedlichen Schweißausbrüchen, die bis zu völlig durchnäßten Kleidern und Bettwäsche reichen. Die Dauer beträgt einige Sekunden bis zu einigen Minuten.
Sind die Hitzewellen mit Gesichtsröte und heftigen Schweißausbrüchen verbunden, so werden sie auch für andere sichtbar, was sicher ein zusätzlich quälendes Moment sein kann. (Übrigens konnte ich

dieses Symptom öfter bei einem schilddrüsenkranken Mann beobachten.) Meist aber sind sie nicht sichtbar.
Die Periode der wiederkehrenden Hitzewellen kann zwischen wenigen Wochen und zwei Jahren dauern. Gelegentlich auch länger. In 'Spitzenzeiten' treten sie manchmal alle 20 Minuten auf, besonders nachts, und verursachen dadurch qualvolle Schlafstörungen.
In einigen wenigen Fällen können Hitzewellen zu einer ernsten Beeinträchtigung für die betroffene Frau werden. Hier tritt dann der Fall ein, wo die Risiken einer Hormonbehandlung gegen die sicher einsetzende Linderung oder Erlösung abzuwägen sind. Nämlich dann, wenn Hitzewellen von Taubheit und Absterben der äußeren Gliedmaßen begleitet sind, von Erstickungsgefühlen, Herzjagen und Schwindelgefühlen bis zur Ohnmacht. Ja, es kann geschehen, daß auch Frauen, die ein selten ausgewogenes seelisches Gleichgewicht besitzen und den Wechseljahren aufgeklärt und ganz gelassen entgegensehen, von plötzlichen und überraschend starken Symptomen heimgesucht werden. Wahrscheinlich ist dies der Fall, wenn der Östrogenabfall in abrupten Intervallen erfolgt.
»Als eine moderne und befreite Frau hatte ich keine Schwierigkeiten den neueren Mythos zu überwinden, der behauptet, daß das Klimakterium nur ein Problem neurotischer Frauen sei. Mir war beigebracht worden, daß eine Frau nur körperlich aktiv zu sein brauche, geschäftig und mit Freude am Leben, karriereorientiert und von all diesen Dingen erfüllt, dann blieben ihr die Symptome des Klimakteriums erspart, da diese Symptome ohnehin nur neurotisch und psychosomatisch seien. Ich bin gesund, sehr beschäftigt und aktiv und war ungeheuer erstaunt über die Entdeckung, daß bestimmte klimakterische Symptome auch bei mir in Erscheinung traten. Nachtschweiß, Gliederschmerzen, eine schreckliche nervöse Labilität, furchtbare Angstgefühle drohenden Unheils - das veranlaßte mich, mit meinem Frauenarzt darüber zu sprechen, der mir Östrogen verschrieb.«[5]

Die Summe der vielen amerikanischen Studien, über die ich gelesen habe, läßt sich etwa so zusammenfassen: Ungefähr zwei bis fünf Jahre nach Beginn der Wechseljahre verschwinden die Symptome. Die erhöhte Ausschüttung von gonadotropen Hormonen erreicht aber unter Umständen erst nach 16 Jahren wieder ihre Normalmenge. Erst dann geben Hypothalamus und Hypophyse Ruhe und der Körper

hat sich auf den veränderten Hormonhaushalt eingestellt und ihn so ausgeglichen, daß er auch von gewissen früheren Schwankungen befreit ist, die während des weiblichen Zyklus durch die unregelmäßige Produktion der Östrogene bedingt waren. Innerhalb des Stoffwechsels ist also nach dem Verschwinden des Zyklus eine gewisse Stabilisierung eingetreten.
Die amerikanischen Studien und Statistiken zeigen auch, daß Frauen nach der Beendigung des Klimakteriums vergleichsweise sehr viel weniger krank sind als vor den und während der Wechseljahre.
Ich glaube, wenn solche Statistiken im öffentlichen Bewußtsein Eingang fänden, hätten auch weniger Frauen Angst vor den Wechseljahren; sie würden sich wohler fühlen, gesünder. Allein die Erwartungshaltung, daß der Mensch, besonders aber die Frau, mit 50 Jahren rapide abbaut, hat ganz gewiß einen entscheidenden Einfluß auf unser Befinden. Es muß aber auch gesagt werden, daß viele befragte Frauen gar keine Angst vor dem Klimakterium haben, sondern sich vielmehr auf die Erlösung von Schwangerschaftsangst freuen, daß sie froh sind, das monatliche Theater mit der Periode vom Halse zu haben. Andere wieder berichten, daß sie sich nie im Leben so wohl gefühlt haben wie nach dem Klimakterium, da sie noch nicht die Schwelle des Alters überschritten hatten, wohl aber viele seelische Belastungen hinter sich lassen konnten. Im Vergleich zu jüngeren Frauen zeigten diese nach den Wechseljahren die geringsten seelischen Schwankungen.

Cold Turkey

»*Zu diesem Zeitpunkt* (Wechseljahre, Anm. d. V.) *muß sich die Hypophyse weit mehr einem Anpassungsprozeß unterwerfen als die Eierstöcke. In einer enormen Anstrengung das alte feedback-System aufrecht zu erhalten, ... steigert die Hypophyse ihre Produktion gonadotroper Hormone um mehr als das Zwanzigfache! Auf diese Weise entstehen die Hitzewellen der Wechseljahre, nicht durch einen Östrogenmangel, sondern durch einen Exzess der Hypophyse. Was eine Östrogenbehandlung dabei bewirkt, ist weder eine neue Stimulierung der Eierstöcke zur Ovulation, noch das Rad der Zeit zurückzudrehen, sondern einzig die Hypophyse zum Narren zu halten, damit sie sich wieder beruhigt.*«(B.u.G. Seaman[6])

Solche und andere von mir ausgewählten Zitate, auch meine eigenen zum besseren Verständnis vereinfachten Bilder können immer nur ein Erklärungsmuster der vielfältigen und komplizierten Vorgänge in unserem Körper sein. Sie können keinesfalls die genaue Wirklichkeit wiedergeben.

Wenn dann die Hormonbehandlung aus zwingendem Grund plötzlich abgesetzt werden muß (etwa vor einer Operation oder wegen einer Venenentzündung oder Embolie und Emboliegefahr - es gibt sehr viele zwingende Gründe) rastet die Hypophyse oft genug aus. Das feed back fehlt, und sie produziert aufs neue ungeheure Mengen gonadotroper Hormone. Cold Turkey!
Auch bei uns ist dieser Ausdruck bekannt. Er kommt aus der Drogenszene und bedeutet Entzugserscheinung. Und genau das kann bei plötzlichem Absetzen der Östrogene geschehen. Frauen beschreiben diesen Zustand so: daß sie »die Wände hochgehen möchten«, ein Zustand, der nur von sehr wenigen Frauen beschrieben wird, die ganz ohne Östrogene durch ihre Wechseljahre gehen. Dabei muß bedacht werden, daß vielen dieser Östrogenpräparate entweder Stimmungsaufheller oder Beruhigungsmittel (Tranquilizer) beigegeben sind, die zu den Entzugserscheinungen sicher beitragen. Diese Präparate - ob mit oder ohne Zusätze - haben wahrscheinlich noch einen anderen nachteiligen Effekt: Sie bestärken Frauen in dem Glauben, daß die Hormonunterstützung alles das für sie tue, was sie vernünftigerweise für sich selbst tun sollten: Für ein gesünderes Leben sorgen, als da wäre Sport treiben und für eine kohlehydratarme, aber eiweiß- und vitaminreiche Ernährung zu sorgen.

Vor Beginn der Wechseljahrsymptome hatte ich für mich schon eine Vorentscheidung getroffen. Meine stark vergröberte Alternative hieß: Hitzewellen oder Angst vor Krebs durch Hormonzufuhr. Bei einer solchen absichtlichen Vereinfachung konnte ich mich nur für die Hitzewellen entscheiden. Meine Entscheidung gegen Hormone wurde auch durch den folgenden Bericht bestärkt.
»Bisher gab es in der Forschung der Östrogen-Ersatztherapie keine Versuche mit Placebos. (Placebos sind Tabletten o.a. Formen von Medikamenten, die weiter nichts als Milchzucker enthalten. Bei einem Blindversuch mit Placebos wissen die Patienten nicht, ob sie das wirkliche Medikament oder ein völlig wirkungsloses Placebo erhalten. Anm. d. V.) *1975 berichtete jedoch das British Medical Journal über einen sorgfältig durchgeführten Placebo-Versuch von Dr. Jean*

Coope in England. Dieser Versuch wurde an Patientinnen vorgenommen, die folgende Wechseljahrssymptome aufwiesen: Schlaflosigkeit, Nervosität, Depressionen, Schwindelgefühle, Schwächegefühle, Gliederschmerzen, Kopfschmerzen, Hautprickeln und Hitzewellen. Die Hälfte dieser Frauen erhielt Gaben konjugierter Östrogene, während die ander Hälfte Milchzuckertabletten (Placebos) erhielt.
Die ersten 90 Tage des Vesuchs brachten eine auffällige Besserung *für beide Gruppen. Es gab bei den Symptomen keine bedeutenden Unterschiede außer dem einen, daß bei den Frauen, die die Placebos eingenommen hatten, die Hitzewellen nicht vollständig verschwanden.*
Während des sechsmonatigen Versuchs wurden die Medikamente (sowohl das Östrogen als auch die Placebos) plötzlich abgesetzt. Die Ergebnisse waren interessant. Als die Placebo-Patientinnen (bei einem Medikamententausch) dann Östrogene erhielten, hielt auch die schon durch die Placebos erzielte Wirkung an. Aber die andere Gruppe, die mit Östrogenen begonnen hatte und jetzt Placebos erhielt, erfuhr nun eine Rückkehr aller Symptome.
Coopes Versuch bestätigt, daß die Einnahme der ersten Östrogentablette eine schwerwiegende Entscheidung ist. Ganz im Gegensatz zu den üblichen Versicherungen (der Ärzte und Pharmafirmen, Anm. d. V.), *daß Östrogen über Monate genommen und dann abgesetzt werden kann, erlebten Coopes Patientinnen dabei den 'Cold Turkey' – also Entzugserscheinungen.*
Die guten Nachrichten aus Coopes Versuch wären demnach, daß die meisten mit Östrogen behandelten Symptome auch durch Placebos beseitigt werden können. Dies bedeutet nicht, daß die Symptome eingebildet waren, sondern daß der Glaube und die Zuversicht, daß Hilfe nah ist, enorme Abwehrkräfte unseres Körpers freisetzen.
Die schlechte Nachricht von Dr. Coope ist: Wer schon Östrogene genommen hat, dem können Placebos nicht mehr helfen.« (B.u.G. Seaman[7])

Erzeugen Östrogene Krebs ?

In den vergangenen Jahren gab es einige noch nicht vergessene Skandale, hervorgerufen durch Medikamente, an denen die Herstellerfirmen gewaltige Summen verdienten. Dies waren Medikamente, deren Langzeit- und Nebenwirkungen nicht genügend getestet worden waren: Contergan, der Appetitzügler Menocil; gegenwärtig wird gegen die Herstellerfirma von Duogynon / Cumorit prozessiert, und die Diskussion über Prostaglandine hat gerade begonnen. Solche Vorkommnisse und der rapide Anstieg von Krebserkrankungen in den Industrieländern haben mehr Wachsamkeit in der Öffentlichkeit bewirkt und die Medizin nach Ursachen forschen lassen. Ja, in anderen Staaten als der Bundesrepublik erschien sogar die staatliche Kontrolle geschwind auf dem Plan.
Von außen verabreichte weibliche Hormone, aber auch die im eigenen Körper produzierten, sind in den Ruf gekommen, Krebs zu erzeugen. Ein genauer wissenschaftlicher Nachweis für diesen Sachverhalt liegt für die von außen verabreichten Hormone noch nicht vor (bis auf eine Ausnahme), aber die vielen umfangreichen Statistiken (wie immer sie auch interpretiert werden) in den USA weisen mit besorgniserregenden Zahlen auf einen Zusammenhang zwischen der Einnahme von Östrogenen und der Entstehung von Krebserkrankungen der weiblichen Geschlechtsorgane hin. Dieser Zusammenhang ist so beunruhigend, daß sich das amerikanische Gesundheitsministerium genötigt sah, einige Informationsblätter über diesen Sachverhalt für die Bevölkerung herauszugebn. Die Food and Drug Administration (im folgenden FDA genannt) ist eine Unterabteilung des über allen Bundesstaaten stehenden amerikanischen Gesundheitsministeriums* und dürfte unserem Bundesgesundheitsamt in Berlin entsprechen. Etwa 1976/77 veröffentlichte die FDA ein Papier, das so eingeleitet wurde:

»Frauen und Östrogene
Nach der Menopause werden seit einigen Jahren in erheblich gesteigertem Maße Östrogene von den Frauen verwendet, die 'für immer Frauen' bleiben wollen. Doch neue Erkenntnisse lassen vermuten, daß Östrogene Uteruskrebs verursachen können, deshalb hat die FDA *diese und andere Informationen an Ärzte und Patienten weitergegeben, damit der Gebrauch von Östrogenen über einen längeren Zeitraum eingeschränkt wird.«*[8]
Dieses Papier schildert die Gefahr, die von allen Östrogenen vermutlich ausgeht, ohne allerdings genauere Dosierungsangaben zu machen, von welcher Dosierungshöhe an eine Gefahr anzunehmen wäre.
Vidal S. Clay, eine amerikanische Autorin, berichtet, daß sich die Zahl der Frauen vervierfacht hat, die während der Wechseljahre Östrogene nehmen. In den letzten vier Jahren wird in den USA bei Frauen nach der Menopause eine Zunahme an Gebärmutterkrebs um 50 % registriert. Dieser Anstieg bezieht sich auf weiße Frauen über 50, deren Anteil am Östrogenverbrauch unvergleichlich höher liegt als der der farbigen Frauen.[9]
Leider fehlen bei V.S. Clay ebenfalls die Dosierungsangaben, bzw. von welcher Menge an Östrogene über welchen Zeitraum genommen Krebs erregen können.
Und selbstverständlich können auch meine Schilderungen keinen Anspruch auf Vollständigkeit und Genauigkeit erheben. Der gegenwärtige Stand der Forschung ist, daß für das Auftreten einer Krebserkrankung immer mehrere Faktoren zusammentreffen müssen. Vielleicht läßt sich dies am Beispiel klarer vorstellen: Ein Arbeiter, der in einer Plastikfabrik arbeitet, starker Raucher ist und einen regelmäßigen Alkoholkonsum hat und täglich acht Stunden den Dämpfen der Vinylchloride ausgesetzt ist, unterliegt einem größeren Risiko an z.B. Leberkrebs zu erkranken als vielleicht sein nicht rauchender und nicht trinkender Kollege. Das heißt, die Menge der dem Körper zugemuteten Gifte kann über das plötzliche Wuchern einer Zelle entscheiden.
Oder: Eine Frau, die über Jahrzehnte hormonelle Verhütungsmittel geschluckt und ihrem Körper nicht nur weitere Strapazen und Überdosen von Genußgiften oder Medikamenten zugemutet hat, sondern auch noch unter Depressionen oder anders geartetem seelischen Druck leidet, scheint nach dem heutigen Wissensstand eher ein Krebsopfer werden zu können als eine gesund lebende Frau, die zudem ihre seelischen Probleme aufzuarbeiten in der Lage ist. Inzwischen

wird es sogar von der Schulmedizin als gesichert betrachtet, daß die Einnahme von weiblichen Hormonen ein Faktor ist, der die Möglichkeit einer Krebserkrankung wesentlich erhöht.

In diesem Zusammenhang ist es erschütternd, mit welcher Leichtfertigkeit die gängigen deutschen Frauenzeitschriften ('gängig' bitte nicht mit den engagierten Frauenzeitschriften wie z.B. COURAGE oder EMMA verwechseln) eine Östrogenbehandlung für die verschiedensten Frauenleiden und kleine Mißlichkeiten während der Wechseljahre empfehlen. Dies ist zwar auch in den USA der Fall, aber es besteht dort ein starkes Gegengewicht an öffentlicher Aufklärung sowohl durch die Frauenbewegung als auch durch das amerikanische Gesundheitsministerium, wie wir gesehen haben. 1976 veröffentlichte die PRIME TIME einen Artikel, aus dem folgender Auszug stammt:
»Associated Press und United Press International Wire berichten am 30. Oktober, daß Dr. Donald Austin, der die Californische Tumor-Registratur leitet, folgendes meint:
Die Statistiken weisen aus, daß Gebärmutterkrebs in den letzten 7 Jahren um 35 % angestiegen ist. Dr. Austin führt diesen Anstieg auf den zunehmenden Gebrauch von Östrogenen zurück und entwickelt daraus die Hypothese, daß die zunehmende Östrogeneinnahme von Frauen nach der Menopause die Ursache für das Ansteigen von Gebärmutterkrebs sein kann.«[10]
Es gibt einige amerikanische medizinische Wissenschaftler, die das Östrogen in der Pille als Zeitbombe mit dem Zwanzigjahreszeitzünder bezeichnen. Alle Stoffe, die in dem dringenden Verdacht stehen, Krebs zu erzeugen, wie Asbest, Vinylchloride, bestimmte Färbemittel, Nikotin usw., brauchen zehn Jahre und mehr, um Krebs hervorzurufen. Bis zu den ersten Symptomen können nochmals zehn Jahre vergehen. Die erwähnten Statistiken scheinen den gleichen Sachverhalt für Östrogene nachzuweisen.

Einheitliche Statistiken, die die gesamten Vereinigten Staaten von Amerika einschließen, habe ich nicht gefunden. Soweit mir bekannt, gib es etwas derartiges in der Bundesrepublik Deutschland auch noch nicht.

Nach dem gegenwärtigen Wissensstand der Forschung scheint hier ein 'Kann-Prinzip' vorzuliegen. Das heißt: Bei dem einen Menschen bewirken krebserregende Stoffe tatsächlich das Auftreten der Krankheit, beim anderen Menschen nicht. Das haben auch Tierversuche ergeben.

Daß im Heilungsbereich der Medizin die linke Hand oft nicht weiß, was die rechte tut, wirft noch andere Probleme auf. Die Ergebnisse neuerer Untersuchungen und Forschungen dringen häufig nicht bis zum überbeschäftigten Praxisarzt vor. Es gibt durchaus Veröffentlichungen in der medizinischen Fachliteratur, die beispielsweise zu äußerster Vorsicht bei Hormongaben warnen.[11] Hierbei handelt es sich aber um Zeitschriften, die unabhängig sind. Die meiste Literatur, die Ärzte erreicht, sind von den pharmazeutischen Firmen selbst herausgegeben, deren Interesse nicht in erster Linie die Gesundheit der Frauen ist und sein kann, da von den Gewinnen, die sie erzielen, ihre Existenz abhängt. Vielleicht sind die Ärzte in der Bundesrepublik Deutschland etwas zurückhaltender als die amerikanischen in der Verordnung von Östrogenen, aber über die möglichen Risiken der Östrogene klären sie im allgemeinen die Patientin nicht auf. Das mag daran liegen, daß es für sie selbst schwierig ist, einen Standpunkt zu finden im Dickicht der Publikationen und dem Wissen, was ihnen die Schulmedizin auf der Universität vermittelt hat. Dagegen ist es leicht, einer verzweifelten Frau, die nicht weiß, was mit ihr los ist, ein Rezept über den Tisch zu reichen und damit die Hitzewellen und andere Beschwerden durch Östrogen wegzuzaubern. Ein eingehendes Gespräch, die Aufklärung, daß eine Frau hier durch eine normale Umstellung ihres Stoffwechsels hindurch muß, ein aufbauendes Gespräch mit einer im allgemeinen ganz ahnungslosen Frau, würde viele sicher ermutigen, die Wechseljahre zu sehen als das, was sie sind. Wenn man weiß, daß manche Unannehmlichkeiten nur vorübergehend sind, mißt man ihnen vielleicht auch einen anderen Leidenswert zu, der leichter zu ertragen wäre.
»Wenn (während der Wechseljahre) die in den Eierstöcken produzierte Menge von Östrogenen sehr plötzlich absinkt, sind die klimakterischen Symptome gewöhnlich sehr schwer. Je langsamer der Östrogenabfall vonstatten geht, desto milder sind die Symptome. Wenn das Östrogen dem Körper nur ganz langsam entzogen wird, kann es vorkommen, daß überhaupt keine Symptome in Erscheinung treten. Es ist sehr wichtig, dies im Auge zu behalten, weil es den Gedanken nahelegt, daß Wechseljahrssymptome nicht so sehr durch das Absinken des Östrogenspiegels an sich hervorgerufen werden, als vielmehr von abrupten Produktionsausfällen.«[12]

Es ist anzunehmen, daß in einigen Jahren die amerikanischen Erkenntnisse über die Zusammenhänge zwischen Östrogenen und die Entstehung von Krebs in den weiblichen Geschlechtsorganen auch bis in unsere Öffentlichkeit gedrungen sein werden. Die medizinische Wissenschaft hat sie bereits zur Kenntnis genommen, doch bis die Medien die spärlichen Informationen - blockiert durch eine schwer verständliche Fachsprache - aufgenommen und verarbeitet haben, bis die BUNTE ILLUSTRIERTE, FRAU UND WELT, DIE NEUE POST und andere Blätter ähnlicher Qualität das Gegenteil von dem berichten werden, was sie heute schreiben, wird noch einige Zeit vergehen. Heute haben es die meisten Frauen noch schwer, selbst und ganz bewußt zu entscheiden, ob sie die Risiken von Langzeitbehandlungen mit Hormonen in Kauf nehmen wollen, oder ob sie die Folgeerscheinungen der Wechseljahre wie Hitzewellen und die andern oft schlimmen Unannehmlichkeiten als vorübergehendes Ärgernis in ihrem Stoffwechsel akzeptieren und versuchen wollen, ihren Körper in seiner Umstellung zu unterstützen. Eine Östrogenzufuhr von außen bedeutet keine Unterstützung des Hypothalamus und der Hypophyse, viel mehr werden diese daran gehindert, sich auf den natürlichen Östrogenmangel einzustellen, wie auch auf die allmählich einsetzende Umwandlung der in den Eierstöcken produzierten männlichen in weibliche Hormone. Diese Umpolung scheint häufig unter einer äußeren Östrogen'unterstützung' nicht stattzufinden. So kommt es vor, daß Frauen, die mit 60 und mehr Jahren aufhören, Östrogene zu nehmen, plötzlich wieder Hitzewellen bekommen.

Wissenschaft und Forschung – Verbrechen aus Versehen?

»Ende 1976 war gesichert, daß die 'Östrogenisierung' der amerikanischen Frauen eine der Hauptursachen für die ansteigende Rate im weiblichen Krebsvorkommen ist. Brustkrebs allein tötet 33 000 Frauen jährlich, und 89 000 Fälle werden jährlich diagnostiziert.« (B. u. G. Seaman[13])

Aus der Geschichte der pharmazeutisch hergestellten weiblichen Hormone

»Wir haben unsere Versuche immer am menschlichen Material gemacht. Natürlich haben wir auch Tiere benutzt, aber wir glaubten immer, daß menschliches Material am interessantesten ist.« (Dr. Olive Watkins Smith[14]

Dies sagte 1976 eine alte Forscherin, die maßgeblich an dem großen Krebs-Desaster, das die USA wie ein nationales Unglück betroffen hat, beteiligt war. Dieser Ausspruch läßt an Zynismus nichts zu wünschen übrig. Aber er ist nur allzu kennzeichnend für die Kaste der Schulmediziner. Jeder ältere deutsche Kliniker (Ausnahmen bitte im Hinterkopf behalten!) hätte ihn ebenfalls tun können.
Jene Versuche haben vor 40 Jahren stattgefunden. Hat sich etwas geändert? Mir will es nicht so scheinen.

Dieser besondere Teil der historischen Entwicklung der Medizin und Pharmazie wird hier deshalb so ausführlich behandelt, weil er uns zum besseren Verständnis 'der Welt, in der wir leben', verhelfen kann. Denn in dieser Welt werden Interessen wirksam, die niemals die unseren sein können, Interessen, die sich über unser Leben, unsere leibliche Existenz hinwegsetzen, ja Interessen, die für viele Frauen den Tod bedeutet haben und sicherlich noch bedeuten werden. Hier wird ein Teil kapitalistischer Wirtschaftsmechanismen sichtbar, die uns zeigen, daß es den Pharmakonzernen nicht so sehr um die Gesundheit derer geht, die ihre Medikamente schlucken, sondern in erster Linie um Gewinne - um Geld und Macht. Ein sehr aktuelles Beispiel für die Rücksichtslosigkeit, mit der Pharmakonzerne ihre Interessen durchsetzen (hier mit Hilfe der Krankenhausleitungen), sind die Experimente mit Prostaglandinen. (Siehe Kasten).

Prostaglandine-Urteil

Über 7 000 Abtreibungen, die in den letzten Jahren mit Hilfe des Schering-Präparates Sulproston vorgenommen wurden, gelten jetzt offiziell als Kunstfehler. Das Bundesgesundheitsamt hat jetzt entschieden, daß Sulproston nur noch mit großen Beschränkungen verwendet werden darf und für Abtreibungen in den ersten zwölf Wochen unzulässig ist.
Dieser künstliche Wehenauslöser verursachte bei den Frauen während des Eingriffs stundenlange Qualen, verbunden mit Schweißausbrüchen, wehenartigen Schmerzen und Erbrechen - von der enormen psychischen Belastung mal ganz abgesehen.
Unter dem Stichwort Prostaglandine hatte Emma bereits mehrfach über diese skandalösen Zustände berichtet, in denen Frauen ungefragt zu Objekten klinischer Studien gemacht wurden - quasi als Bestrafung für die Abtreibungsbereitschaft.
Erst durch die massiven Proteste und der Klage von betroffenen Frauen sah sich das Bundesgesundheitsamt genötigt, ein öffentliches Hearing zu veranstalten. Dort endlich kamen neben den »unabhängigen Gutachtern« auch die betroffenen Frauen zu Wort. Nach dreimonatiger Beratungspause fällte das Bundesgesundheitsamt schließlich die Entscheidung: Sulproston (Malador) wird für den Handel zugelassen, jedoch nur unter erheblichen Anwendungsbeschränkungen. Das Ärzteblatt Medical Tribune fand auch schon Erklärung für diese Entscheidung: Das Bundesgesundheitsamt habe sich dem Druck aufgewiegelter Frauen gebeugt. - Weiter so.

EMMA 3/81

Es gibt noch einen anderen Grund für die Ausführlichkeit meines Berichtes. Mit jedem neuen Medikament, das die Kontrolle des deutschen bundesrepublikanischen Gesundheitsamtes passiert und dann meist sehr gewinnbringend auf den Markt geworfen wird, kann uns ein Unglück vom gleichen Ausmaß treffen, wie es die Vereinigten Staaten von Amerika betroffen hat.

Schon zur Zeit unseres Mittelalters wußten die Chinesen, daß unser Körper Stoffe produziert, deren Ausfall empfindliche Störungen verursachen kann. Von ihnen als Ersten ist bekannt, daß sie Östrogene aus dem Harn trächtiger Stuten gewannen. Seit Beginn dieses Jahrhunderts tut man das auch bei uns. Aber dies ist eine der teuersten Herstellungsarten. Nicht jeder konnte und kann sich ein so teures Medikament leisten.
1938 gelang es einem Engländer, Sir Charles Dodds, ein synthetisches (künstliches) Östrogen herzustellen. Die Produktion dieses Stoffes - Diäthylstilbestrol - wir nennen es im folgenden DES - war billig. Es konnte durch den Mund eingenommen werden und war für jedermann erschwinglich.
1965, also fast 30 Jahre später sagte Dodds:
»Es ist interessant, zu vergleichen, wie man sich vor 30 Jahren gegenüber neuen Medikamenten verhielt und welche Haltung man heute einnimmt. Wenige Monate, nachdem die erste Veröffentlichung über die Synthese von Diäthylstilbestrol herausgekommen war, verbreitete sich diese Substanz über den Weltmarkt. Keine Langzeitversuche, wie beispielsweise an Hunden, wurden jemals mit 'Stilbestrol' gemacht. ... Es ist eigentlich ein Wunder, daß wir bis noch vor wenigen Jahren einem pharmakologischen Desaster entkommen sind.«[15]
DES war zunächst für folgende Fälle gedacht:
Als Östrogenersatz für Frauen nach der Menopause, zur Vorbeugung von Brustdrüsenentzündung beim Abstillen, um bestimmte Fälle von Prostatakrebs zu behandeln, desgleichen gegen bestimmte Arten von Brustkrebs.
DES ist in USA noch immer im Handel und wirft nach wie vor enorme Gewinne ab. Aber vielen Frauen hat es keinen Gewinn gebracht. Sie starben durch DES.
In der Bundesrepublik wurde DES im Sommer 1979 aus dem Handel gezogen. Es wurde vereinzelt ebenfalls als Östrogenunterstützung während der Wechseljahre verabreicht.

Das Ehepaar Dr. George von Siden Smith und Dr. Olivia Watkins Smith aus Harvard forschte seit 1928 auf dem Gebiet der Hormone. 1941 fanden sie heraus, daß Frauen mit Fehlgeburten einen besonders niedrigen Östrogenspiegel hatten. Und sie waren überzeugt, daß das neue DES Frauen helfen würde, ihre Kinder auszutragen. Sie starteten einen groß angelegten Versuch an schwangeren Frauen!!! In 48 Städten der USA halfen Ärzte und Kliniken. Alle erstatteten Bericht über die angeblich positive Wirkung des DES. Schwangere, bei

denen die Gefahr einer Fehlgeburt bestand, erhielten das DES, ohne daß sie über seine angenommene Wirkungsweise informiert wurden. Man sagte ihnen, es handele sich um Vitaminpillen. Aber auch Schwangere, bei denen keine akute Gefahr einer Fehlgeburt bestand, schluckten ohne ihr Wissen innerhalb der Versuche dieses Zeug, das heute den Namen trägt: die Zeitbombe mit dem Zwanzigjahreszeitzünder. Später wurde sogar an den erweiterten Versuchen festgestellt, daß sie vollkommen unsachgemäß durchgeführt worden waren und also zu falschen Ergebnissen führen mußten.
Etwa zur gleichen Zeit aber hatten Tierversuche ergeben, daß DES bei trächtigen Kaninchen entweder zum vorzeitigen Abgang der Frucht oder / und zum Tode der Frucht führte. Spätere klinische Versuche widerlegten die Smith' und bewiesen das Gegenteil: daß DES eine abtreibende Wirkung hat. Weitere klinische Großversuche in Chikago und New Orleans erhärteten diesen Beweis.
Wie bedenklich muß es stimmen, daß es bereits 1940 - also noch vor den Smith'schen Versuchen - Tierversuche im Nationalen Krebsinstitut der USA gab, bei denen selbst männliche Mäuse nach DES-Gaben Brustkrebs entwickelten.[16] Das Ehepaar Smith wußte aber davon. Vor ihren Experimenten hatten sie alle verfügbare Literatur gelesen, und der Sachverhalt der Tierversuche war ihnen bekannt.
»Bei Ratten und Mäusen kann man mit Überdosen alles mögliche erzeugen,«[17] kommentierte Dr. George Smith lakonisch diesen Sachverhalt.

1966 diagnostizierte ein junger Arzt aus New York, Dr. Arthur Herbst (übrigens ein Schüler und Freund der Smith') im Massachusetts General Hospital bei einem fünfzehnjährigen Mädchen ein Adenokarzinom.
»Das Adenokarzinom ist ein Krebs, der üblicherweise nur im Drüsengewebe auftritt. Bei normalen Frauen enthält die Vaginalschleimhaut kein solches Gewebe. Wir wissen aber, daß in der Vagina der meisten Töchter jener Mütter, die DES zur Zeit ihrer Schwangerschaft eingenommen hatten, (auch jener Töchter, die weit davon entfernt sind, Krebs zu haben), viele kleine Drüsen vorhanden sind. Erst 30 Jahre, nach einem weitverbreiteten Gebrauch des DES haben wir erfahren, daß dieses Medikament im frühen Entwicklungsstadium des Fötus auf das normale Gewebe der Geschlechtsteile einen entscheidenden Einfluß nimmt«.[18]
Bis dahin hatte man diesen Krebs an so jungen Frauen noch nicht beobachtet.

In den folgenden Jahren tauchten mehrere solcher Fälle an ganz jungen Mädchen im Massachusetts Hospital auf. Herbst begann mit noch zwei anderen Kollegen eine größere Untersuchung, nachdem er bei den ersten ganz jungen Frauen darauf gestoßen war, daß ihre Mütter zur Zeit ihrer Schwangerschaft das synthetische Östrogen DES eingenommen hatten. Diese Arbeit des Dr. Herbst und seiner Kollegen war das fehlende Glied in der Beweiskette, daß Östrogene – und nicht nur DES – sowohl Krebs verursachen als auch sein Wachstum beschleunigen können.

Man wußte bereits 1896, daß selbst die körpereigenen Östrogene einer Frau einen Brustkrebs in seinem Wachstum beschleunigen können und entfernte damals manchen Frauen daraufhin die Eierstöcke.

Seit 1932 ist bekannt, daß selbst männliche Mäuse einige Monate nach intensiven Östrogengaben Brustkrebs entwickeln; also zu einer Zeit, da es noch kein DES gab und vor den Smith'schen Versuchen. Was Monate bei Mäusen dauert, braucht Jahrzehnte bei Menschen.

Alle Östrogenpräparate auf dem Weltmarkt sind trotz dieser bekannten Tatsachen niemals entsprechenden Langzeitversuchen unterzogen worden, sondern immer sehr schnell in den Handel gekommen, weil sie enorme Gewinne für die Herstellerfirmen versprachen und auch brachten.

DES

Diäthylstilböstrol ist das erste Hormonprodukt, das mit Sicherheit als krebsverursachend genannt werden darf. Weibliche Embryos, die in den vierziger und fünfziger Jahren während der ersten Wochen durch die Mutter dem DES ausgesetzt waren, entwickelten häufig in den sechziger und siebziger Jahren Vaginal-, Gebärmutterhals- und Gebärmutterschleimhautkrebs.

Krebserregend bedeutet auch in diesem Falle nicht, daß jeder, der mit krebserregenden Stoffen in Berührung kommt, zwingend Krebs bekommen muß.

Als Arthur Herbst 1971 mit diesen Ergebnissen eine Arbeit veröffentlichte, hätten all die Millionen Frauen, die Hormonpräparate nahmen, gewarnt werden müssen. Nichts dergleichen geschah. Die Food and Drug Administration erhielt Auszüge aus dem Herbst-Manuskript noch vor seiner Veröffentlichung. Aber die FDA rührte sich nicht.

Noch 1971 machten einige andere New Yorker Ärzte, angeregt durch Arthur Herbsts Untersuchungen, deckungsgleiche Untersuchungen wie Herbst selbst. Sie informierten die New Yorker Gesundheitsbehörde (eine bundesstaatliche Instituion) über die Gefahren der DES-Verschreibung. Von New York gingen dramatische Appelle an die FDA und das Gesundheitsministerium in Washington, die aber ungehört verhallten.

Der Bevollmächtigte der Gesundheitsbehörde im Bundesstaat New York begriff allerdings den Ernst der Angelegenheit. Er versandte Rundbriefe an alle Ärzte seiner Region mit dem Inhalt des Herbst-Berichtes und der Aufforderung, alle vergleichbaren Fälle zu melden und außerdem ab sofort schwangeren Frauen kein DES mehr zu verabreichen. Obgleich man in New York die Notwendigkeit eines schnellen Handelns als dringend ansah, und auch in Washington die FDA entsprechend benachrichtigte, kam von dort überhaupt kein Echo.

Der damalige Rechtsberater der FDA war ein ehemaliger Anwalt einer bedeutenden Washingtoner Anwaltsfirma, in der er sich auf dem Gebiet des Ernährungs- und pharmazeutischen Rechts spezialisiert hatte. Zu seiner Clientel gehörten große Firmen, die Nahrungsmittel und kosmetische Toilettenartikel herstellten. Die Ernennung dieses Mannes zum Rechtsberater der FDA war seinerzeit auf eine scharfe Kritik der Verbraucherverbände und einiger Kongreßmitglieder gestoßen. Es ist bezeichnend, daß dieser Mann nach der Beendigung seines Arbeitsverhältnisses bei der FDA wieder in seine Washingtoner Firma zurückkehrte. Zwei andere ehemals führende Mitglieder der FDA sind heute Vizepräsident einer Firma, die Krankenhausbedarf herstellt, und Vizepräsident einer Anzeigenagentur, die Hormonprodukte propagiert.
Derartige personelle Ernennungen und Verflechtungen sind die kleinen Schlaglichter auf 'die Welt, in der wir leben'.

Erst nach jahrelangem Hick-Hack, nämlich 1975, entschloß sich die FDA zu einem wirksamen Schritt, zur Veröffentlichung ihres Verbraucherbriefs mit dem Thema »Frauen und Östrogene«.
Immerhin ist die FDA mit ihrem enormen Personalstab heute eine exekutive Macht, auch wenn sie nicht immer wahrgenommen wird; dennoch stellt sie einen starken Kontrollfaktor bei den Herstellerfirmen dar.
Barbara und Gideon Seaman haben in einer Recherche errechnet, daß durch die um fünf Jahre verzögerte Aktion der FDA noch immer 20000 von der weit größeren Anzahl der DES-Töchter in Gefahr schweben, Krebs zu entwickeln. 80 von diesen 20000 werden mit an Sicherheit grenzender Wahrscheinlichkeit Krebs haben, noch bevor sie 30 Jahre alt sind. Wieviele *danach* noch Krebs bekommen, weiß niemand.[19]

Inzwischen ist bereits ein Viertel jener DES-Töchter gestorben, bei denen im Laufe der letzten Jahre ein Adenokarzinom gefunden wurde. Bis hierher hatten wir es mit Zahlen zu tun. Die Tragödien der Einzelschicksale, von denen die Seamans berichten, sind unbeschreiblich. Eine junge Frau, die nach einem Adenokarzinom eine Totaloperation hatte, beschreibt es so:
»Hinzu kommt noch das ewig über mir hängende Damoklesschwert der möglichen Metastasen. Es betrifft ja nicht nur mich, sondern natürlich auch meine gesamte Familie, besonders aber meine Mutter. Manchmal möchte ich weinen, wenn ich sie ansehe. Sie fühlt sich so schuldig.«[20]

»Eines Tages las Grace M. aus Virginia einen Artikel in der Zeitung, der ein Medikament betraf, das DES genannt wurde. Der Artikel behandelte eine neu entdeckte Gefahr in Verbindung mit diesem Medikament: Die Töchter einiger Frauen, die es während der Schwan-

gerschaft genommen hatten, hatten als Folge Vaginalkrebs entwickelt, wie es der Autor des Berichtes, Dr. Herbst, sagte.
'Ich war beunruhigt und rief meinen Arzt sofort an,' erzählte Mrs. M. 'Ich hatte DES 1949 zum erstenmal genommen, als ich mit meiner einen Tochter schwanger war, und dann nochmals 1955, vor der Geburt der anderen Tochter. Ich ging mit beiden Töchtern zu meinem Arzt, und bei der Untersuchung wurde festgestellt, daß Marylin, die 14jährige, Vaginalkrebs hat. Drei Wochen später wurde sie in New York City operiert. Die Ärzte sagten mir, daß sie alles (Krebsgewebe, Anm. d. Verf.) *entfernt hätten, es hätte da gar keine Schwierigkeiten gegeben. Diese Art Krebs würde außerhalb der weiblichen Geschlechtsorgane keine Streuungen verursachen.*
So getröstet gingen wir nach Virginia zurück. Ein Jahr später hatte Marilyn Lungenkrebs, drei Tumore in der Luftröhre und in den Bronchien. Bei der folgenden Operation wurden eine Lunge und die anderen Geschwülste entfernt.
Vier Monate später bekam Marilyn schwere Kopfschmerzen. Der Kopf war voller Metastasen, die Ausstrahlung ging bis in die Hüfte, dann in die Arme und Beine und schließlich wurde sie blind und starb zweieinhalb Jahre, nachdem der Krebs entdeckt worden war. Es ist eine furchtbare, eine entsetzliche Sache, das eigene Kind so leiden zu sehen. Und wenn es dann stirbt, hält man es noch für einen Segen. Der Tod ist viel leichter zu ertragen als diese schrecklichen Leiden'. Heute ist Mrs. M.'s Tochter Patty, die in den Zwanzigern ist, unter ständiger Beobachtung. Alle 3 Monate wird sie kontrolliert, weil sie Adenosis (Drüsenmischgewebe, wahrscheinl. der Gebärmutterschleimhaut. Anm. d. Verf.) *hat, das auf eine Behandlung mit DES vor der Geburt zurückgeführt und als möglicher Vorläufer von Vaginalkrebs angesehen wird.«*[21]

Verantwortungsvolle Ärzte veranlaßten ihre Berufsorganisationen ab 1973 zum Handeln. An alle praktizierenden Frauenärzte in den USA erging der Ruf, ihre Karteien nach einstigen DES-Patientinnen zu durchforsten und deren Töchter zur Kontrolle aufzufordern. Der Erfolg dieses Aufrufs war deprimierend. Trägheit, Schlamperei in der Karteiführung und auch die Angst vor juristischen Folgen auf der Seite der Ärzte verhinderten die Erfassung aller oder doch des größten Teils der DES-Töchter. Bei einem Hearing des US-Senats stellte sich heraus, daß einige Frauenärzte auf dem Lande schwangeren Frauen immer noch DES zur Verhütung einer Fehlgeburt verordneten!

Junge Frauen, die in den Zeitungen die aufsehenerregenden Artikel über DES gelesen und von ihren Müttern erfahren hatten, daß sie selbst DES-Töchter sind, wurden in ihrer tiefen und begründeten Beunruhigung von ihren behandelnden Frauenärzten beruhigt. Die Gefahr wurde ihnen als Zeitungssensation verniedlicht. Ja, manche Ärzte bestritten nicht nur die Notwendigkeit einer regelmäßigen Kontrolle, sondern sogar, daß überhaupt kontrolliert werden muß. Es wird geschätzt, daß insgesamt 500000 bis 2 Millionen DES-Töchter in den USA leben. Wie anders könnte man dies bezeichnen, wenn nicht als nationales Unglück? Aber diese Gesellschaft verhält sich in ihren weitesten Bereichen so, als sei nichts geschehen. Weder die US-Regierung, noch die DES-Herstellerfirmen, noch die medizinischen Berufsgesellschaften finden sich bereit, die Mittel zu einer systematischen Suche und Behandlung der DES-Töchter bereitzustellen.
Schließlich fanden sich die Amerikanische Krebsgesellschaft und das Nationale Krebsinstitut bereit, Arthur Herbst ein internationales DES-Informationszentrum einzurichten. Dort wurden inzwischen mehrere hundert Patientinnen registriert - die jüngste 7 Jahre alt! Zwei Drittel hatten Vaginalkrebs und ein Drittel Gebärmutterhalskrebs. (In den Ländern wie Dänemark, wo kein DES verfügbar war, wurde kein plötzlicher Anstieg dieser Krebsarten verzeichnet, ganz im Gegenteil zu USA, Kanada, Australien, Mexiko und Frankreich, wo das DES im Handel erhältlich war.) Wiederum ein Viertel der oben genannten Patientinnen hat entweder Metastasen oder ist bereits tot.

Aber die DES-Töchter entwickelten nicht nur Krebs, sondern nahezu 95 % von ihnen zeigen eine Veränderung im Zellgewebe der Vaginalschleimhaut und am Gebärmutterhals, und diese Veränderungen sind häufig sogar mit bloßem Auge erkennbar.

Eine andere Folge des DES ist bei DES-Töchtern eine (häufiger als bei Frauen, die als Embryo kein DES zu sich nehmen mußten) auftretende Unfruchtbarkeit. Inzwischen - das muß um der Gerechtigkeit willen gesagt werden - haben sich viele Ärzte in die Diskussion eingeschaltet, und es wird nach wirksamen Therapien für die DES-Töchter geforscht. Dennoch werden laufend neue Folgen des DES entdeckt. 1978 berichtet die amerikanische Frauenzeitung NEW DIRECTIONS FOR WOMEN in ihrer Sommernummer über das Ansteigen von Brustkrebs bei DES-Müttern.

Es scheint kein Ende abzusehen bei den Schäden, die DES als Nebenwirkung angerichtet hat. Inzwischen hat man bei einigen DES-Söhnen Abnormitäten in den Geschlechtsorganen entdeckt, Zysten im Samenleiter, gerade so, wie die Mäuseversuche 1937 zeigten. Es gab sogar einige Fälle von Hodenkrebs.
Unbegreiflich scheint zunächst, daß nach einem Hearing im US-Kongreß 1971, auf dem die Gefahren des DES eindeutig klargestellt wurden, der Umsatz des Medikamentes immer noch um 4 % anstieg. Wie war das möglich? Die 'Pille danach' war auf den Markt geworfen worden. Denn die Entdeckung der vierziger Jahre, daß DES in höheren Mengen die Frucht abtreibt, wurde nun nutzbar gemacht. Eine hohe Dosierung des DES kann (!) - muß aber nicht - die Einnistung der befruchteten Keimzelle in der Gebärmutterschleimhaut auch beim Menschen verhindern. Die gleichen Firmen, die einst DES zur Verhütung von Aborten herstellten, produzierten es nun zur Herbeiführung von Aborten! (Allerdings nur unmittelbar nach der Empfängnis wirksam, wenn überhaupt.) Und dies geschah, obgleich die medizinische Literatur bereits in umfangreichem Maße auf die Gefahren dieses Stoffes hingewiesen hatte. Die Dosierung der Pille danach beträgt das Vielfache von dem, was bei DES-Töchtern Krebs verursacht hat. Dennoch ist die Erfolgsquote der 'Pille danach' nicht höher als 60 %. Was wird sein, wenn nun Kinder zur Welt kommen, die Kinder jener 40 %, die DES eingenommen hatten, ohne daß es wirkte? Hierüber ist noch nichts bekannt.

Die Firma Eli Lili in USA hat die interessantesten Wirtschaftspraktiken bewiesen: In einem Brief an Ärzte und in ihren Medikamentenlisten erklärt sie deutlich, daß DES nicht als Empfängnisverhütung nach dem Verkehr gebraucht werden darf. Aber sie liefert das DES an andere Firmen, die es als 'Pille danach' vertreiben, mit dem Hinweis, daß DES die Spontaneität des Verkehrs nicht beeinträchtige.
In den Vereinigten Staaten ist DES noch immer im Handel. Auch die FDA hat von dieser 'Pille danach' noch nicht öffentlich abgeraten, so als hätte es niemals den Herbst-Report mit allen Folgeergebnissen gegeben, als hätte das FDA nicht zum DES selbst in Verbraucherbriefen genügend Warnendes geschrieben.[22]
Aber nicht nur als 'Pille danach' wird DES verabreicht. Es dient in vielen US Krankenhäusern nach der Entbindung immer noch zum Abstillen, wenngleich auch hier mit zweifelhaftem Erfolg.

Die Pharmakonzerne gehen mit den Stoffen, die uns gefährden, sehr rigoros um. In einer menschenfreundlichen Gesellschaft sollte man annehmen, daß auch nur der Hauch eines Zweifels, nur der winzigste Verdacht genügt, eine Substanz aus dem Handel zu ziehen, über die man sich nicht sicher ist, ob sie Krebs erregen kann. Stattdessen kämpfen die Firmen um den weiteren Vertrieb ihrer Produkte und natürlich um die daraus erfolgenden Gewinne. Contergan, Duogynon - was wird uns noch geschehen?

Den größten Umsatz an weiblichen Geschlechtshormonen haben die Hersteller allerdings bei den Futtermittelhändlern. Das in den USA geschlachtete Vieh wies erschreckend hohe hormonelle Rückstände auf - ähnlich wie bei uns in der Europäischen Gemeinschaft. In den USA, wie auch bei uns, ist es einem erwachsenen Menschen nicht möglich, sich selbst mit Hormonen zu füttern. Zwischen ihm und der Apotheke steht der verschreibende Arzt. Dagegen können Firmen, die mit Viehfutter handeln, Hormone waggonweise beziehen. Und so war es auch in Europa, jedenfalls noch bis vor kurzem. Es ist noch nicht allzulange her, daß ich in der Zeitung las: Ein Teil von den Männern, die mehr holländische Brathühner als andere aßen, entwickelten plötzlich weibliche Brüste.

Die Welt, in der wir leben

Bis hierher glaube ich, doch ein Bild vermittelt zu haben, inwieweit unsere Gesundheit von unserer Wirtschaft nicht nur abhängig ist, sondern um der Profite willen auch gefährdet wird. Unser Leben ist von allen Seiten bedroht. Unsere Nahrungsmittel sind massenhaft von Spuren möglicherweise krebserzeugender Konservierungsmittel durchsetzt, unsere Luft ist verpestet usw. - und nun setzt man uns trotz unserer Proteste allenthalben Atomkraftwerke vor die Nase, deren große, unmittelbare Gefahr für den Menschen erwiesen ist, die keiner will außer denen, die das ganz große Geld damit machen. Unter dem Druck der umweltzerstörenden Wirkung des industriellen Wachstums ist in den Menschen ein neues Bewußtsein entstanden, das Bewußtsein einer Bedrohung, die von einer Technik ausgeht, die nicht mehr dem Menschen dient, vielmehr dient der Mensch inzwischen seiner Technik. Die Intelligenz menschlicher Lebewesen hat sich verselbständigt und von ihrem eigentlichen Zweck, nämlich dem Menschen die Natur nutzbar zu machen, weit fortbewegt, in eine Richtung, wo ihn eben diese Natur sehr schnell vernichten kann. (Der berühmte 'falsche Mann' am falschen Knopf.)

Die Forschungsarbeiten der Pharmakonzerne, deren Forschungsabteilungen nahezu unbegrenzte Mittel zur Verfügung stehen, dienen in erster Linie der Gewinnerhöhung der Konzerne; und erst danach, weil die Produkte auch verkauft werden müssen, mehr oder weniger zufällig der Heilung von Krankheiten. Keinesfalls aber der Vorbeugung von Krankheiten. Das wäre ja auch ein Widerspruch in sich. Denn Vorbeugen ist billiger als Heilen. Gesündere Menschen aber würden kein breites Konsumentenfeld mehr bedeuten, denn wem sollten die Konzerne dann ihre Medikamente aufschwatzen?

In den USA haben diese Sachverhalte mehr Aufmerksamkeit gefunden als bisher bei uns. Dort hat sich das Bewußtsein großer Bevölkerungsteile geändert, besonders aber innerhalb der weiblichen Bevöl-

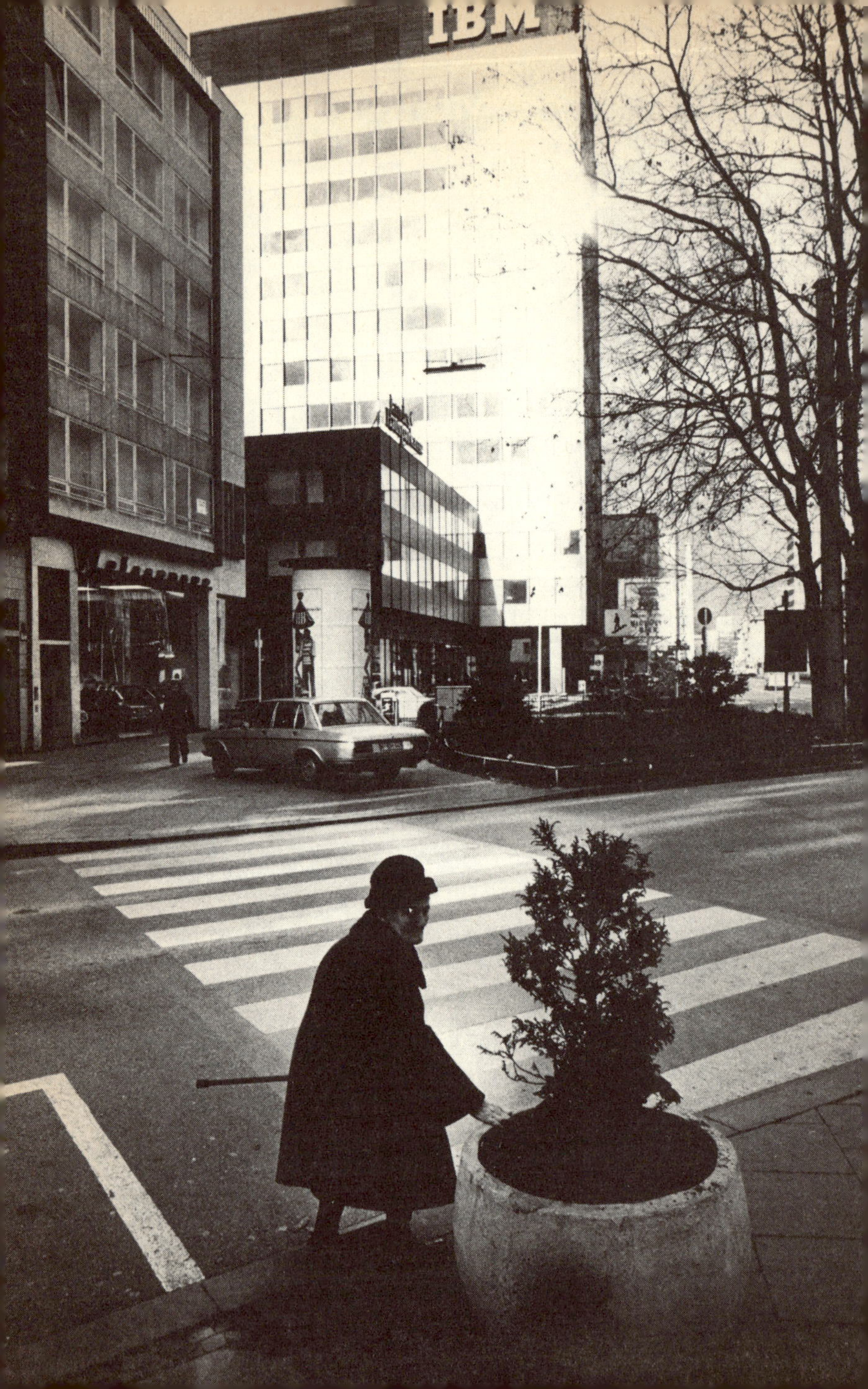
IBM

kerung durch die Frauenbewegung. Nach der DES-Katastrophe, die ja immer noch anhält, haben sich Interessengruppen gebildet, die die Herstellerfirmen und ihre Vertriebe dazu veranlassen wollen, auch juristisch die Verantwortung für die Folgen ihrer Produkte zu übernehmen und wenigstens teilweise die Kosten für die Behandlung und Kontrollen DES-geschädigter Frauen zu tragen. Frauengruppen haben Anklage gegen einige Firmen erhoben.

Welches Medikament wird uns morgen auf welche Weise beschert? Milliarden unserer Steuergelder fließen in den Wehretat (in ihm wird der höchste Anteil unserer Steuern verpulvert, verschossen, verwettrüstet) und in die Nato, wo wir unter den europäischen Mitgliedstaaten auch wieder den höchsten Anteil zahlen. Aber das Bundesgesundheitsamt hatte im Jahre 1978 nur 8 (in Worten *acht!*) Planstellen für Fachkräfte - obwohl es da ganz konkret um Menschenleben geht - die tausende von neuen Medikamenten prüfen, begutachten und zulassen oder ablehnen sollen, die jährlich auf den Markt drängen. Das ist natürlich grotesk, und wer da nicht begreift, wie wir Steuerzahler verschaukelt werden, wie mit unserem Geld umgegangen wird, begreift auch nicht, was uns als so 'humane' und 'soziale' Gesellschaft verkauft wird.

Pille ohne Angst

Bonn (AP). „Keine Angst vor der Pille" brauchen junge Mädchen und Frauen nach Ansicht der Präsidentin der Deutschen Krebshilfe, Mildred Scheel, aufgrund von Berichten haben, wonach die Antibabypille Krebs verursache. Niemand solle sich durch solche Darstellungen verunsichern lassen, meinte Frau Scheel gestern in Bonn. Wissenschaftler hättten nämlich bisher nicht nachweisen können, daß die Einnahme von Ovulationshemmern die Entstehung von Krebs an irgendeinem Organ fördert.

Frau Scheel riet gleichzeitig mit Nachdruck allen Frauen in der Bundesrepublik, die die Pille zur Schwangerschaftsverhütung einnehmen, die Krebsvorsorgeuntersuchung regelmäßig wahrzunehmen. Sie sprach sich in diesem Zusammenhang dafür aus, daß die Krankenkassen die noch bestehende Altersgrenze für die Vorsorgeuntersuchung aufheben.

DER ABEND, 7.7.1979

Keine Angst vor Krebs!
Aber besser ist besser.
Man kann ja nie wissen.
Also auf jeden Fall lieber
mehr und frühere Kontrollen.

Keine Angst mehr vor den Wechseljahren!

Von **W.F. POSSELT, Ulm,** 25. Februar

Frauen brauchen jetzt wirklich vor den Wechseljahren keine Angst mehr zu haben: Die Östrogen-Behandlung ist inzwischen so ausgereift, daß dadurch für die Frau quälende Beschwerden wie Hitzewallungen, Reizbarkeit und Schlaflosigkeit beseitigt werden können - fast ohne Risiko (Weiter auf Seite 2).

Wechseljahre: Busen bleibt straff

Der renommierte Hormonforscher Professor Lauritzen (Ulm) nennt drei Grundregeln für die richtige Östrogen-Behandlung:

- Östrogen-Dosis so gering wie möglich: Jeden Monat eine Spritze oder täglich eine Tablette. Es kann auch die Bauchhaut jeden zweiten Tag mit einer östrogenhaltigen Salbe eingerieben werden. (Die Salbe soll in Deutschland bald auf den Markt kommen.)
- Nach dreiwöchiger Behandlung immer eine Pause (dem Zyklus entsprechend).
- Nur Frauen, die wirklich Beschwerden haben, sollen Hormone bekommen.

Die Behandlung mit Östrogenen hat weitere Vorteile: Die Frau fühlt sich wohler, Busen und Haut bleiben länger straff. Trockenheit der Scheide und Brüchigkeit der Knochen werden vermieden.

Die Wechseljahrsbeschwerden zeigen sich bei 70 Prozent aller Frauen ein bis zwei Jahre vor der letzten Blutung - meist zwischen dem 45. und 55. Lebensjahr.

»Bild« vom 25.2.1980

Ewige Jugend

Zur Vorwarnung für den Fall, daß die amerikanische Welle des Glaubens, Östrogene seien ein Jungbrunnen für alternde Frauen, auch bis zu uns herüberschwappt, sei noch dies berichtet:
Kürzlich kehrte die 'Jugendpille', wie Östrogene in USA teilweise genannt werden, auf makabre Weise nach England zurück, von wo sie ihren Siegeszug angetreten hatte. Ein Arzt demonstrierte auf den englischen Fernsehschirmen, wie jugendlich die Brüste einer 65jährigen Frau aussehen können nach einer Östrogenbehandlung. Danach begann der große Run der Engländerinnen auf Östrogene. (Du lieber Himmel! Einen schicken Busen kann man mit 65 auch ohne Östrogene noch haben. Wer aber vier oder fünf Kinder gestillt hat, dem helfen alle Östrogene dieser Welt wahrscheinlich nicht gegen eine Hängebrust. Als meine Mutter achtzigjährig starb, hatte sie trotz des langen Krankenlagers noch eine unbegreiflich jugendliche Haut. Aber sie kannte keine Östrogene in ihrem Leben. Und sie hat auch nicht geraucht.)
Zu dem leichtfertigen Umgang mit Östrogenen und dem falschen Bild ihrer Wirkungsweise, das uns, wie auch den praktizierenden Ärzten die Reklame vermittelt, äußert sich der Berliner Gynäkologe Zielske kritisch und ironisch:
»Ein heilkräftiges Medium läßt aus alten Frauen mit Hängebrüsten und schrumpeliger, gelber, schlecht durchbluteter Haut wieder frische, rosige junge Mädchen werden, die alles, was sie bisher versäumt haben, nachholen können. Bildliche Hinweise auf Versäumnisse, Schuldgefühle, die auch heute noch den Hintergrund für manche Beschwerden im Klimakterium geben.«[23]
1975 brachte dann THE LANCET, eine englische medizinische Zeitschrift von Weltruf, die ersten Berichte über Endometriumkrebs (Krebs der Gebärmutterschleimhaut) unter der Überschrift: »Gefahr durch ewige Jugend«.[24]

»Darin kam man zu dem Schluß, daß die Frauen, die wirklich an das Östrogenwunder glauben und von dem Medikament nicht ablassen wollen, sich einer Hysterektomie unterziehen sollten, um sich vor Krebs zu schützen. 1976 wiesen allerdings weitere Berichte darauf hin, daß Frauen, die sich die Gebärmutter entfernen ließen, vor einem erhöhten Risiko des Brustkrebs standen und zwar 12 oder 15 Jahre später.« (B.u.G. Seaman[25])
Eine groteske Entwicklung. Noch ist es bei uns nicht ganz so weit. Aber was in USA und England möglich war – warum soll es bei uns nicht auch möglich sein? Die jüngste Geschichte hat bewiesen, daß diese Staaten auch immer die Vorläufer unserer bundesrepublikanischen Entwicklung waren. Haben die USA seine Skandale mit DES, so haben wir sie mit Duogynon. Pharmakonzerne sind pfiffig im Entdecken neuer Marktlücken. Und erfahren.
Frauen, die ihren Selbstwert allein aus ihrer Jugendlichkeit ableiten mußten, werden logischerweise versuchen, diesen 'Wert' zu erhalten, wenn er im Schwinden begriffen ist. Viele werden in ihrem Entsetzen vor einer bedrohlichen Zukunft im Alter, ohne zu fragen, nach dem Unsinnigsten greifen. Und genau diese Situation haben die amerikanischen Konzerne begriffen und für hohe Gewinnspannen genutzt. Wann werden unsere Pharmafirmen zuschlagen? Oder haben sie schon?

Einer der radikalsten Vertreter der Östrogenbehandlung für die alternde Frau ist der Amerikaner David Reuben, Autor zweier Bücher. Eines davon trägt den Titel »Alles, was Sie schon immer über Sex wissen wollten«. Also war dies nicht nur der halbe Titelwitz eines Woody-Allen-Films, sondern ein durchaus ernst gemeintes Buch. In seinem 2. Buch schreibt Reuben:
»Die einzigartige Weiblichkeit einer Frau ist eine kostbare und empfindliche Blüte. Wenn sie nicht genährt wird, verwelkt sie schnell.«[26]
Wir wollen uns nicht nochmals an der albernen Interpretation der Weiblichkeit aufhalten. Deutlich wird hier nur, daß wieder ein Mann ausspricht, wie wir zu sein haben (wie eine Blüte). Aber wem nützt das? Uns Frauen? Den Männern? Dieses von uns verinnerlichte Bild, wie wir zu sein haben, wird in seiner Umkehrung eine Bedrohung für uns: Pharmafirmen drohen der Frau, der die Östrogene ausgehen, mit folgenden angeblichen Ungeheuerlichkeiten: Vermännlichung bis zum Hermaphroditen! Mehr Gesichtshaare, eine tiefe Stimme, Hängebrüste, Absinken der Genitalien, verbunden mit einer männlichen Erscheinung (was das wohl ist?), Vergrößerung der

Klitoris (wo da wohl der Nachteil liegt?), Kahlköpfigkeit, vergröberte Gesichtszüge (bei Männern werden diese mit zunehmendem Alter und Bierkonsum auch nicht feiner), kurz, eine tragische Figur, weder funktionierende Frau, noch Mann, lebend in der Welt zwischen den Geschlechtern. So gesehen müßte das Altern der Frau eigentlich eine Katastrophe weltweiten Ausmaßes sein.
Ja, was ist denn nun so schrecklich an den Hängebrüsten? Ich kenne Frauen, die das 'Unglück' mit ihren hängenden Brüsten überwunden haben. Als alte Frau erwartet man ohnehin nicht, gewissermaßen als Naturwunder noch einen prallen Busen durch die Gegend zu tragen. Aber es gibt inzwischen viele junge Frauen, die ihre schweren und hängenden Brüste unter einem dünnen T-Shirt schaukeln lassen. Nachdem ich den ersten Schock (huch, wie unanständig) über den ungewohnten Anblick überwunden hatte, gefällt es mir gut. Ich finde es ausgesprochen erotisch.

Wenn wir den Negativ-Katalog der Pharmafirmen als negative Veränderung in unserem Leben akzeptieren, werden wir auch jede Veränderung, die das Altern mit sich bringt, negativ erleben. Während ich diese Zeilen schreibe, bin ich noch 51 Jahre alt. Es geschieht inzwischen immer öfter, daß mich Leute, die mich nicht kennen, am Telefon mit »Herr Cadura« anreden. Also ist meine Stimme noch einige Lagen tiefer gerutscht als sie es immer schon war. Auch meine Gesichtszüge sind schärfer geworden, aber sicher nicht gröber. Alle paar Monate wird die Periode unregelmäßig oder bleibt mal 50 Tage aus (großer Jubel, verfrühte Hoffnungen), aber dann pendelt sie sich wieder pünktlich ein. Ganz besonders auf Reisen und zu allen Festtagen, versteht sich. Wer kennt das nicht. Und die Falten nehmen zu. Und was am meisten 'absackte' sind eben die Gesichtszüge. Was, um Gotteswillen, werde ich tun, wenn sich die Genitalien senken? (Welche überhaupt? Die Gebärmutter, die großen und kleinen Schamlippen?) Und bei den letzteren - werde ich ein Suspensorium tragen müssen, um sie noch zu halten? Mit zunehmendem Alter verliert alles menschliche Gewebe seine Elastizität und senkt sich. Unser einst so glatter Rücken bekommt quer verlaufende Wulstwellen, ähnlich den Wolkengardinen, das Gewebe der Oberschenkel senkt sich. Busen und Bauchnabel scheinen tiefer zu liegen als einst. Dieser Prozeß ist bei Frauen und Männern gleichermaßen zu beobachten.

Vor allem tut die Pharmaindustrie in ihrer Reklame so, als müßten bei einer einzigen Frau zugleich alle Veränderungen auftreten. Das ist natürlich nicht so. Und jede einzelne Veränderung läßt sich gelegentlich auch bei einer jungen Frau antreffen. Wie viele junge Frauen gibt es, die mit einem kleinen Schnurrbart herumlaufen. Und es macht ihnen offensichtlich nichts aus. Einige aber bleichen ihren kleinen Flaum auf der Lippe oder rasieren ihn. Diesen macht es dann offenbar etwas aus. Ich mag diesen Flaum. Vielleicht deshalb, weil meine Großmutter so etwas Zartes, Weißes und Schmusiges auf der Oberlippe hatte? (Und ich nur angenehme Dinge mit einem 'Damenbart' in Verbindung bringen kann?)
Warum spuken alle diese Dinge in den Köpfen so vieler Frauenärzte als unerwünscht herum? Man muß sich fragen, welches ihr Interesse ist, diese Dinge zu vermeiden oder zu beseitigen. Woher kommt ihr Eifer, den Pharmafirmen beim Absatz ihrer Produkte so intensiv zu helfen?

Zu dem im folgenden abgedruckten Beispiel aus dem Beipackzettel zu dem Präparat Östrogynal der Firma Asche AG kann ich mich nur fragen, wie ist es möglich, für ein so geringes Anwendungsgebiet, wie hier aufgeführt, ein so großes Risiko an Nebenwirkungen und ernsten Gefahren einzugehen?

Eigenschaften:

ÖSTROGYNAL enthält das natürliche Östrogen Östradiol sowie einen nervenberuhigenden Wirkstoff. Die oft nach Aufhören der Regelblutung auftretenden Beschwerden in den Wechseljahren werden nach Einnahme von ÖSTROGYNAL rasch beseitigt.

Anwendungsgebiete:

Beschwerden in den Wechseljahren nach Aufhören der Regelblutung wie Schlaflosigkeit, leichte Reizbarkeit, Hitzewallungen, Neigung zu Schweißausbrüchen und Herzklopfen, Kopfschmerzen und Schwindelgefühl.

Nebenwirkungen und Begleiterscheinungen:

ÖSTROGYNAL ist sehr gut verträglich, es kann vereinzelt, wie bei allen östrogenhaltigen Medikamenten, zu Spannungsgefühl in den Brüsten, Magenbeschwerden, Übelkeit, Gewichtszunahme und in seltenen Fällen zu Blutungen kommen. Im letzteren Fall ist der behandelnde Arzt aufzusuchen.

Weiterhin können in seltenen Fällen unwillkürliche Bewegungen im Kopf-, Schlund- und Kieferbereich sowie Unruhe im gesamten Bewegungsapparat und mimische Starre auftreten. Kreislaufschwäche, Speichelfluß- und Schweißabsonderungsstörungen, Beschwerden beim Wasserlassen, Verminderung der weißen Blutkörperchen und Granulozyten, Gallenrückstau in der Leber, bei hirnorganischen Anfallsleiden mögliche Auslösung von Anfällen sowie Rhythmusstörungen des Herzens sind vereinzelt beobachtet worden.

Gründe zum sofortigen Absetzen von ÖSTROGYNAL: Erstmaliges Auftreten migräneartiger oder gehäuftes Auftreten ungewohnt starker Kopfschmerzen, akute Sehstörungen (z.B. Flimmern vor den Augen), erste Anzeichen von Venenentzündungen (z.B. ungewohnte Schmerzen oder Schwellungen in den Beinen) sowie bei Auftreten von Gelbsucht.

Unverträglichkeiten und Risiken:

ÖSTROGYNAL darf, wie alle entsprechenden Hormonpräparate, nicht angewendet werden bei schweren Leberfunktionsstörungen, Gelbsucht oder anhaltendem Juckreiz während einer früheren Schwangerschaft, Dubin-Johnson- und Rotor-Syndrom, vorausgegangenen oder bestehenden Venenentzündungen oder Thrombosen in Venen bzw. Arterien (z.B. Schlaganfall); Sichelzellenanämie; hormonabhängigen Geschwülsten der Brust oder der Gebärmutter bzw. bei Verdacht darauf; Endometriose, Fettstoffwechselstörungen, Otosklerose mit Verschlechterung des Hörvermögens in vorangegangenen Schwangerschaften. Außerdem darf ÖSTROGYNAL nicht angewendet werden bei Vergiftungen durch Alkohol, Schlaf-, Schmerz- und Beruhigungsmittel.

Gründe zum sofortigen Absetzen von ÖSTROGYNAL: geplante Operationen (sechs Wochen vorher) und längere Bettruhe (z.B. nach Unfällen).

Besondere Hinweise:

Bei Langzeitanwendung sollte ca. alle 6 Monate vorsorglich eine frauenärztliche Untersuchung durchgeführt werden. ÖSTROGYNAL kann auch bei bestimmungsgemäßem Gebrauch das Reaktionsvermögen soweit verändern, daß die Fähigkeit zur aktiven Teilnahme am Straßenverkehr oder zum Bedienen von Maschinen beeinträchtigt wird. Dies gilt im verstärkten Maße im Zusammenhang mit Alkohol. Eine regelmäßige Einnahme von anderen Medikamenten (z.B.. Schlaf-, Beruhigungs- und Rheumamittel, Analeptika, Präparate gegen Diabetes, Tuberkulose, epileptische Anfälle, Parkinsonsche Krankheit und Bluthochdruck) sollte dem behandelnden Arzt bekanntgegeben werden, da durch sie die Wirkung von ÖSTROGYNAL beeinflußt werden kann.

Darreichungsform und Packungsgrößen:
Packungen mit 20 und 60 Dragées.

Zur Langzeitbehandlung, nach eingetretener seelischer Ausgeglichenheit, steht das Präparat ÖSTROGYNAL sine (ohne nervenberuhigenden Wirkstoff) zur Verfügung.

Weitere Angaben sind in dem für den Arzt bestimmten wissenschaftlichen Prospekt enthalten.

Diesen bedrohlichen Möglichkeiten schickt die Firma Organon für ihr Präparat Ovestin im Beipackzettel ein beruhigendes Vorwort voraus:

»Auf der Rückseite dieser Gebrauchsinformation sind ausser den Eigenschaften des Präparates und den Anwendungsgebieten sehr ausführlich auch mögliche Nebenwirkungen, Gegenanzeigen und Begleiterscheinungen aufgeführt. Das Arzneimittelgesetz schreibt das vor.

Bedenken Sie, dass Ihr Arzt vor der Verordnung diese Angaben sorgfältig geprüft und abgewogen hat.

(Hat er das?)

Wenn Sie dennoch einmal Fragen haben, wenden Sie sich vertrauensvoll an Ihren Arzt. Ändern Sie nicht die vorgeschriebene Einnahme ohne Rücksprache mit ihm, Sie könnten sonst den Behandlungserfolg gefährden.«

Indessen enthalten die deutschen Beipackzettel nicht alle Erscheinungen, die möglicherweise durch Östrogeneinnahme auftreten können. Ich zitiere aus amerikanischen Beipackzetteln sowie aus Rundbriefen der Firmen an Ärzte:[26]

- ein ansteigendes Risiko von Thromboembolien (Blutgerinnsel)
- Eine Östrogenzufuhr soll unterbrochen werden, wenn ein zu hoher Calciumspiegel im Blut vorhanden ist.
- Östrogen kann Lebertumore mit schweren, sogar tödlichen Blutungen hervorrufen und wird ebenfalls mit Leberkrebs in Verbindung gebracht.
- Unter Östrogenstimulierung können sich schon vorhandene fibröse Tumore vergrößern.
- Frauen, deren Familiengeschichte ein häufiges Krebsvorkommen aufweist sowie chronische Brustzysten, sollte Östrogen nur mit äußerster Vorsicht verordnet werden.
- Die Behandlung mit Östrogenen kann den Beginn der Wechseljahre verdecken.
- Nachgewiesen ist der ursächliche Zusammenhang zwischen Östrogenbehandlung und
  - Thrombophlebitis (Venenentzündung mit Blutpfropfbildung)
  - Lungenembolie
  - zerebrale (Gehirn-) Thrombose
  - Chloasma (braune Hautflecken)

- Melasma (schwärzliche Hautflecken)
- allergischer Hautausschlag
- Depressionen
- blasenentzündungsähnliches Syndrom
- Haarausfall.

Nun wollen wir einmal auf Anraten der Firma Organon bedenken, daß unser Arzt vor der Verordnung eines Östrogenpräparates alle diese aufgeführten Möglichkeiten überdacht hat. Hat er einen Hormonstatus festgestellt (Überprüfung des Östrogenspiegels im Blut)? Hat er nicht; weil das nämlich eine ganz komplizierte Sache ist, wie Vermeulen nachgewiesen hat. Woher will er also wissen, wie hoch die Minimalmenge ist, die er verordnen soll? Muß er sich nicht auf die Angaben der Pharmafirmen verlassen?

Selbst konservative Befürworter einer Östrogentherapie wie Nevinny-Stickel aus der Universitätsfrauenklinik Berlin[27] raten von einer längeren Behandlung mit Östrogenen, kombiniert mit Tranquilizern (Psychopharmaka bzw. Beruhigungsmittel) ab, weil einige dieser Tranquilizer die Hypophyse zur Hormonausschüttung für die Milchdrüsen anregen, was aber bereits durch die Östrogene geschehen ist. Hier entsteht eine verstärkte Wirkung auf die Milchdrüsen, was heute bereits als Risikofaktor für die Entstehung von Brustkrebs angesehen wird.

Es ist interessant, auf welche Weise die Pharmafirmen den Ärzten ihre Hormonpräparate in den Fachzeitschriften anpreisen, und auf welche Weise sie die klimakterische Frau zum Objekt ihrer Profite machen. Würden wir es sehen, wir könnten es nur als Demütigung und Entwürdigung empfinden. Die amerikanischen Firmen sind darin nicht sehr fein. In Deutschland ist man zurückhaltender. Viele Firmen inserieren auch rein sachlich. Aber der fiktive Begriff der Weiblichkeit spukt eben immer noch hemmungslos in den Köpfen unserer Wirtschaftsmanager herum.

»Östrogenmangel in der Postmenopause: SYNAPAUSE läßt die Frau länger weiblich sein.«

So inseriert die Frima Nourypharma GmbH. »Läßt die Frau länger weiblich sein«. Geht es deutlicher? Wie lange ist eine Frau überhaupt weiblich? Ein anderer Prospekt für das gleiche Präparat zeigt auf dem Cover einen Apfel, der zu schrumpeln beginnt. Darüber:

»Atrophie der Haut: Teil des Östrogenmangel-Syndroms.«

Die Firma Organon vertreibt ihr OVESTIN ebenfalls mit einem vielseitigen Farbprospekt, dessen Cover in der naiven Art der Sonntags-

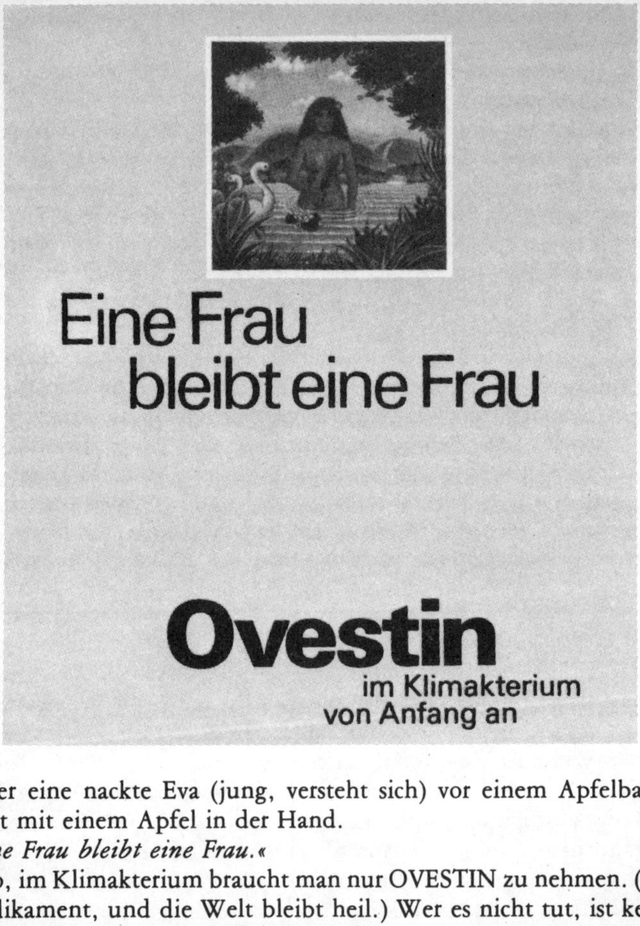

maler eine nackte Eva (jung, versteht sich) vor einem Apfelbaum zeigt mit einem Apfel in der Hand.
»Eine Frau bleibt eine Frau.«
Also, im Klimakterium braucht man nur OVESTIN zu nehmen. (Ein Medikament, und die Welt bleibt heil.) Wer es nicht tut, ist keine Frau mehr. Am besten schon ein bißchen vor dem Klimakterium. Weil das die Gewinnspanne erhöht.
»Synapause« behandelt die ersten Ausfallserscheinungen (behauptet die Firma Nourypharma) und schützt vor künftigen Beschwerden, ermöglicht kontinuierliche Langzeitbehandlung. Dies erinnert in seiner Tendenz schon etwas an die amerikanische Reklame: Feminin for ever. (Für immer weiblich.)
Bei klimakterischen Beschwerden mit 'psychischer Unausgeglichenheit', Nervosität und Reizbarkeit: Ruhe und Gelassenheit im Klimakterium: Seda-Presomen. Nimmt Nervosität und Reizbarkeit,

hebt Leistungsfähigkeit und Wohlbefinden, hat die physiologischen Vorzüge natürlicher Östrogene, ist angezeigt für die Behandlung ... (Wechseljahrsbeschwerden) ... vorzugsweise bei Überwiegen psychischer oder emotioneller Beschwerden. usw. usw.
Was sind emotionelle Beschwerden? (Gefühlsbedingte Beschwerden??!!) Wenn unsere Gefühle uns quälen? Berechtigt quälen? Na, das dürfen sie natürlich nicht. Frauen könnten sie ja ausleben, bearbeiten und zu Schlüssen über ihre eigene Existenz kommen und womöglich Abwehrmaßnahmen treffen. Das wäre zu unbequem für die Umwelt. Und wenn das Mode würde - wenn das alle Frauen machten - vielleicht sogar noch zu gemeinsamen Schlüssen kämen? Also streut man ihnen Sand in die Augen und wirft ihnen Östrogene in den Hals mit falschen Versprechen gewürzt. Und wenn das nicht hilft, werden die Fragen, Probleme und Konflikte mit Beruhigungsmitteln weggeschläfert. Auch dies ist ein Teil des Mechanismus, Frauen von sich selbst und der gesellschaftlichen und historischen Wahrheit ihres Geschlechts fern zu halten.
Vielen Hormonpräparaten sind Sedativa (Beruhigungsmittel) beigemischt. Und die meisten Frauen schlucken sie, ohne zu wissen, was sie da zu sich nehmen. Viele Ärzte sagen auch nichts, obwohl dies ihre Pflicht wäre, die Patientin aufzuklären. Den Beipackzettel der meisten Medikamente verstehen ohnehin nur Fachleute.
Die Firma Asche AG hat sogar ein Wundermedikament parat, das sowohl eine Variante für die Prämenopause (Beginn der Wechseljahre) als auch für die Postmenopause (Wechseljahre nach der letzten Blutung) in der Firmenwundertüte bereit hält:
»Wenn die Psyche im Klimakterium ins Wanken gerät.«
In beiden Varianten ist ein Psychoregulans (Beruhigungsmittel bzw. Stimmungsaufheller) enthalten, das - von der Firma so ausgewiesen - die Verkehrstüchtigkeit beeinträchtigen kann. Andererseits aber die Leistungsfähigkeit erhalten soll. Na wie denn nun? Ist Verkehrstüchtigkeit keine Leistungsfähigkeit?

Es ist einige Jahre her, daß ich mein letztes 'Psychoregulans' genommen habe. Wann immer eine mögliche Beeinträchtigung der Verkehrstüchtigkeit angegeben war, war ich eigentlich zu gar nichts mehr zu gebrauchen. Und schon gar nicht zur Arbeit. Ich war einfach nur noch müde, wollte und konnte nichts anderes als schlafen. Eine schlaflose Nacht war bei weitem nicht so schwer zu verkraften wie ein Beruhigungsmittel. Aber dies war meine persönliche Erfahrung, die auf andere Frauen nicht zutreffen muß.

Hysterektomie
ist die operative Entfernung der Gebärmutter und allgemein auch des Gebärmutterhalses, entweder von unten durch die Scheide oder durch eine Bauchoperation. Die Scheide wird meist stark verkürzt zugenäht, und andere Organe verlagern sich in den Raum, wo vorher die Gebärmutter war. Dies geschieht nicht immer ohne Komplikationen.

Ovarektomie (oder Kastration!)
ist die Entfernung der Eierstöcke; Kastration deshalb genannt, weil es der Entfernung der Hoden beim Mann gleichzusetzen ist.

Salpingektomie
ist die Entfernung der Eileiter.

Totaloperation
bedeutet die Entfernung von Gebärmutterhals, Gebärmutter, Eierstöcken und Eileitern.

Mammaamputation
ist die Entfernung entweder einer Brust oder beider.

Hyperplasie
ist eine Verdickung der Gebärmutterschleimhaut, die innerhalb des Zyklus entsteht. Dadurch kann es zu lang anhaltenden Blutungen kommen, und die Perioden können besonders schmerzhaft sein. Das überflüssige Gewebe entsteht, wenn das Gleichgewicht der drei Östrogene Östradiol, Östron und Östriol gestört ist. Einige Pathologen halten die Hyperplasie für das Vorstadium von Krebs, andere sogar für eine dem Frühstadium von Krebs gleichzusetzende Veränderung, die auch durch eine Östrogenzufuhr von außen entstehen kann.

Endometriose
Das Endometrium ist die Gebärmutterschleimhaut. Wenn sich diese Gewebsart auch an anderen Stellen des Bauchraumes (außerhalb der Gebärmutter, an den Eierstöcken, an der Blasenwand, an den Därmen) ansiedelt, handelt es sich um eine Endometriose. Die Zellen dieses Gewebes reagieren auf Östrogene sehr empfindlich und können durch Überdosen einen dauernden Entzündungszustand heranbilden. Eine Endometriose kann zu Blutungen außerhalb des Zyklus führen und starke Schmerzen verursachen. Ihr Ursprung ist eine erbliche Fehlanlage im embrionalen Stadium. Während des Klimakteriums kommt es häufig zu einem Eintrocknen dieses Gewebes.
Bei einer vorhandenen oder in der Krankengeschichte einer Frau nachweisbaren Endometriose sollen keine Östrogene verabreicht werden. Leider versäumen aber die meisten Ärzte nach der Krankheitsgeschichte zu fragen, bevor sie etwas verordnen.

Der Krieg um unseren Unterleib

Operationen, Eingriffe, Krankheiten

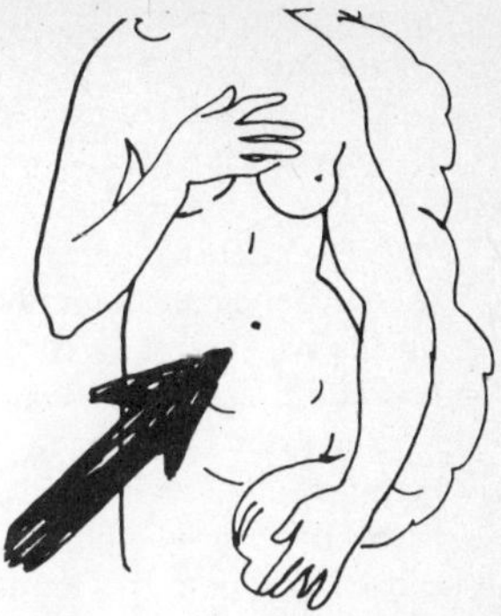

»In der Abteilung für ambulante Behandlung wurde eine 72jährige Frau wegen vaginalem Juckreiz untersucht. Der Kommentar des Chefarztes war: 'Warum wurde sie nicht zugelassen? (zur Operation. Anm. d. Verf.) *Sie hat kein Recht hier noch mit ihrem Uterus herumzulaufen. Wir können an ihr die Chance für eine weitere Hystorektomie nutzen. Sie hat ohnehin nichts mehr davon.'«*[28]
Susanne Morgan, die selbst eine Hysterektomie hatte, beschreibt 1978, daß 800000 Frauen in den USA in einem Jahr die Gebärmutter entfernt wurde. Eine erschreckende Zahl. Viele davon waren Totaloperationen, also auch eine Kastration (daß heißt Entfernung der Eierstöcke). Und wie eine jüngere amerikanische Erhebung über unnötige Chirurgie feststellt, ist dies eine der am häufigsten ganz überflüssig durchgeführten Operationen, aber auch eine der einträglichsten. Nur 10 bis 15 % dieser 800000 Frauen hatten Krebs![29]

Was hoffentlich nur für USA typisch ist: in diesen 800000 Operationen sind die sogenannten Hyster-Sterilisationen eingeschlossen. Das heißt, um eine Frau zu sterilisieren, wurden ihre inneren Geschlechtsorgane herausgerupft. Im Los Angeles Hospital stieg die Rate der Hysterektomien in den Jahren 1968, 1969 um 300 % an, während sich die Zahl aller US-amerikanischen Hyster-Sterilisationen in diesem Zweijahreszeitraum versiebenfacht hatte!
»In der Diskussion über den Fall einer 36jährigen Portugiesin, die Sozialhilfe bezog und wegen einer Sterilisation ins Krankenhaus gekommen war, zog der Arzt Dr. Weil eine Hysterektomie als einzige unter mehreren Möglichkeiten in Betracht. Ein Student fragte ihn: 'Warum machen Sie keine Tubenligatur?' Dr. W.: 'Einmal benöti-

Hämatometra
ist eine Blutstauung in der Gebärmutter z.B. bei Muttermundverschluß. Dazu kann es auch bei älteren Frauen kommen, wenn ihnen ein Arzt aus irgendwelchen Gründen Östrogene verabreicht, z.B. wegen Osteoporose (Entkalkung der Knochen) oder um die Elastizität der Vaginalschleimhaut wieder herzustellen. In solchen Fällen sind Not-Hysterektomien das Resultat, die mit zunehmendem Alter auch einen erhöhten Risikofaktor darstellen.
Da Östrogene die Blutgerinnungsfaktoren beeinflussen, sind Notoperationen bei Östrogenverbraucherinnen gefährlicher. Sogar in den Beipackzetteln der Medikamente wird darauf hingewiesen, daß eine Behandlung mit Östrogenen sechs Wochen (!!) vor einer geplanten (!!) Operation abgesetzt werden muß. Die Blutgerinnung kann durch Östrogenzufuhr von außen um ein Vielfaches erhöht werden, so daß nach einer Operation immer die erhöhte Gefahr von Embolien besteht.

Fibrom
ist eine relativ selten auftretende gutartige Wucherung von Bindegewebe, das überall im Körper auftreten kann. An der Gebärmutter und an den Eierstöcken können geschwulstartige Verdickungen des Bindegewebes ebenfalls auftreten.

Myome
sind ebenfalls gutartige Wucherungen der Gebärmuttermuskulatur. Ihre Größe bewegt sich zwischen der Form einer Erbse und der eines Fußballs. Die Geschwülste sind zahlreich. Bei Frauen, die keine besonderen Beschwerden dabei haben, geschieht es häufig, daß die Myome nach den Wechseljahren von selbst verschwinden.

Uteriner Prolaps = Gebärmuttervorfall
Die Vorstufe dazu ist die Gebärmuttersenkung. Durch ein Nachlassen der Mutterbänder senkt sich die Gebärmutter zunächst in die Scheide, deren vordere Wand mit der Blasenwand verbunden ist, wodurch als häufigstes Symptom ein Nachlassen des Blasenschließmuskels auftritt, und es dadurch zu unwillkürlichem Harnaustritt kommt. Solange die Senkung noch nicht weiter fortgeschritten ist, läßt sich diese Erschlaffung manchmal noch durch Kegelübungen beheben, die man dadurch verstärken kann, daß man sie in orientalischer Gebetsstellung ausübt: auf dem Boden knieend, Kopf und Arme ebenfalls auf dem Boden, dann die Beckenmuskulatur anspannen, so als ob man den Harn verhalten will. Diese Übung muß mehrmals täglich ausgeübt werden, bevor sie Erfolg zeitigt.
Der Gebärmuttervorfall ist weit ernster. Er erfordert eine operative Korrektur. Gebärmutter und Scheide treten sichtbar zwischen den Schamlippen hervor. Blasen und Rückenschmerzen sind beträchtlich.

gen wir die Lehrerfahrungen für unsere Studenten. Zum anderen ist die Frau 36 und braucht ihren Uterus nicht mehr. Außerdem schützt sie dies vor Krebs und Unterleibsentzündungen. Wenn wir durch die Scheide operieren, liften wir dabei ihre Vagina. – Ihr Mann wird sich freuen.'«[30]

Die Tubenligatur (Sterilisation) ist die sicherste Verhütungsmethode für die Frau. Dabei werden die Eileiter entweder abgebunden oder durchtrennt, so daß weder eine Keimzelle in die Gebärmutter gelangt, noch männlicher Samen in die Eileiter. Die Durchtrennung erfolgt meist mit Hilfe von durch die Bauchdecke eingeführten Instrumenten, wobei die Eileiter elektrisch verschorft werden. Indessen ist dieses Verfahren nicht ungefährlich. Die Tubenligatur findet in der Nähe der Bauchhauptschlagader statt und außerdem können durch die Hitze des verwendeten Stromes Verschorfungen entstehen, die beispielsweise am Darm gefährliche Folgen haben können.

Das ungefährlichste und unkomplizierteste Verhütungsmittel bei höchster Sicherheit ist bis heute allerdings immer noch die Sterilisation des Mannes.

Eine junge engagierte Berliner Frauenärztin versicherte mir, daß auch bei uns heute noch Hysterektomien viel zu leichtfertig vorgenommen werden. Wie es sich dabei um die Entfernung der Eierstöcke verhält, ist mir nicht bekannt. Aber eine Patientin, die sicher ist, daß ihre Gebärmutter entfernt werden muß, sollte auf dem Dokument, auf dem sie die Einwilligung zur Operation unterschreibt, vermerken, daß sie mit der Entfernung der Eierstöcke nur dann einverstanden ist, wenn ein eindeutig lebensbedrohender Befund vorliegt. Ich glaube, ich würde noch mit 70 Jahren verlangen, daß man mir meine Eierstöcke nach der Operation zeigt und ihren Befund erklärt, sofern ich mich bis dahin einer solchen Operation unterziehen müßte.

Nahezu der Hälfte aller weißen Frauen der USA wird irgendwann in ihrem Leben der Uterus herausgeschnitten. Wie hoch mag da wieder der Prozentsatz der herausgenommenen Eierstöcke sein? Ovarektomie ist noch immer eine Routineoperation im Klimakterium. Kann man sich vorstellen, daß Männer so schnell kastriert würden? Und ist es nicht merkwürdig, wie leicht sich Frauen einem ärztlichen Urteil unterwerfen? Betrachte ich die Geschichte, speziell den viktoriani-

schen Teil, so kann ich mich dem Verdacht nicht verschließen, daß die häufig unnötige Hysterektomie auch eine Ausübungsform von Herrschaft geworden ist. Wenn wir einige Seiten weiter die Widersprüchlichkeit von Eierstockentfernungen und Hormongaben sehen, wird dies vielleicht klarer.
Vorläufig ist aber der Wissensstand der Frauen noch nicht so, daß sie selbst entscheiden könnten, ob sie im Krankheitsfall operiert werden müssen oder nicht. Was vor einer Operation häufig wie die eigene Entscheidung aussieht, ist meist nichts anderes als das Ergebnis einer vorsichtigen bis brutalen Manipulation. Da werden so schwerwiegende Argumente aufgeführt wie 'sich zu Tode bluten', 'Vorbeugung gegen Krebs'. Und vielfach wird es so dargestellt, als seien Wechseljahre und Hysterektomie untrennbar miteinander verbunden.
Sicher ist es nicht einfach für den Arzt zu entscheiden, ob eine Gebärmutter voller kleiner Myome entfernt werden muß oder ob er sich darauf verlassen kann, daß die Myome nach den Wechseljahren von selbst verschwinden. Ebenso verhält es sich bei der Endometriose.

Als ich vor einigen Jahren mit Blutungen zu meinem Frauenarzt ging, sagte er sofort: »*Operieren.*« Meine Antwort war: »*Kommt nicht in Frage. Erstmal eine Ausschabung, um zu sehen, ob bösartiges Gewebe vorhanden ist.*«
»*Aber Sie hatten doch erst letztes Jahr eine Ausschabung. Das können wir doch nicht schon wieder machen.*«
»*Aber selbstverständlich können wir das machen. Bis zu dreimal im Jahr bevor operiert wird. Sie wissen, ich habe eine vorzügliche und sehr widerstandsfähige Gebärmutter, die mit allen Abtreibungen zusammengenommen mindestens 10 Ausschabungen überstanden hat. Ein paar weitere machen ihr da auch nichts aus.*«
Er sagte nur: »*Um Gottes Willen*«, erklärte mir aber nicht, warum keine weiteren Ausschabungen, widersprach aber auch nicht.
Ich: »*Aber vor jeder Ausschabung sollten wir doch mindestens mal was Harmloses versuchen. Was haben denn die Frauen in Zeiten gemacht, als noch nicht so viel operiert wurde? Wenn ich mich recht erinnere, war doch das Mutterkorn ein ganz hilfreiches Mittel gegen Blutungen?*«
»*Ach, na ja,*« sagte er, »*so toll ist die Wirkung des Mutterkorns nicht. Aber wir können es ja mal probieren.*«
Er verschrieb mir ein Mutterkornpräparat, und die Blutungen kamen nach zwei (!) Tagen zum Stillstand. Der Zyklus pendelte sich wieder ein.

Ich will mit dieser kleinen Geschichte nur zum Ausdruck bringen, daß sich auch Ärzte, die bemüht sind, an unserem Gesundheitssystem etwas zu verändern, nicht aus den Denkmustern ihrer Schulwissenschaft ohne weiteres zu lösen vermögen. Ich fühlte mich damals durch die langanhaltenden Blutungen überhaupt nicht beeinträchtigt (abgesehen von der unbequemen Windelwirtschaft, die mich immer gestört hat). Dennoch wollte mein Arzt gleich mit Kanonen auf Spatzen schießen. Ohne Zweifel habe ich bis jetzt Glück gehabt mit meinem Unterleib. Ich weiß, daß es vielen Frauen eben nicht so geht.
Die häufigste Erkrankung und Grund zu einer Operation sind wohl die Myome, die sich zu scheußlichen, aber gutartigen Wucherungen bis zu mehreren Kilogramm auswachsen können. Danach eine Endometriose, die aber oft genug nicht unbedingt durch eine Operation behoben werden muß. Wahrscheinlich steht erst an dritter Stelle Krebs bzw. eine krebsartige Veränderung des Gewebes.
Es ist notwendig, daß *öffentliche* Statistiken uns Informationen über den Stand der Krebs- und anderer Operationen geben.
Ich möchte nicht mißverstanden werden, nicht so verstanden, daß ich alle Operationen ablehne. Selbstverständlich tue ich das nicht. Es gibt genügend Gründe auch außerhalb des Krebsgeschehens, die eine Operation notwendig machen.

Es ist unbedingt zu empfehlen, vor einer Operation mehrere Ärzte zu konsultieren. Mindestens aber zwei. Wenn man darauf besteht, wird die Krankenkasse dies auch zahlen. Immerhin sind für die Kasse mehrere Konsultationen billiger als eine Operation.

Tatsächlich fühlen sich viele Frauen nach einer Hysterektomie viel besser als zuvor. Die Todesrate nach Unterleibsoperationen ist auch viel niedriger als bei anderen Operationen - aber eben immer noch viel höher als bei anderen Heilmethoden. Und die Komplikationsrate wie auch die Folgezustände (z.B. Verwachsungen) können oftmals nicht durch eine leichtfertig vorgenommene Operation gerechtfertigt werden. Nach dieser Operation kann es zu einer Schädigung des Blasenschließmuskels, zu Verletzungen des Darmes, der Blase und des Harnleiters kommen. Und leider geschieht es auch relativ häufig, wie mir ein Frauenarzt aus einer Berliner Klinik berichtete, daß nach der Operation wegen einer Gebärmuttersenkung die Senkungsbeschwerden wieder auftreten.
Außerdem kann die Wiedergenesung für manche Frauen eine ungewöhnlich lange Zeit beanspruchen, bis zu einem Jahr nach der Operation. Ich meine, allein dies sind Gründe genug, eine Operation

sehr genau abzuwägen.
Nach der Operation geschieht es vielen Frauen, daß sie sehr deprimiert sind und häufig weinen. Im Grunde ist es ja normal, daß man trauert, wenn einem ein wichtiger Teil des Körpers amputiert wird. Und so ist auch Trauer um verlorene Teile unserer Ganzheit völlig gerechtfertigt. Sie sollte uns nicht von Ärzten als 'neurotische Reaktion' ausgeredet werden. Viele Operateure behaupten immer noch, daß die Hysterektomie keine seelischen Folgen habe.
Einen besonders traurigen Anteil am Elend operierter Frauen leisten ihre Ehemänner: Ob Brust- oder Gebärmutteramputation, sie machen ihren Frauen klar, daß sie mit ihren Organen ihre 'Weiblichkeit' für sie verloren haben. *»Du bist für mich keine richtige Frau mehr.«* Schließlich empfinden auch viele Frauen dies selbst so.
In ihrer Trauer brauchen Frauen Unterstützung und nicht zuletzt Ermutigung, wirklich zu trauern. Denn wenn eine Frau z.B. erfährt, daß die Hysterektomie völlig sinnlos war, ist es notwendig, Wut und Trauer nicht nur zu durchleben, sondern sie auch in Taten umzusetzen. Andere Frauen müssen davon erfahren; es sollten sich vielmehr Gruppen zur Nachsorge bilden, so wie bei den brustamputierten Frauen, die sich gegenseitig helfen, die Öffentlichkeit herstellen.

Bei aller Kritik ist ganz gewiß für viele Frauen aber die Hysterektomie nicht nur die Erlösung von Schmerzen, Blutungen, quälender Müdigkeit und schmerzhaften Orgasmen, sondern bei Krebs auch die Erlösung von tödlicher Bedrohung. Aber wie gesagt, dies ist nur der geringere Teil bei den zahllos vorgenommenen 'Ausräumungen'.

Ovarektomie, Sexualität und Klimakterium

Amerikanische Gynäkologen (deutsche sicher auch) versichern ihren Patientinnen vor der Operation, daß für ihr Sexualleben keine nachteiligen Folgen entstehen. Eine Veränderung aber entsteht in jedem Fall. Die häufigsten Probleme nach Unterleibsoperationen, wie die Schädigung von Blase, Harnleiter oder des Verdauungstraktes und die sehr häufige Entzündung der Vaginalschleimhaut können sexuelle Aktivitäten stark beeinträchtigen. In jedem Fall verringert sich aber die Sekretion der Vagina entweder nach den Wechseljahren oder nach der Entfernung der Eierstöcke. Für die Gleitfähigkeit der Schleimhäute werden Hilfsmittel benötigt.

In der bürgerlichen Psychoanalyse haben wir gesehen, wie widersprüchlich 'Weiblichkeit' interpretiert wird. Analog dazu wird in der Schulmedizin heute noch behauptet, daß einerseits Frauen ohne das Östrogen ihrer Eierstöcke einer Mangelkrankheit unterliegen und daß andererseits aber die Eierstöcke nach den Wechseljahren nutzlos sind und genausogut entfernt werden können. (Sie dienen also nach Ansicht der Schulmedizin ausschließlich der Fortpflanzung.) Dementsprechend werden Eierstöcke heute noch bei vielen Hysterektomien rücksichtslos mit entfernt.

Der Widerspruch liegt darin, daß man Frauen, denen die Eierstöcke entfernt wurden, nach der Entfernung Östrogene verabreicht, um den spür- und sichtbar gewordenen Mangel im Stoffwechsel auszugleichen. Daß dies alles andere als eine Vorbeugung gegen Krebs bedeutet, sondern im Gegenteil eine weitere Gefährdung der Frauen einschließt, sollte inzwischen auch hartgesottenen Schulmedizinern klar werden.

Zwingende Gründe für eine Ovarektomie sind nach dem heutigen Stand der Wissenschaft: Eierstockkrebs, bestimmte hormonbedingte Krebsarten der Brust und anderer Organe (z.B. der Gebärmutterschleimhaut), Zysten an den Eierstöcken, die jeder konventionellen

Behandlung widerstehen und eine ebensolche Entzündung. Allerdings ist es selbst dann meist nicht einmal nötig, gleich beide Eierstöcke zu entfernen. Sie wegen einer vagen Vorbeugung gegen Krebs herauszurupfen, ist widersinnig und von merkwürdiger Logik: Hinterher gibt's dann wieder Hormone.
Ja, Hormone. Ich frage mich, ob dies nicht einer der vielen Gründe ist, warum an Frauen so viele Eierstockentfernungen vorgenommen werden. Ob sie es bewußt wollen, weiß ich nicht - de facto sind Chirurgen und Frauenärzte die Zulieferer eines breiten Konsumentenfeldes für die Pharmakonzerne.
Zunehmend gelangen Ärzte zu der Auffassung, daß eine Hysterektomie vor den Wechseljahren dieselben schneller herbeiführen kann, auch wenn die Eierstöcke nicht mit herausgenommen wurden. Es kann (muß nicht immer) durch die Entfernung der Gebärmutter zu einer Unterversorgung der Eierstöcke innerhalb des Blutkreislaufs kommen. Die Folge ist eine verringerte Hormonproduktion. Eine weitere Folge können Eierstockzysten sein.

Nach diesem Kapitel höre ich bereits die Kritik aus der Ecke der Schulmedizin: Ich stifte Verwirrung, mit unsachlichen und emotionalen Argumenten, verunsichere lebensbedrohlich erkrankte Frauen usw.
Natürlich habe ich mir ähnliche Fragen selbst schon vorgelegt. Die Antwort: Verwirrung und Verunsicherung werden unbeabsichtigte, aber unausbleibliche Nebeneffekte sein. Indessen sind Verwirrung und Verunsicherung ein sicherer Antrieb, sich Informationen zu verschaffen, also ein emotionaler Antrieb, zu lernen.
Wenn verunsicherte und hoffentlich wütende Frauen anfangen, über ihre Lage selbst nachzudenken, habe ich schon einiges erreicht.

Unnötig operiert

USA: 10 000 Menschen könnten noch leben

W a s h i n g t o n (dpa). **Rund zwei Millionen Amerikaner sollen sich 1977 unnötigen medizinischen Operationen unterzogen haben, geht aus dem Untersuchungsbericht eines amerikanischen Parlamentsausschusses hervor. Dabei kamen dem Bericht zufolge mehr als 10 000 Menschen um und die unnötig verursachten Kosten überstiegen vier Milliarden Dollar (rund 7,4 Milliarden Mark).**

Zu den Operationen, die am häufigsten unnötig ausgeführt wurden gehören nach Darstellung des Ausschusses Entfernung der Gebärmutter — oft als Mittel der Geburtenkontrolle oder als Krebsvorsorgemaßnahme ausgeführt — und Mandeloperationen bei Kindern. Die Parlamentarier kritisierten auch das Qualitätsgefälle bei medizinischen Eingriffen in verschiedenen Teilen der USA. Sie verlangten, daß das Gesundheitsministerium Qualitätsnormen für operierende Ärzte aufstellt.

DER ABEND, 28.12.1978

Krebsoperationen

»Krebs ist auch gut für die Volkswirtschaft. Es gibt da einen finsteren Scherz: 'Es leben mehr Menschen vom Krebs als durch ihn sterben'. Die Gesamtaufwendung für einen Krebspatienten im Endstadium steigt im Durchschnitt bis 20000 Dollars. Krebs schafft eine Menge Arbeitsplätze im medizinischen Bereich und in der Bestattungsindustrie.« (B. u. G. Seaman[31])

Die meisten Menschen fürchten sich vor Krebs, und die öffentliche Aufforderung, zur Vorsorge zu gehen, ist nicht dazu angetan, diese Furcht zu mindern. *»Jeder dritte Bundesbürger erkrankt an Krebs und jeder fünfte stirbt an Krebs.«*
Wer hat das nicht schon gelesen? Die Statistik stimmt, aber sie zerfällt in der soeben zitierten Aussage in Zahl und Inhalt. Der Umgang mit Zahlen ist nicht jedermanns Sache, viel weniger der mit der Sprache. Richtig muß es heißen: Jeder 5. Krebskranke ist auch an Krebs gestorben. Diese furchterregende Statistik wurde an Sterbefällen erarbeitet und nicht an den lebenden Bundesbürgern. Wenn man nun die Krebstoten an der Bevölkerungszahl der Bundesrepublik mißt, so stirbt nur jeder 420. Bundesbürger an Krebs[32]. Das ergibt dann allerdings ein ganz anderes Bild.
Wie weit ist heute die Forschung auf ihrer Suche nach den Ursachen des Krebsgeschehens?
Man geht davon aus, daß in jeder normalen Zelle unseres Körpers eine Art Schloß enthalten ist, das aufgeschlossen werden kann, um dem Krebs Eingang zu verschaffen. Man nennt das eine blockierte Zellinformation. Und man ging bisher weiter davon aus, daß die sogenannten krebserzeugenden Stoffe wie Teer, Asbest, Vinylchloride usw. Schlüssel enthalten, um dieses Schloß zu öffnen. Aber statistische Vergleiche mit anderen Ländern haben erwiesen, daß dies gar nicht immer so sein kann. Ein Beispiel: Die Lungenkrebssterblichkeit der deutschen, österreichischen und englischen Männer ist dreimal so hoch wie der in Schweden, obwohl die schwedischen Männer nicht weniger rauchen als die genannten.

Prof. Dr. Ernst Krokowski, Radiologe in Kassel, fordert deshalb, daß die Schwerpunkte der Krebsforschung auf andere Gebiete verlagert werden: auf die Molekularforschung und die Quantenphysik und -chemie. Denn offensichtlich gilt es, das Zusammenwirken von Eiweiß, DNS, der vorhandenen Krebsinformation der einzelnen Zelle und den krebserzeugenden Stoffen aufzudecken, was sich nur auf einer theoretisch-mathematischen Ebene abspielen kann.

Julius Hackethal ist mit Vehemenz gegen die Vorsorge bei Prostatakrebs zufelde gezogen. Ich kann nicht beurteilen, ob er dabei das Kind mit dem Bade ausgeschüttet hat. In jedem Fall ist bei vielen Krebsarten bei der Vorsorgeuntersuchung äußerste Vorsicht geboten. Denn schon ein starker Druck mit dem Finger (etwa bei der Untersuchung) kann die Geschwulst veranlassen, Zellen in die Blutbahn auszuschwemmen. Aber auch die Herabsetzung der körperlichen Widerstandskraft bewirkt das gleiche.

In jedem Fall bedeutet eine Gewebsentnahme oder Punktion des Tumors eine massenhafte Ausschwemmung von Krebszellen. Die Gefahr der Streuung besteht also schon vor der Operation. Unter der Operation selbst entstehen in den meisten Fällen Metastasen, und zwar je nach Tumorart 30 bis 90 % aller Metastasen. Aber auch eine Operation an einem ganz anderen Ort als am Tumor kann eine Metastasierung bewirken. Das bedeutet wieder, daß die Abwehrlage des Körpers herabgesetzt war. Tatsächlich befinden sich im strömenden Blut der meisten Krebspatienten schon frühzeitig Tumorzellen, auch wenn die Geschwulst noch relativ klein ist. Diese Zellen werden aber grundsätzlich von der Immunabwehr des Gewebes abgestoßen und vernichtet und somit an einer Einnistung im Gewebe irgendeines Organs gehindert. Schwemmt ein Tumor allerdings plötzlich enorme Mengen von Zellen aus, so bilden sich im strömenden Blut kleine Klumpen von Krebszellverbänden, die versuchen, sich irgendwo einzunisten. Entscheidend ist dabei, ob dieser Zellverband groß genug ist, die Immunabwehr zu besiegen. Siegt er, so hat das Wachstum einer Metastase begonnen. Je nach Art des Haupttumors, können 3 Monate bis zu einigen Jahren vergehen, bis die Metastase erkennbar wird, entweder auf dem Röntgenbild oder ertastbar.

»Mit der Erkenntnis, daß jeder Eingriff am Primärtumor - ob aus diagnostischen oder heilenden Gründen - unter gewissen Voraussetzungen Metastasen auslösen kann, sollte unser derzeitiges therapeutisches Konzept verändert werden. Nicht mehr allein der Primärtumor sollte Ziel unserer therapeutischen Bemühungen sein, sondern es sollte eine Metastasenvorbeugung vorangestellt werden.« (Krokowski[33])

Diese Vorbeugung sieht Krokowski im Mai 1978 in der Verabreichung von Aggregationshemmern, Immunstimulantien und Elektronen-Vorbestrahlung vor jedem Eingriff, sei es die Punktion, die Gewebsentnahme oder die Operation selbst.

Aggregationshemmer sind Medikamente, die verhindern, daß sich die im strömenden Blut kreisenden Krebszellen zu Zellverbänden formieren.
Immunstimulantien erhöhen die körpereigene Immunabwehr, bewirken z.B. eine erhöhte Produktion von T-Lymphozyten, deren Aufgabe es unter anderem ist, im Blut kreisende Viren, also körperfremdes Eiweiß überhaupt, zu vernichten. Zum körperfremden Eiweiß zählen für die T-Lymphozyten offenbar auch Krebszellen.

Es gibt sicher andere Meinungen in der Schulmedizin zur operativen Krebsbehandlung. Für mich bedeutet Krokowskis therapeutisches Konzept ein bißchen weniger Angst vor Krebs. Denn wenn es mir geschehen sollte, Krebs zu bekommen, so würde ich darauf achten, daß vor *jedem*, auch dem diagnostischen Eingriff, eine solche Vorbehandlung vorgenommen wird. Ich bin nicht überzeugt, daß dies schon in allen Kliniken geschieht. Und ich würde mich keiner Behandlung unterziehen, zu der mir nicht schriftlich versichert wird, daß der Streuung vorbeugende Maßnahmen getroffen werden. Ich würde glatt wieder aus dem Krankenhaus gehen und mich bei meiner Kasse beschweren.
Zu den Krebsarten, von denen Frauen am häufigsten betroffen sind, ist folgendes zu sagen: Soweit ich informiert bin, ist wohl der Unterleibskrebs der am wenigsten streufähige.
Zum Brustkrebs äußerst sich Krokowski in einem Interview mit der ÄRZTLICHEN PRAXIS:
»*Ä.P.: Gilt Ihre Skepsis in gleicher Weise auch der Früherkennungsuntersuchung auf Brustkrebs? In den USA gibt es keine Krebsdiagnose, die nicht durch Probeentnahmen des Gewebes gesichert ist!*
K.: Im Gegensatz zu meinen Zweifeln an der Prostatakrebsvorsorge befürworte ich vorbehaltlos die Früherkennungsuntersuchung auf Brustkrebs – mit Mammographie, Thermographie und Sonographie.
Ä.P.: Wären Sie auch beim Verdacht auf Brustkrebs strikt gegen eine Gewebsentnahme?
K.: Ich bin grundsätzlich dagegen, einen Tumor anzustechen oder anzuschneiden. Wenn eine Gewebsuntersuchung unbedingt notwendig ist, dann sollte eine Enukleaktion vorgenommen werden. Nur dann, wenn das Röntgenbild eindeutig eine Zyste (gutartig) ergibt, kann diese durch Punktion entleert werden.«[34]

Ich habe mir erlaubt, einige wenige Worte des medizinischen Vokabulars durch leichter verständliche zu ersetzen.

Psyche und Krebs

»Die Zufuhr eines Hormones kann das hormonelle Gleichgewicht ebenso verändern, wie Gefühle dies können, wie seelischer Stress oder Erwartungsangst. Diese Faktoren vermögen die natürliche Widerstandskraft gegen Krankheiten herabzusetzen ...
Bricht jedoch das Abwehrsystem zusammen, ist keine wirkungsvolle Überwachung der entarteten Zellen mehr gewährleistet.«[35]

Ein Teil in dem komplexen System unserer Immunabwehr untersteht dem Thymus. Er bildet die T-Lymphozyten. Das sind bestimmte weiße Blutkörperchen, die man sich etwa wie Wachhunde vorstellen kann, die sich auf alles stürzen, was nicht in ihr Überwachungsgebiet gehört - und es vernichten. Bei Krebs sind es zum Beispiel die möglichen Erregerviren, aber auch jene Krebszellen im strömenden Blut, die versuchen, sich zu einem Zellverband zu formieren und an einem Organgewebe anzusiedeln.

Viele von uns haben sicher schon an sich selbst beobachtet, daß sie während eines seelischen Tiefs eher eine Grippe oder eine Erkältung bekommen als in einer Situation vitaler Lebensfreude.
Oder anders herum: Die Migräne, die Wochenend-Depression und andere Unpäßlichkeiten am Wochenende, weil wir sie uns während der Arbeitszeit nicht leisten können. Oder das berühmte Montagssyndrom: Montags wirklich krank werden - weil die Situation am Arbeitsplatz so ekelhaft ist. Wie wird das gesteuert? Wer steuert? Es ist ganz offensichtlich, daß unsere Psyche an solchen Vorgängen maßgeblich beteiligt ist, und der Hypothalamus ist der Computer, dem die Tatsachen eingegeben werden, und der das Strickmuster der Reaktionen entwirft.
Infektionen gehören in den Zuständigkeitsbereich der Immunab-

wehr. Aber warum ist diese Immunabwehr offensichtlich besser zugange, wenn unsere Seele sich stark fühlt? Ich weiß es von mir selbst, daß ich im Zustand der Niedergeschlagenheit oder bei der Verdrängung von Konflikten viel krankheitsanfälliger bin als zu seelisch ausgeglichenen Zeiten. Entweder benutzt die Psyche die Schwachstellen unseres Körpers, um uns über ihren Zustand zu informieren (soll ich besser sagen: zu alarmieren?) oder sie schafft solche Schwachstellen. (Und welche Rolle spielt eigentlich der Hypothalamus in unserer Psyche?)

Da sind zum Beispiel die berühmten Magengeschwüre, verursacht durch Streß und Konkurrenz im Arbeitsleben oder durch Konflikte mit den Menschen unserer nächsten Umgebung, um nur einige Ursachen unter vielen zu nennen. Diesem feststellbaren Geschwür sind meist lange psychosomatische Beschwerden vorausgegangen, Magenschmerzen, für die es scheinbar keine vernünftige Erklärung gab, und die eine Röntgenaufnahme zunächst nicht klären konnte; Magengeschwüre, die jeder medikamentösen Behandlung widerstanden, die aber schnell verschwinden, wenn sich die Lebenssituation des Betroffenen verändert, wenn Streß, Konkurrenz oder Konflikte plötzlich wegfallen, oder aber wenn wir lernen, anders damit umzugehen.

So gesehen, finde ich es einleuchtend, daß der Psyche ein wesentlicher Anteil an der Krebserkrankung eines Menschen zukommt.

Heidelberger Forscher haben begonnen, unter diesem Gesichtspunkt den Zusammenhängen auf die Spur zu kommen. In einer Untersuchung, die 80 Frauen einschloß, haben sie bei den von Krebs betroffenen einige ihnen gemeinsame psychische Merkmale festgestellt.

Als ich vor zwei Jahren das Material las, kamen mir starke Zweifel, ob ich diese Informationen weitergeben soll oder darf. Viele Frauen werden sich in den psychischen Merkmalen der Krebspatientinnen selbst wiedererkennen. Ich fragte mich, ob ihnen das nützen kann. Die Antwort war: nein. Aber sollte ich es anderen Frauen vorenthalten, denen es noch nützen kann?

Diese Fragen sind inzwischen entfallen, da ein großer Teil der Forschungsergebnisse bereits durch die Presse veröffentlicht wurde.

»Der 'Kandidat' für eine Krebskrankheit zeigt zunächst das, was Grossarth-Maticek (1976) ein exponierendes Verhalten genannt hat: er treibt Raubbau an seiner Gesundheit, setzt sich übermäßig Karzinogenen (krebserregende Stoffe) *aus (z.B. raucht exzessiv oder*

nimmt zu viele und über zu lange Zeiträume Schlaf- und Abführmittel ein), er trivialisiert (verharmlost) Krankheitssymptome, schlägt Warnsignale und Verdachtsdiagnosen in den Wind. Wenn er etwa im Zuge einer Erkältung eine morgendliche Temperatur von 38° hat, geht er dennoch zur Arbeit. Er denkt nicht an Erholung, gibt seinem Körper keine Chance zur Regeneration und lebt oft am Rande der Erschöpfung. Er ist weiter harmonisierend, vernünftig, vermeidet Konflikte; bevor er andere anklagt, beschuldigt er sich selbst. Am Arbeitsplatz ist er in der Regel beliebt, muckt nicht auf, verrichtet unbekümmert die ihm zugewiesene Arbeit. Er opfert sich für andere, insbesondere aber seine Familienangehörigen, und idealisiert sie gleichzeitig.

Dabei scheint er weniger als andere Menschen Quellen zu haben, die ihn wieder aufbauen, ihn freudig an den nächsten Tag denken lassen können. Er hat vergleichsweise wenig Interesse und Lust an der Sexualität, kaum Hobbies, selten ein geliebtes Haustier und hat keine lebendige Beziehung zu einer Kirche oder einem Verein, die seinem Leben einen Inhalt geben. Hinter einer äußerlichen Angepaßtheit und Lebensbejahung zeigt er sich oft hoffnungslos und unterschwellig depressiv: Alles ist ihm im Grunde eine Last, die Zukunft kann nur Schlimmes bringen. Dieser Mensch erscheint dabei eigenen wichtigen Bedürfnissen – z.B. dem Bedürfnis nach sexueller Befriedigung, nach mitmenschlicher Verbundenheit oder nach Ruhe und Erholung – entfremdet. Und es fällt ihm schwer, andere Menschen zu finden, die diese (von ihm selbst nicht klar erkannten oder zugelassenen) Bedürfnisse befriedigen könnten.

Schließlich erscheint unser idealtypisch konstruierter Krebskandidat besonders verwundbar für bestimmte Verluste, Kränkungen oder Ausstoßungserlebnisse, umso mehr, als er sich oft nur an einen einzigen Menschen enger bindet, während er andere Kontakte vernachlässigt. Stirbt dann gerade dieser Mensch, setzen eine Hoffnungslosigkeit und stille Verzweiflung ein, in deren Gefolge nicht selten die ersten Krebssymptome auftreten. In ähnlicher Weise können der Verlust des Arbeitsplatzes oder der Ausschluß aus einer bestimmten Gruppe eine lang andauernde Niedergeschlagenheit, Hilf- und Hoffnungslosigkeit auslösen und dann, wie es scheint, das Krebsrisiko erhöhen.

Gerade das Älterwerden muß diese Menschen gefährden. Denn mit dem Älterwerden werden sie verwundbarer für alle Arten von Verlusten, droht ihr Mangel an positiven Lebensgefühlen und damit das Maß ihrer Hoffnungslosigkeit und Niedergeschlagenheit zu wachsen.

Mit dem Älterwerden, so wissen wir sicher, wächst aber auch die Krebsgefahr.« (Stierlin u. Wirsching[36])

»Aus der Literatur gewinnt man etwa folgendes Bild: Krebsgefährdete Personen sind duldsame Menschen, entgegenkommend und hilfsbereit, nachgiebig und opferwillig, bereit, sowohl den Anforderungen und Erwartungen der Gesellschaft zu entsprechen als auch Verantwortung zu übernehmen. Sie anerkennen Religion und Autorität, scheinen aber nicht in der Lage zu sein, Ärger und Wut zu äußern, verdrängen vielmehr feindselige Gefühle und Aggressionen. Kurz gesagt könnte man an Krebs erkrankte oder gefährdete Personen als gut angepaßte Bürger bezeichnen, die sozial erwünschtes Verhalten zeigen. Sie haben von sich den Eindruck körperlicher Stärke – oft im Gegensatz zum objektiven Tatbestand; vegetative Symptome, Kindheitsneurosen, Phobien oder Stress werden von ihnen nicht angegeben. Häufig wurden dagegen sechs Monate bis zwei Jahre (oder mehr) vor Ausbruch der Krankheit ernste Lebenskrisen, Isolation, existentielle Bedrohung, Verlust eines Lebensziels, Tod oder Trennung von nahestehenden Personen angegeben mit nachfolgender Verzweiflung und Hoffnungslosigkeit, die frühkindliche Konflikte wieder aufleben lassen.« (Cramer u. Blohmke[37])

Ich wollte, ich könnte den Frauen, die sich in den aufgezeigten Psychomerkmalen wiedererkennen, einen Hinweis, eine Hilfestellung geben. Es ist schwer, wenn man einmal um die 50 ist, sich und sein Leben zu verändern. Manche Frauen schaffen es. Aber gerade diese passen nicht in das Muster der Gefährdung.
Dennoch gibt es immer Möglichkeiten zur Veränderung. Denn ich kenne Frauen, Frauen aus meiner Gruppe, die Gruppe OFFENSIVES ALTERN, auf die jenes Muster in vielen Einzelheiten paßt, und die sich dennoch verändern. Berechtigt das nicht zu Hoffnungen? Ihr Leben hat sich nicht zuletzt durch die Gruppe ein wenig verändert. Es zeigen sich bei ihnen Ansätze zur Konfliktfähigkeit, was zuerst immer mit großen Ängsten (bis zu schlaflosen Nächten) besetzt ist. Aber die Kraft, dies durchzustehen, wächst, weil auf der anderen Seite die Isolation aufgehoben ist und viele gemeinsame Probleme entdeckt und dadurch greifbarer werden. Die Entdeckung der gleichen Rollenerziehung, der daraus entstandenen Anpassungsfähigkeit, letztlich der Unterdrückung, spielen dabei eine wesentliche

Rolle. Zu wissen, mit mir lernen noch einige andere Frauen nein zu sagen zum Ehemann, zum Freund, zu den Kindern, zur Mutter, zum Vater, bedeutet Ermutigung, bedeutet einen kleinen Schritt weg von dem tödlichen Muster. Wie man diesen Schritt allein tun soll, weiß ich allerdings auch nicht.

»*Die Selbstverwirklichung des Menschen ist sicher ein Antistressfaktor und eine Stabilisierung gegen Krebs. Die Möglichkeit pharmakologischer Krebsprävention* (Vorbeugung) *habe ich erwähnt. Die natürlichen Abwehrsysteme sollten stimuliert werden. Ich erinnere an die Empfehlungen des alten Pfarrers Kneipp. Wahrscheinlich beruht die Effektivität dieser Therapie auf einer starken Anregung der Grundregulation.*« (Maria Blohmke[38])

Und dem möchte ich noch mit Nachdruck die Worte Robert Jungks hinzufügen, die er auf dem Gesundheitstag 1980 in Berlin sprach: »Widerstand macht gesund.« Er meinte damit den Widerstand gegen die krankmachenden Bedingungen unserer Gesellschaft – und ich meine außerdem gegen die krankmachenden Normen, an denen sich Frauen durch die Verinnerlichung ihrer alten Rolle immer noch orientieren.

Naturheilkunde

Irgendwann im Laufe des Jahres 1979 muß es gewesen sein, da brachte das Fernsehen einen Dokumentarfilm über Wunderheiler. Hätte ich nicht mit meinen eigenen Augen durch die Kamera hindurch und dann auf dem Bildschirm gesehen, was da aufgenommen worden war, ich hätte es bei einer Erzählung als Quatsch zurückgewiesen.

In diesem Film wurde eine Frau irgendwo im brasilianischen Urwald gezeigt, die eine große Heilpraxis führte. Es handelte sich um eine sehr religiöse Analphabetin. Die Kamera nahm eine schwierige Bauchoperation auf, bei der ein großer Tumor entfernt wurde. Dabei war die Patientin bei vollem Bewußtsein, ganz entspannt und offensichtlich voller Vertrauen, ähnlich wie ich es schon bei chinesischen Filmen gesehen habe, in denen die Wirkung der Akupunktur so demonstriert wurde. Nur hatte es hier keine schmerzstillenden Mittel oder Anwendungen zuvor gegeben. Das Instrumentarium zu dieser Operation bestand hauptsächlich aus einem großen Küchenmesser, das nicht einmal sterilisiert, sondern nur in einer Lösung desinfiziert worden war. Die Heilpraktikerin schnitt mit diesem Messer links oberhalb des Bauchnabels die Bauchdecke der Patientin auf und entfernte den Tumor. Trotz des sehr tiefen Schnittes floß kein Blut. Die Patientin blickte dabei mit ganz ruhigen Augen in die Kamera. Sie hatte keine Schmerzen. Nach der Operation drückte die Heilpraktikerin die Wundränder zusammen, und sie blieben geschlossen. Innerhalb weniger Stunden setzte ein Heilungsprozeß ein, der in der uns bekannten Chirurgie erst nach Tagen und nicht ohne Klammern und Nähte entsteht.

Diese 'Wunderheilerin' – oder wie immer man sie nennen will – war eine junge, sehr viel älter aussehende Frau, die von sich behauptete, daß sie aus einer anderen Welt geschickt worden sei und bald wieder dahin zurückkehren würde. Vor der Operation war sie einige Tage 'mit sich selbst zurate gegangen', ehe sie den Entschluß zu dieser Be-

handlung faßte. Während der Filmaufnahmen zeigte sie kein einziges Lächeln, wirkte immer konzentriert, aber sehr gelassen und immer auf eine mir unbekannte Art abwesend.
Dieser seriöse Dokumentarfilm ließ keine Zweifel an den gefilmten Tatsachen, aber er blieb für uns, an der abendländischen Wissenschaft Orientierte, vollkommen unverständlich. Aber er ließ auch keinen Zweifel daran, daß es zwischen Himmel und Erde so sehr viel mehr gibt, als unsere Schulweisheit sich träumen läßt.

Ein besonderes Merkmal der abendländischen Naturwissenschaften war bis vor kurzem ihre Borniertheit gegenüber allen Erscheinungen, die sie nicht erklären konnten. Ob es sich um parapsychologische Erscheinungen (denen wahrscheinlich der soeben geschilderte Film zuzuordnen ist) oder die Jahrtausende alte asiatische Heilkunst handelte, beides wurde für Aberglauben erklärt. Daß sich z.B. Dinge durch völlig unbekannte Kräfte bewegen können (Psychokinese), leugnete man. Und so schloß man messerscharf, daß nicht sein kann, was nicht sein darf, während man in anderen Ländern, z.B. der Sowjetunion, diese Kräfte durchaus des Erforschens für Wert hält.
Erst jetzt beginnt man, sich auf wissenschaftlicher Basis mit so wirkungsvollen Heilmethoden wie der etwa 4000 Jahre alten Akupunktur auseinanderzusetzen und sie sogar anzuwenden, wenngleich ihre Wirkungsweise noch nicht verstanden wird.
Fast ganz vergessen scheint die Pflanzenheilkunde in der Medizin, obwohl sich die pharmazeutische Industrie aus ihr entwickelt hat. Erst die alternativen Gruppen in unserer Gesellschaft beginnen, sie wieder populär zu machen.

Anfang 1977 machte ich die entscheidende Erfahrung, die in mir eine heftige Abneigung gegen so ziemlich alle pharmazeutischen Produkte weckte. Nach wochenlangen Blutungen spritzte mir mein Arzt ein männliches Hormon, um die Blutungen zum Stillstand zu bringen. Das gesschah auch. Aber sonst zeigte ich eine völlig unerwartete Reaktion: Mein Blutdruck schoß in die Höhe. Es kam zu Gefäßverklemmungen und zu solchen Kopfschmerzen, daß ich in Panik geriet, was gerade diese Schmerzen besonders verschlimmerte. Ein Arzt riet mir zu einem schweren Migränemittel. Die Nebenwirkungen, die auf dem Waschzettel vermerkt waren, traten alle im vom Hersteller sicher nicht vorausgesehenen Maße ein und noch einige andere

dazu. Ich saß nachts im Bett mit unverminderten Kopfschmerzen -in meinem Kopf schlug eine Dampframme von innen gegen die Schädeldecke, in meinem Magen schien ein Geschwür aufzubrechen, meine Därme verkrampften sich, und in meinen Leisten schienen sich die Sehnen zusammenzuziehen. Die Beine wurden taub und mein Herz raste. Ich wußte nicht, ob ich sterben müßte. Und ich hatte wahnsinnige Angst vor der Wiederholung dieses Zustandes. Es war klar, daß meine Reaktion auf Medikamente nicht vorherzusehen war. Ganz zufällig bekam ich ein sehr harmloses Mittel in die Hand für den Fall, daß mein Blutdruck wieder ohne Vorwarnung in die Höhe gehen sollte. Ich stellte fest, daß ich auf dieses pflanzliche Mittel sehr schnell und positiv reagierte, und zwar auf nur ein Drittel der verordneten Menge! Das machte mich nachdenklich. Zunächst einmal baute ich alle Medikamente langsam ab und versuchte, mich einerseits mit Entspannungsübungen zu behelfen, was auch half, und zum anderen, Schmerzen einfach gelassener zu ertragen. Das war schon viel schwieriger, aber mit der Zeit gelang mir auch das.
Dies ist der Beginn meiner Beziehung zur Naturheilkunde. Leider sind die Bücher, die ich bisher zu diesem Thema gefunden habe, für mich nicht sehr überzeugend, weil sie mit einer verworrenen Ideologie verknüpft sind, die mir nicht schmeckt. Astrologie, Psychologie, Typenlehre und eine seltsame Pflanzenkunde - alles wird in einen Topf geworfen und zu einem für mich unverdaulichen Brei verkocht. Allerdings muß ich hinzufügen, daß ich mich von den Denkmustern unserer Wissenschaft durchaus noch nicht gelöst habe, obwohl ich sie angreife.

Das erste, was ich aus der Naturheilkunde kennenlernte, war die Akupunktur. Von ihrer Wirkung bei richtiger Anwendung bin ich überzeugt. Manchmal wende ich selbst die Akupressur bei mir erfolgreich an. Aber mein erster Versuch mit der Akupunktur war wenig erfolgreich, weil mir der ausführende Arzt zuwider war: ein alter Patriarch. Während er mir am ganzen Körper die Nadeln einstach, unterhielt er sich mit seinen Assistentinnen, telefonierte zwischendurch und hörte mir überhaupt nicht zu, wenn ich etwas zu sagen versuchte. Kurz, er tat, als sei ich eigentlich nicht da. Und die Vorgeschichte meiner Krankheit interessierte ihn ohnehin nicht. Er ist bekannt als Akupunkteur, und seine Leistungen, die Akupunktur überhaupt hier in Deutschland einzuführen, waren bahnbrechend. Ein Ekel ist er trotzdem. Aber das spricht schließlich nicht gegen die Akupunktur, sondern nur gegen ihn persönlich.

Was ich im folgenden über Naturheilkunde berichten werde, stammt aus Quellen, die überwiegend einer abendländisch-wissenschaftlichen Überprüfung standhalten.
Ich möchte aber nicht versäumen, darauf hinzuweisen, daß die im Kommen begriffene Naturheilkunde genau so mißbraucht werden kann wie alle Konsumgüter unseres Lebens. Auch hier tut sich künftig eine Marktlücke auf, die viel Profit bringen kann. Wir sollten grundsätzlich nichts ohne kritische Überprüfung glauben oder uns zueigen machen. Und selbstverständlich können wir die medizinische Wissenschaft nicht in Bausch und Bogen verdammen und uns ausschließlich auf die Naturheilkunde beschränken. Das wäre absurd. Die Naturheilkunde kann zum Beispiel keinen Notarztwagen mit den Möglichkeiten einer sofortigen Bluttransfusion am Orte eines Autounfalls, wo es bei einem Menschenleben um Sekunden geht, ersetzen.

Meinen Bericht über die Naturheilkunde will ich mit einer Pflanze beginnen, auf die Asien seit 4000 Jahren schwört, um die sich unsere westliche Wissenschaft aber noch nicht bekümmert hat.

'Die Wurzel des Lebens'

Dies ist der chinesische Name für Ginseng. Wenn wir zu unseren Ärzten gehen und nach Ginseng fragen, werden wir außer Gelächter nichts auslösen, höchstens noch die Frage, welche Illustrierte uns einen Bären aufgebunden hat.

Die traditionelle chinesische Medizin beruht auf dem Grundsatz, daß sich der Körper selbst gegen Krankheiten zu helfen vermag, sofern man ihn darin unterstützt. Dieses Prinzip findet in der Akupunktur seinen einsichtigsten Beweis: Die Nadelstiche bewirken eine Reizung, die wiederum die eigenen Heilkräfte des Körpers aktiviert. Eine genaue Kenntnis dieses Vorgangs gibt es bis heute nicht, aber es wird geforscht.

Ebensowenig ist die Wirkungsweise der Wurzel Ginseng bekannt. Man weiß aber, daß sie die sich selbst regulierenden Kräfte des Körpers verstärkt. Das bedeutet, daß Ginseng Mißbefinden vielerlei Art beheben kann, daß es den Körper bei seinen eigenen Heilmaßnahmen unterstützt und beschleunigt. Das hervorstechendste Merkmal von Ginseng ist seine Wirkung gegen Hitze. Und dies, meine ich, sollte für Frauen in den Wechseljahren von größtem Interesse sein. In verschiedenen Ländern wird nach den Ursachen und nach unbekannten Wirkungen der 'Wurzel des Lebens' geforscht. An der Spitze dieser Länder liegt die Sowjetunion. In Moskau, Leningrad, Wladiwostok, Tomsk und anderen Städten beschäftigen sich Wissenschaftler damit, und in Wladiwostok liegt das Koordinationszentrum der Ginsengforschung. Ihr namhaftester Vertreter ist Professor I.I. Brekhman, Leiter des Instituts für aktive biologische Stoffe. Brekhman ist *die* Kapazität auf dem Gebiet der Pflanzenheilkunde. Er bezeichnet Ginseng als 'Adaptogen' (Anpassung verursachend, die Anpassungsfähigkeit des Körpers erhöhend).

»Es ist 'unschädlich' und beeinträchtigt die übrigen Körperfunktionen nicht so, wie andere Medikamente dies tun.
Es ist 'unspezifisch' insofern, als es den Widerstand gegen ein breites Spektrum von gegensätzlichen Einflüssen erhöht, wie Überhitzung, Unterkühlung, meteorologischen Tiefdruck, Strahlen, einige Tumorarten und gegen viele Gifte. Es hat eine allgemein 'normalisierende Wirkung' auf den gesamten Körper.« (I.I. Brekhman[39])

Die Chinesen sind 1958 bei einigen Tierversuchen zu der Annahme gekommen, daß Ginseng seine 'normalisierende' Wirkung speziell über die Hypophyse (Hirnanhangdrüse) erreicht. Dies nun ist ja die Drüse, die den Wärmehaushalt unseres Körpers reguliert und die während der Wechseljahre die Hitzewellen auslöst.
Sowjetische Versuche an Menschen haben ergeben, daß bei der Verabreichung von Ginseng sich sowohl die körperliche als auch die seelische Belastbarkeit und Leistungsfähigkeit erhöht, die Konzentrationsfähigkeit steigt, ohne irgendwelche Nebenwirkungen, wie sie die Amphetamine (Speed, Muntermacher) aufweisen. (Nun ja, auch hier wird wieder einmal Forschung unter dem Gesichtspunkt der besseren Verwertbarkeit menschlichen Materials betrieben.)
»'Brekhman ist erstklassig, ... aber es gibt da sprachliche Probleme mit ihm. Eine Menge Wissenschaftler in diesem Land (USA) können seine fundamentale Theorie nicht akzeptieren, nämlich daß Adaptogene (oder Tonics) wie Ginseng helfen können, eine Immunantwort ohne Antikörper aufzubauen. Ich glaube, was er (Brekhman) sagen will, ist nur, daß Adaptogene sowohl im Stoffwechsel und im Hormonhaushalt eine Veränderung hervorrufen. ... In den letzten Jahren haben die Japaner Untersuchungen über die Wirkung von Ginseng auf den Stoffwechsel veröffentlicht, an denen niemand rütteln kann. Es (Ginseng) verwandelt Cholesterin in der Leber in beachtlichem Maße.
... Die wichtigen Chemiker in diesem Lande (USA) sind nicht an der Sache interessiert. Sie sagen, wenn eine Sache für alles gut ist, ist es für gar nichts gut. (Gar nichts heißt in diesem Falle wohl Gewinne der Pharmaindustrie. Anm. d. V.) *Der Grund, daß Ginseng für so viele Dinge gut ist, ist der, daß es in den Stoffwechsel eingreift, die DNA und RNS-Synthese erhöht, die Eiweißsynthese, und zwar über einen längeren Zeitraum. Diese Tatsache kann nicht abgewertet werden. Dennoch wollen wir die teure Forschung nicht riskieren.' (Norman Farnsworth, Leiter der Abt. für Pharmacognosy Pharmakologie der Univ. von Illinois)«*[40]

Es wird noch einige Jahre dauern, bis man auch bei uns von den Wundern, die in der Erde wachsen, Kenntnis nimmt. Aber ich werde nicht warten. Meine Wechseljahre sind jetzt, und die Hitzewellen können jeden Tag kommen. Und ich will vorbereitet sein. Nach allem, was ich nun über künstliche Geschlechtshormone weiß, suche ich nach einer Alternative dazu. Und ich meine, Frauen, die bereits durch die Östrogen-Diskussion verunsichert sind, oder nachdem sie dieses Buch gelesen habe keine Östrogene mehr nehmen wollen, haben nun wenigstens die Möglichkeit *zu einem Versuch ohne das Risiko schädlicher Nebenwirkungen*! So wie jede Frau anders auf die Antibabypille reagiert, wird sicher auch jede anders auf Ginseng reagieren. Ich bin sicher, vielen wird es helfen, manchen wenig, manchen gar nicht.
Aber es ist sicher nicht nur die positive oder negative Einstellung zum Neuen, zum Anderen, die hier ausschlaggebend ist. Es ist vielmehr auch eine Frage der Dosierung und der Qualität des Ginseng. Die Rangfolge der Qualität ist folgende:

1. Mandschurisches Ginseng
2. Chinesisches Ginseng
3. Koreanisches Ginseng (bei uns handelsüblich)
4. Kanadisches Ginseng
5. Amerikanisches Ginseng
6. Japanisches Ginseng.

Und Ginseng ist sehr teuer. Wer allerdings in der Großstadt wohnt, muß nicht unbedingt die Apothekenpreise bezahlen. In den meisten Großstädten gibt es bereits die Peace Food - Läden. Dort kosten 50 g Ginsengpulver, gemischt aus den Wurzeln dreier verschiedener Altersstufen 16,30 DM (Februar 1981).
Manche Frauen werden eine solche Summe nicht aufbringen können, andere werden sich scheuen, für einen Versuch so viel Geld zu investieren. Ich meine aber, daß man dem eigenen Wohlbefinden, auch wenn es sich um einen Versuch handelt, den wichtigsten Platz einräumen sollte.

Je stärker man selbst ist, je wohler man sich fühlt, um so mehr kann man auch für andere leisten - wenn es denn immer noch so sein muß im Frauenleben, und wenn man nicht wagt, etwas nur für sich selbst zu tun.

Nachdem die Russen ihren Raumpiloten Ginseng als Anpassungsunterstützung gegen die Schwerelosigkeit gegeben hatten, verordnete auch der leitende Mediziner einer amerikanischen Fluggesellschaft

dies mit gutem Erfolg dem Flugpersonal für Langstreckenflüge gegen den Streß der Zeitverschiebung.
Und wie die Chinesen seit tausenden von Jahren verordnen manche amerikanischen Ärzte bereits Ginseng zur schnelleren Genesung nach schweren Krankheiten. Barbara und Gideon Seaman berichten von anderen Ärzten, die Ginseng zur Kreislaufunterstützung verabreichen - ebenfalls mit gutem Erfolg. Ja, die Anzahl amerikanischer Ärzte wächst, die Ginseng gegen Hitzewellen in den Wechseljahren verordnen, und zwar in Verbindung mit Vitamin E (siehe folgendes Kapitel).
Nach B. und G. Seaman hat ein Teil der so behandelten Frauen überhaupt nicht reagiert, die meisten aber sagten aus, daß entweder die Hitzewellen ganz ausblieben oder sich stark verringert hatten, oder daß sie sich widerstandsfähiger fühlten und besser damit fertig wurden, daß sie zwar noch Hitzewellen hatten, aber hinterher nicht mehr so erschöpft waren.

Soweit ich informiert bin, wird Ginseng in der Bundesrepublik in Form von Kapseln, Tees und in flüssiger Form verkauft. Von der flüssigen Form mit Zusätzen von Vitaminen und Kräutern ist eher abzuraten, weil die darin enthaltene Ginsengmenge und somit auch die jeweilige Menge der Einnahme nicht genau kontrolliert werden kann. Ginsengprodukte, die als Aphrodisiakum (das ist, grob gesagt, ein Mittel, das angeblich die Liebesfähigkeit erhöhen soll) angepriesen werden, nimmt man besser nicht. Es könnte sein, daß darin kaum Ginseng enthalten ist, dafür aber eine Menge Pfeffer und andere scharfe Gewürze, die weiter nichts bewirken, als möglicherweise eine Blasenreizung oder schlummernde Hämorrhoiden zum Leben zu erwecken. Auch Instant-Tees sind nicht zu empfehlen, weil die in ihnen enthaltene Ginsengmenge entweder zu gering oder nicht kontrollierbar sein könnte.

Wechseljahre und Ginseng

Die Dosierung richtet sich nach dem Körpergewicht, wie bei vielen anderen Medikamenten auch. Eine schlanke Frau um etwa 50 bis 60 kg sollte täglich etwa ein Gramm Ginseng zu sich nehmen (1000 mg); 500 mg vor dem Frühstück und 500 mg vor dem Mittagessen. Frauen, die mehr wiegen, sollten zwischen 1250 mg bis 2000 mg, also zweimal täglich 625 mg bis 1000 mg nehmen.[41] Außer Vitamin E gelten Alkohol und Honig als Wirkungsverstärker von Ginseng. Allgemein aber ist Ginseng kein Mittel gegen Schlaflosigkeit. Vielmehr wirkt es 20 Minuten bis eine Stunde nach der Einnahme ausgesprochen wachmachend und leistungssteigernd. Im Peace Food - Shop meines Stadtteils kann ich Ginsengwurzeln kaufen. Sie kosten je nach Alter à zehn Gramm 7,- bis 16,- DM. Diese Wurzeln kann man selbst präparieren: in Alkohol einlegen, Wodka, Branntwein oder Gin. Zwei bis vier Wochen müssen die Wurzeln weichen. Dann kann man von der ziemlich übel schmeckenden Flüssigkeit in kleinen Dosen trinken, um auch eine einschläfernde Wirkung zu erzielen.

B. und G. Seaman berichten, daß Ginseng nicht mit Metall in Berührung kommen sollte, weil dies die Wirkung der Wurzel einschränken soll. Wer sich danach richten will, sollte die nach der Präparierung immer noch recht zähe Wurzel entweder mit einem Plastik- oder einem Holzmesser in dünne Scheiben schneiden und dann kauen.

Es bleibt noch zu erwähnen, daß manche Menschen auf Ginseng wie auf ein Aufputschmittel reagieren. Unter zehn Personen, die es probieren, etwa einer. Dies sind besonders aktive Menschen. Für sie empfiehlt sich das 'Sibirische Ginseng' (Eleutherococcus), das bei uns unter dem Namen Eleutherokokk im Handel ist, und zwar in flüssiger Form. 250 ml kosten knapp 30,- DM. Möglicherweise wirkt es in Verbindung mit Vitamin E genauso wie echtes Ginseng gegen Wechseljahrsbeschwerden.

Alle Ginsengformen werden auf leeren Magen genommen oder während der Mahlzeit, nicht aber danach. Außerdem sollte mindestens danach vier Stunden lang auf alle Vitamin-C-haltigen Nahrungsmittel verzichtet werden, weil Vitamin C die Wirkung abschwächt. Also sollte man Tomaten, Citrusfrüchte, Karotten, Ananas, Kiwis u. dergl. in dieser Zeit vermeiden.

Eine andere Eigenschaft ist ebenfalls noch zu beachten: Ginseng kann sowohl zur Gewichtsabnahme als auch -zunahme beitragen. Wenn man also mit Ginseng beginnt, soll man sein Gewicht kontrollieren. Zeigt sich eine Zunahme, so ist die Dosis zu erhöhen. Der Stoffwechsel wird dadurch beschleunigt, was wieder eine Gewichtsabnahme bedeutet. Tritt unerwünschter Gewichtsverlust ein, ist die Dosis zu verringern. (ACHTUNG: Wichtiger Hinweis auf S. 216)

Vitamin E

Vitamin E ist ein offenbar völlig in Vergessenheit geratenes Heilmittel gegen die Beschwerden der Wechseljahre. Ähnlich wie Ginseng wirkt es vielen Krankheiten entgegen und unterstützt die Wiedergenesung. Offenbar hat man im Rausch des Östrogenbooms vergessen, seine Wirksamkeit weiter zu erforschen.
Der älteste Bericht über die Anwendung von Vitamin E gegen klimakterische Beschwerden, stammt aus dem Jahre 1937(!) aus dem JOURNAL OF THE CANADIAN MEDICAL ASSOCIATION von Dr. Evan Shute, der später auch in anderen renommierten medizinischen Zeitschriften über weitere Forschungen in dieser Richtung schrieb.
1949 veröffentlichte das AMERICAN JOURNAL OF OBSTETRICS AND GYNECOLOGY einen Versuch, in dem 25 Frauen mit schweren Symptomen des Klimakteriums mit Vitamin E behandelt wurden. Ihre Raktion darauf war entweder das vollständige Verschwinden der Beschwerden oder eine bemerkenswerte Erleichterung - ohne jede Nebenwirkung.
Ebenfalls 1949 beschrieb die Ärztin Rita Finkler im JOURNAL OF CLINICAL ENDOCRINOLOGY die Behandlung von 66 Frauen in den Wechseljahren mit Vitamin E. Bei 31 Frauen wurde ein guter bis ausgezeichneter Erfolg erzielt, ein mittlerer bei 16, und bei 19 Frauen wirkte das Vitamin nicht. Die von Dr. Finkler verabreichte Dosis war verhältnismäßig niedrig, 20 bis 100 mg täglich. In 17 Fällen wurden zwischendurch Placebos verabreicht statt des Vitamin E. Die Symptome kehrten sofort zurück.
Auch andere Ärzte berichteten im gleichen Jahr über erstaunliche Erfolge durch die Behandlung mit Vitamin E. Bei 500 mg täglich, über 37 Tage verabreicht, verschwanden vielfach nicht nur die Hitzewellen, sondern bei 50 % der behandelten Frauen heilte auch die Atrophie der Vaginal- und Vulvaschleimhaut! Die Behandlung soll nicht unterbrochen werden, denn der Erfolg tritt nicht vor zwei Wochen

ein. Warum geriet ein so ausgezeichnetes Mittel in Vergessenheit? Manche jungen Ärzte haben sicher noch gar nichts davon gehört.

Der Alterungsprozeß des menschlichen Körpers ruft einen erhöhten Bedarf an Vitamin E hervor, aber auch unsere allzu verfeinerten Nahrungsmittel, die sehr viel ihrer ursprünglichen Nährwerte verloren haben: Brot, gebleichtes Mehl, gebleichter Zucker. Ebenfalls benötigen starke Raucher mehr Vitamin E; aber auch Frauen, die mit der Östrogentherapie aufhören, brauchen mehr davon; ebenso Menschen, die in verschmutzter Luft leben und Auto- und Industrieabgase einatmen müssen. Vitamin E wird auch zur Unterstützung der Medikation Herzkranker gegeben und bei Schlaflosigkeit durch Hitzewellen.

Dosierung

Der Bedarf ist unterschiedlich. Zur Behandlung klimakterischer Beschwerden gilt also eine so weit gefaßte Skala wie 30 bis 120 mg pro Tag. Hier gilt es auszuprobieren. Allerdings sollte die Grenze von 60 mg nicht ohne ärztliche Kontrolle überschritten werden!
In folgenden Nahrungsmitteln ist Vitamin E enthalten:
Sehr viel in: Baumwollsamenöl, Sojabohnenöl, Weizenkeimöl. Diese Öle vertragen keine hohen Temperaturen und sollten im Kühlschrank verwahrt werden. Auch beim Erhitzen in der Pfanne verlieren sie schnell das Vitamin.
Etwas weniger in: Kokosöl, Erdnußöl, Olivenöl, in Weizenschrot, Gerste, Kohl, Spinat und Spargel.
Wenig: in Karotten, Mostrich, braunem Zucker, Blumenkohl, Erbsen, Kohlrabi, grünem Pfeffer, Schinken, Eiern, Butter, Käse, Lammfleisch, Blaubeeren, Äpfeln und Oliven.

Gegenanzeige und Nebenwirkungen

Es gibt einige Voraussetzungen für die Unverträglichkeit hoher Dosen von Vitamin E:
Zuckerkrankheit, rheumatische Herzerkrankungen, erhöhter Blutdruck (der im Klimakterium häufig auftritt). Wer also seine Blutdruckwerte nicht kennt, sollte nicht ohne weiteres zu Vitamin E greifen.

Manche Menschen reagieren auf die Einnahme mit Magenverstimmung oder Übelkeit oder Ekelgefühlen, auch dann, wenn weder Zuckerkrankheit oder rheumatische Herzleiden noch erhöhter Blutdruck vorliegen. Im Klimakterium kann sogar die Periode wiederkehren. (Wahrscheinlich muß man sich dann zwischen Hitzewellen und Periode entscheiden.) Bei Empfindlichkeit des Magens kann das Spurenelement Selen eine Erleichterung bewirken. Eine Kombination von 200 I.E. = 20 mg und 25 Microgramm Selen läßt die Nebenwirkungen verschwinden.

Im Gegensatz zu Ginseng wird Vitamin E nach den Mahlzeiten eingenommen.
»So wie Ginseng allein, ist auch Vit. E allein einen Versuch wert gegen die Hitzewellen; beide zusammen sind jeder Hormonbehandlung ebenbürtig, entsprechend unseren eigenen Interviews und den Ansichten verschiedener Kliniker, die sie kombiniert verschreiben. Vitamin E oder Ginseng oder beide zusammen brauchen eine längere Zeit als Östrogene, bis ihre Wirkung eintritt. Erleichterung von den Hitzewellen tritt erst nach 2 bis 6 Wochen ein, während die vaginale Schleimhautreizung und -entzündung noch länger braucht, bis sie abklingt.« (B. u. G. Seaman[42])

Alle in diesem Buch beschriebenen alternativen Möglichkeiten zur Hormonbehandlung erheben weder den Anspruch auf Vollständigkeit noch den der absoluten Abhilfe. So wie nahezu alle Menschen verschieden auf ein und dasselbe pharmazeutische Medikament reagieren, werden auch alle Frauen auf die vorgeschlagenen Alternativen unterschiedlich reagieren.

Osteoporose und Calcium

Es gibt bisher nur wenige wissenschaftliche Nachweise dafür, daß Östrogene die Knochenentkalkung verhindern oder aufhalten.[43] Viele Beobachtungen sprechen zwar dafür, aber wenn sich auch der Nutzen der Östrogeneinnahme für die Stabilerhaltung der Knochen erweisen sollte, so halte ich es dennoch für unverantwortlich, eine so risikoreiche Droge gegen eine Zivilisationskrankheit zu verordnen. Es gibt genügend andere, ungefährlichere Möglichkeiten, das Poröswerden der Knochen zu verhindern, obgleich sie unvergleichlich mühsamer sind, als Östrogenpillen zu schlucken.

Der Ärger mit dem Kalk in unserem Stoffwechsel ist, daß man zwar jede Menge in jeder möglichen Form von Kalk zu sich nehmen kann, daß dies aber alles nichts nützt, wenn nicht die entscheidenden Spurenelemente und Vitamine zu seiner Aufnahme im Körper mitwirken, damit er an die richtige Stelle gelangt. Ist dies nicht der Fall, so wird er vom Körper wieder ausgeschieden oder an der falschen Stelle abgelagert (Aderwände und möglicherweise in Form anderer Kristalle in den Gelenken).

Mit den Wechseljahren setzt der allgemeine Alterungsprozeß bei Frauen ein. Ein für die Osteoporose vielleicht bedeutendes Merkmal ist, daß die Nieren zu diesem Zeitpunkt nicht mehr die Kraft haben, die gleiche Menge überschüssiges Phosphor aus dem Körper auszusondern wie zuvor. Dies ist wahrscheinlich ein Mosaiksteinchen im veränderten Stoffwechselbild des alternden Menschen allgemein.

Das Krankheitsbild der Osteoporose ist für den Laien nicht von denen der Arthrose und Arthritis zu unterscheiden. Die Folgen der Entkalkung sind in höherem Alter dann die Neigung, sich bei schon minimalen Anlässen die Knochen zu brechen. Typisch sind die häufigen Oberschenkelhalsbrüche bei alten Frauen. Bei fortgeschrittener Osteoporose zeigt sich auf dem Röntgenbild eine auch für den Laien erkennbare Auflichtung der Knochenstruktur. Das Auftreten der

Osteoporose ist nicht nur auf den alten Menschen beschränkt. Bei extremer Mangelernährung und Bewegungsarmut kann sie sich bei allen Altersstufen einstellen.

Wie kommt es zu dieser Stoffwechselveränderung, daß der alternde Körper das Angebot an Calcium nicht mehr aufnehmen und verwerten kann? Die Kalkaufnahme unseres Körpers ist an ein sehr ausgewogenes Angebot, aber auch an die Eigenproduktion von Calcium, Phosphor, Magnesium und Vitamin D gebunden. Übersteigt die Phosphormenge die Calciummenge, so werden durch den überflüssigen Phosphor die Nebenschilddrüsen angeregt, ihre Hormone auszuschütten, die wiederum eine Kalkausschwemmung aus den Knochen bewirken.
Unsere Nahrungsmittel sind vielfach mit einem Zusatz von Phosphor konserviert. Außerdem sind wir in unseren Breitengraden große Fleischesser und haben vergleichsweise wenig Sonne. Im Fleisch sind große Mengen Phosphor enthalten, so daß wir täglich wahrscheinlich sehr viel mehr Phosphor zu uns nehmen als Calcium.

Barbara und Gideon Seaman berichten, daß die amerikanische orthopädische Forschung herausgefunden hat, daß Vegetarier und bestimmte Völkergruppen, die wenig Fleisch essen, ein sehr geringes Vorkommen an Osteoporose aufweisen.
Der Mangel an Vitamin D und das Vielzuviel an Phosphor in unserer Nahrung sind eine geradezu zwingende Voraussetzung für die Osteoporose. Wir müssen also, wollen wir ihr begegnen, selbst einen Ausgleich in unserem Kalkhaushalt schaffen.

»Um der Osteoporose vorzubeugen, muß die Menge, die man an Calcium zu sich nimmt, gegenüber den Mengen von Magnesium ... und von Phosphor sehr ausgewogen sein. Calcium sollte etwa das Doppelte von Magnesium sein, aber die gleiche Menge wie Phosphor. Wenn der Magnesiumspiegel zu niedrig liegt, kann im Körper ein Kalkdefizit entstehen, auch dann, wenn die tägliche Calciummenge der der Phosphormenge entspricht. Wenn der Phosphorspiegel zu hoch ist ..., so schwemmen die überstimulierten Nebenschilddrüsen Kalk aus den Knochen.« (B. u. G. Seaman[44])

In Mengen gesehen etwa so: Magnesium ½, Calcium 1, Phosphor 1. Wahrscheinlich nützt dies alles aber wenig, so lange nicht genügend Vitamin D im Körper vorhanden ist, ein weiteres Mosaiksteinchen in unserem Kalkhaushalt. Wohldosierte Sonnenbäder können hier viel

bewirken, weil Sonnenbestrahlung dieses Vitamin in unserem Körper entstehen läßt. Was aber machen wir im Winter? Schnell mal in die Karibik zu fliegen, wird den wenigsten von uns möglich sein. Und Bräunungsstudios erwecken nicht unbedingt mein Vertrauen. Die Diskussion über Hautkrebs ist noch im Gange. So bleibt nur, Vitamin D entweder in reiner Form oder in der Nahrung zu sich zu nehmen. Es ist vorhanden in Lebertran, Butter und Eigelb. Frauen in den Wechseljahren, die keine Sonne mögen oder vertragen und auch keine mit Vitamin D angereicherte Milch zu sich nehmen, sollten bis zu 800 Einheiten täglich einnehmen. Frauen in den Wechseljahren, die beides verfügbar haben: bis zu 400 Einheiten.
Folgende Nahrungsmittel enthalten sehr viel Phosphor: Putenfleisch, Schweinefleisch, Bratkartoffeln, Brot, verschiedene Käsesorten, Nüsse und alkoholfreie Getränke.
Wenig Phosphor und viel Calcium enthalten:
Sesam, Melasse und Algentabletten (Reformhaus und Peace Food).
Diese wie alle anderen Mengenangaben sind nicht vollständig. Es gibt aber genügend Bücher über Ernährung, in denen die entsprechenden Tabellen und Angaben enthalten sind. Wer wirklich an seiner Gesundheit interessiert ist, wird die relativ kleine Mühe im Verhältnis zu dem möglicherweise großen Gewinn nicht scheuen, für sich selbst Tabellen zu erarbeiten und sich die entsprechenden Mengen zu errechnen.

Es gibt für die Osteoporose noch andere Ursachen als unseren degenerierten Kalkhaushalt. Diese Problematik hatte ich bereits angeschnitten: daß verkümmert, was wir nicht gebrauchen.
Raumfahrtärzte, die Astronauten betreuten, fanden sehr schnell heraus, daß Schwerelosigkeit Osteoporose hervorrufen kann.

»Die Universität Hongkong führte eine Studie durch über den Zusammenhang zwischen körperlicher Aktivität und dem Vorkommen von Osteoporose, worin das Vorkommen von Hüftfrakturen bei schwedischen, englischen, Hong Kong und Singapur Chinesen und der südafrikanischen Bantu Bevölkerung verglichen wurde. Die schwedische und die englische Bevölkerung hatten die meisten Hüftfrakturen aufzuweisen. Bei beiden, Bantus und Chinesen, wird durch den Mangel an technischen Hilfsmitteln weit mehr körperliche Arbeit geleistet, und zwar von Frauen sehr viel mehr, als in anderen, technisch entwickelteren Gesellschaften. Diese Frauen, stellten die

Forscher fest, nehmen bis in ihr hohes Alter auf allen manuellen Arbeitsgebieten einen absolut gleichberechtigten Platz neben den Männern ein.« (B. u. G. Seaman[45])

Nun ja, das alles wissen wir irgendwo schon, daß wir mit unserem Körper schlampig umgehen. Wir stopfen ihn voller Gifte und gebrauchen ihn nicht. Und zu einem vernünftigen Sport sind wir meist zu faul und finden tausend Ausreden vor uns selbst mit dem Verweis auf die bereits vorhandenen Krankheiten. Es ist aber erwiesen, daß Osteoporose sich entweder weniger stark entwickelt oder nicht so verheerende Folgen hat, wenn die Bänder, die unser Knochengerüst stützen, besser entwickelt sind. Aber auch die anderen mitunter so sehr schmerzhaften Verschleißerscheinungen unseres Knochenapparates beruhen häufig auf der Schwäche bzw. der mangelhaften Entwicklung dieser Bänder.

»Die Vereinigten Staaten von Amerika haben auf einen Bevölkerungsanteil von 100000 etwa drei Hundertjährige. Die Georgische Sowjetrepublik hat etwa 39 Hundertjährige auf 100000 Personen; und im benachbarten Asserbaidjan gibt es 84 auf 100000. Die eindrucksvollste Statistik kommt aus Vilcacamba, einer kleinen Stadt in den Equadorianischen Anden, wo neun von den 919 Einwohnern über 100 Jahre alt sind. ... Was diese (letzteren drei, d. Verf.) *Bevölkerungsgruppen gemeinsam haben, ist die harte körperliche Arbeit, die sie ihr Leben lang verrichten, und daß sie nicht im Alter von 65 Jahren damit aufhören.«* (B. u. G. Seaman[46])

Schlaflosigkeit

Nach den Hitzewellen ist die Schlaflosigkeit sicher die am meisten an den Nerven zerrende Unannehmlichkeit der Wechseljahre. Hier wird von Ärzten gern Östrogen verschrieben, möglichst noch mit einem Beruhigungsmittel. Oder gar Schlaftabletten. Schlaftabletten haben meist die unangenehme Eigenschaft (ganz abgesehen von den Giften, die wir unserem Körper zumuten, und abgesehen davon, daß sich kaum ein Arzt dafür interessiert, wie hoch die Abbaufähigkeiten unseres Körpers sind!), daß sie nach einer Weile nicht mehr wirken, ja, daß bei manchen Patienten ein Umkehreffekt eintreten kann. Ich selbst habe es an einigen Medikamenten erfahren. Der Umkehreffekt wäre dann eine ausgesprochene Munterkeit nach der Schlaftablette. Abgesehen von den Wunderwirkungen, die Entspannungsübungen haben, wenn man sie erst einmal beherrscht, so sind in unseren täglichen Nahrungsmitteln auch einschläfernde Substanzen enthalten. Zum Beispiel in der Milch und im Fleisch. Beide enthalten eine Aminosäure, also einen Eiweißbaustein, der sehr beruhigend wirkt: Tryptophan. Viele Menschen wissen, daß sie nach fleischhaltigen Mahlzeiten müde werden. Statt einer Valium vor dem Schlafengehen, hüpft man besser noch einmal in die Küche und wärmt sich eine Tasse Milch. Ein Löffel Honig darin erhöht die Wirkung. Es ist immerhin die gleiche Wirkung, die eine Valium 5 hat. Ich nehme mir meine warme Milch immer mit ans Bett, trinke sie langsam und lese etwas sehr Anstrengendes und zutiefst Langweiliges. Spätestens nach der zweiten Seite schlafe ich dann ein.

Tryptophantabletten sind auch im Handel erhältlich. Außerdem wird dem Tryptophan auch eine antidepressive Wirkung zugeschrieben in Verbindung mit Vitamin C und B_6. Alle drei Stoffe greifen in den Gehirnstoffwechsel ein.
Für manche Menschen sind ein Glas Sherry oder Portwein genauso

wirksam wie eine Tablette, aber meist nur dann, wenn sie insgesamt einen geringen Alkoholkonsum haben.
Kamillentee (ich selbst bringe ihn nicht hinunter) und Baldriantee aus der Wurzel gelten ebenfalls als beruhigend. Es soll nicht unerwähnt bleiben, daß Baldrian eigentlich so wirkt, wie es von ihm gewünscht wird: Muntermachend und dennoch nervenberuhigend, wenn dies nötig ist; beruhigend, wenn man einschlafen möchte.
In unseren Reformhäusern gibt es mehrere Tees zur Beruhigung. Und sie schmecken nicht einmal schlecht. Die Seamans verweisen auf einen aus Westdeutschland eingeführten Tee mit dem Namen Nervenruh, der Kamille, Baldrian, Passionsblume, Gänsefingerkraut, Hopfen und Lecithin enthält. Wenn er seinen Weg nach Amerika gefunden hat, so ist er einen Versuch vielleicht wert.
Wer leicht unter Schlaflosigkeit oder Schlafstörungen leidet, tut gut daran, seinen Kaffee- oder Teekonsum drastisch zu senken. - Was für die notorischen Kaffeetrinker sicher nicht so einfach ist. Ich gehöre zu ihnen und weiß, wovon ich rede. Aber es ist einfach albern, abends um sechs noch zwei Tassen Kaffee zu trinken. Natürlich schläft man dann um 23 Uhr nicht mühelos ein. Wer es sich zeitlich und örtlich erlauben kann, der sollte stattdessen noch ein Stündchen radfahren oder einen ausgedehnten Spaziergang machen. Wer dazu keine Lust hat, und dies scheint mir das billigste und einfachste Schlafmittel, der sollte 10 oder 15 Minuten eine Gymnastik machen, die ihm seine anderen Gebrechen zwar erlauben, die ihn aber dennoch so anstrengt, daß er ordentlich außer Puste kommt. Weil ich ein fauler Mensch bin, muß ich dazu immer eine enorme Trägheitshürde nehmen. Ich schwitze und fluche, mein Herz klopft, aber hinterher fühle ich mich herrlich, locker, entspannt und überall warm durchblutet. Fünf Minuten so lautlos Seilhüpfen, daß die Nachbarn unter uns nichts hören. Das fetzt! Und nicht vergessen, das Fenster zu öffnen.

Körperliche Anstrengung für diejenigen, die ein gesundes Herz haben, und eine Tasse warme Milch mit Honig statt der Zigarette im Bett wirken sicher zuverlässiger als eine Schlaftablette, wenn wir weiter nichts als unsere gereizten Nerven zu beruhigen haben.
Wir haben in diesem Jahrhundert, wie es scheint, alle natürlichen Quellen vergessen, die uns zur Verfügung stehen. Wir sind so träge geworden, daß wir die geringsten körperlichen Anstrengungen scheuen. Und wir behandeln unseren Körper so schlecht, daß es verwunderlich ist, wie der das aushält und daß er nicht noch viel kränker ist.

Vitamine

von Peter Reeg

Als Vitamine werden organische Stoffe bezeichnet, die der Mensch nicht selbst erzeugen kann, auf deren Zufuhr er aber für Existenz, Wachstum und Fortpflanzung angewiesen ist.
Normalerweise erfolgt die Zufuhr dieser Stoffe mit der Nahrung. Ein Mangel verschiedener Vitamine kann zu schweren körperlichen und psychischen Schäden führen (so der Mangel an Vitamin A zu Nachtblindheit oder Vitamin D-Mangel zu den schweren Knochenschädigungen einer Rachitis).
Vitaminmangelzustände sind meist ernährungsbedingt oder die Folge von Krankheiten. Als Ursachen sind im einzelnen hauptsächlich zu nennen:

1. *Soziale Faktoren:* Derartige Bedingungen sind die schweren Hungerkatastrophen oder die Monokulturernährung (nur Mais oder Reis etc.) in den Ländern der dritten Welt, aber auch die schlechten Wohnverhältnisse bei uns spielen immer noch eine Rolle (Rachitis).
2. *Technologische Faktoren:* Diese umfassen u.a. die Lagerung, Konservierung, maschinelle Reinigung und Schönung (Verbesserung des Anblicks) der Nahrung, wodurch der Vitamingehalt gegenüber dem Naturzustand weitgehend verändert wird.
3. *Kantinen-Essen:* Unter den Bedingungen von Großküchen entstehen immer noch durch lange Hitzebehandlung, Lagerung, Lufteinflüsse und einseitige, billige Auswahl Möglichkeiten eines Vitaminmangels.
4. *Kulturelle Faktoren:* Koch- und Eßgewohnheiten spielen eine bedeutende Rolle. Überlange Kochzeiten, Abneigung gegen Gemüse, häufige Verwendung von Konserven, Kauf nach dem schönen Aussehen (z.B. die vitaminarmen Golden Delicious unter den Äpfeln) sind einige Ursachen dafür.

5. *Biologische Faktoren:* Im Säuglingsalter, während der Schwangerschaft und der Stillperiode, aber auch bei manchen Erkrankungen ist ein erhöhter Vitaminbedarf vorhanden.
6. *Erkrankungen:* Vor allem Erkrankungen des Magen-Darm-Traktes und der Leber sind hier zu nennen.
7. *Alkoholmißbrauch und Medikamente:* Alkohol kann Ursache von Vitaminmangelzuständen werden, aber auch einige Medikamente können als Nebenwirkung Vitaminmangelzustände hervorrufen (lange Antibiotika-Einnahme).

Trotz dieser sieben Ursachen-Gruppen für Vitaminmangelzustände ist es nur in einigen Fällen sinnvoll, neben einer *richtigen* Ernährung noch Vitamintabletten einzunehmen. Die Pharmaindustrie behauptet zwar, daß durch erhöhte Vitaminzufuhr auch eine bessere Gesundheit und ein Schutz vor Krankheit erreichbar sei. Es ist aber falsch zu erwarten, daß eine erhöhte Vitaminzufuhr über den normalen Bedarf hinaus auch eine Steigerung der Gesundheit oder Leistungsfähigkeit bringt. Die einzige Steigerung, die damit erreicht wird, ist die des Umsatzes der Pharmafirmen. Tatsächlich kann es durch eine überhöhte Vitaminzufuhr zu Vergiftungserscheinungen kommen. Statt für einen guten Umsatz der Industrie zu sorgen, sollten wir uns besser um eine ausgewogene und natürlichere Ernährung kümmern.

Im folgenden werden die einzelnen Vitamine besprochen, wobei wir zwei Gruppen unterscheiden:
1. die fettlöslichen Vitamine A, D, E, K
2. die wasserlöslichen Vitamine B_1, B_2 (Niacin), B_6, B_{12}, Vitamin C, K.

1. Vitamin A:
Das Vitamin A (Retinol) hat eine allgemeine Bedeutung für das Wachstum verschiedener Zellarten, insbesondere der Haut, und spielt außerdem eine wichtige Rolle beim Sehvorgang. Es kann lange Zeit in der Leber gespeichert werden, deshalb muß man nicht täglich das Vitamin zu sich nehmen.
Nahrungsmittel: Leber, Spinat, Rübenkraut, Rosenkohl, Karotten und neue Kartoffeln enthalten viel Vitamin A. Zu lange Kochzeit zerstört das Vitamin.
Mangelerscheinungen: Nachtblindheit, rauhe, trockene Haut und Juckreiz.
Wechselwirkung mit Hormonen und anderen Vitaminen: Zu viel Östrogene verhindern die normale Wirkungsweise des Vitamins im Körper. Vitamin E ist zusätzlich notwendig, um einen vorzeitigen Alterungsprozeß der Körperzellen zu verhindern.

Vitamin D:
Die Wirkung des Vitamins ist noch nicht voll aufgeklärt. Sicher ist, daß es die Calcium-Aufnahme aus dem Darm verbessert und direkt in die Knochenbildung eingreift. Das Vitamin wird aus der Vorstufe eines chemischen Prozesses und durch Sonnenbestrahlung in der Haut gebildet. Ein Vitaminmangel wird vor allem durch das Fehlen des ultravioletten Lichtes bedingt und weniger durch eine unzureichende Zufuhr des Vitamins mit der Nahrung.
Nahrungsmittel: Milch, Hering, Eigelb, Margarine und verschiedene Milchprodukte.
Mangelerscheinungen: Die Knochen werden abnorm biegsam und weich. Diese Weichheit verursacht Verbiegungen der mechanisch belasteten Knochen (z.B. O-Beine, Trichterbrust).
Bei übermäßiger Zufuhr kann es zu Übelkeit und Brechreiz, Appetitlosigkeit, Kopfschmerzen, Reizbarkeit, Depressionen und Verkalkungen der Gefäße und der Nieren etc. kommen.
Wechselwirkungen mit anderen Vitaminen und Hormonen: Ein Vitamin-D-Mangel bewirkt eine Überaktivierung der Nebenschilddrüse, was zu einer Knochenentkalkung (Osteoporose), einer mürrischen Reizbarkeit oder zu Nierensteinen führen kann.

Vitamin E (Tokopherole)
Beim Vitamin E handelt es sich um verschiedene, jedoch chemisch eng verwandte Substanzen. Sie kommen vor allem im Öl von Weizen-, Gersten- und Roggenkeimen, von Sojabohnen und Mais vor. Die Funktionen des Vitamins sind noch nicht geklärt, man vermutet nach Tierversuchen eine Wirkung des Vitamins auf rote Blutkörperchen, Muskulatur, auf den Zyklus der Frau, die Spermienbildung des Mannes und die Fettspeicherung des Körpers. Das Vitamin wird in den Muskeln, im Fettgewebe und in der Leber gespeichert.
Mangelerscheinungen: Zerstörung der roten Blutkörperchen, Muskelernährungsstörungen, Störungen im Zyklus wie z.B. Ausbleiben der Menstruation etc. Außerdem wurde bereits erwähnt, daß Vitamin E das Vitamin A und andere Vitamine schützt. Ein Schutz der Haut vor umweltschädigenden Giften wird ebenfalls vermutet.
Vitamin-E-Mangel bewirkt eine erhöhte Produktion der gonadotropen Hormone. Möglicherweise liegt hier die Ursache für die positive Wirkung des Vitamin E bei Hitzewallungen.
Zeichen für eine übermäßige Zufuhr des Vitamin E können eine überhöhte Fettspeicherung, erhöhter Blutdruck, Ausschläge der Haut und allgemeine Ermüdungserscheinungen sein.

Vitamin K
Normalerweise wird der Bedarf durch die Tätigkeit der Darmbakterien gedeckt. Wer gesund ist, braucht sich um das Vitamin K keine Gedanken zu

machen. Einen Mangelzustand muß man höchstens befürchten bei schweren Leberschädigungen und langwierigen Magen-Darm-Erkrankungen oder schweren Galleabflußstörungen. Es kommt dann zu einer Störung der natürlichen Blutgerinnung mit Verblutungsgefahren bei Verletzungen.

2. Vitamin B_1

Das Vitamin ist besonders hitzeempfindlich und wird nicht lange im Körper gespeichert. Es ist wichtig für die normale Funktion der Muskulatur und wirkt auch im Nervensystem.
Nahrungsmittel: Es ist weit verbreitet in pflanzlichen Organismen. Eine wichtige Quelle ist das Brot. Zu den vitaminreichsten Stoffen gehört die Hefe.
Mangelerscheinungen: Es kommt zu schweren Muskelschwächen und zu Schädigungen des Nervensystems (Mißempfindungen, Krämpfe etc.)
Wechselwirkung mit Hormonen und Vitaminen: Es beeinflußt die Schilddrüsenfunktion und die Insulinproduktion der Bauchspeicheldrüse. Es bestehen Wechselwirkungen mit fast allen Vitaminen der Vitamin-B-Gruppe. Übermäßiger Alkoholkonsum führt zu einem erhöhten Vitaminbedarf, es kann daher leicht zu Mangelerscheinungen kommen.

Vitamin B_2 (Riboflavin)

Vitamin B_2 wird für den Eiweißstoffwechsel benötigt, ebenso für das Nervensystem, die Haut und für die Widerstandskraft des Körpers. Es wirkt auch in übermäßiger Zufuhr nicht giftig.
Nahrungsmittel: Besonders reich sind Milch und Käse, Hefe, Eier und Hülsenfrüchte, aber auch Fleisch und Innereien.
Mangelerscheinungen: Haut und Nerven sind besonders betroffen. Entzündungen der Mundschleimhaut, allgemeine Hautentzündungen und Krampfneigung können vorkommen.
Erhöhter Bedarf besteht bei Einnahme von Östrogenen während der Schwangerschaft und beim Stillen und bei Streß.
Wechselwirkungen: Sie bestehen zu allen Vitaminen der B-Gruppe und dem Vitamin A. Es trägt zur normalen Ausschüttung vieler Hormone wie den Östrogenen, dem Wachstumshormon, dem Schilddrüsenhormon und dem Insulin der Bauchspeicheldrüse bei. Es kann bei Hitzewallungen während der Menopause zum allgemeinen Wohlbefinden beitragen, wie alle anderen B-Vitamine.

Niacin (Nicotinsäure, Nicotinsäureamid)

Auch das Niacin wird überwiegend für die Haut und das Nervensystem benötigt.
Nahrungsmittel: In Leber, Niere, Fleisch, Fisch und Weizenvollmehl ist viel enthalten. Leider ist der Verzehr von tierischen Innereien heute durch Umweltvergiftung und Medikamentenmißbrauch in der Tierzucht nicht mehr

zu empfehlen, da sehr viele Schadstoffe und Gifte damit aufgenommen werden.
Der Bedarf ist wieder während der Schwangerschaft und der Stillzeit erhöht.
Mangelerscheinungen: Es kommt zu Verdickungen und Pigmentierung (Ablagerung von Körperfarbstoff) in der Haut und zu Entzündungen des Nervensystems. Sie treten überwiegend bei einseitiger Ernährung mit Mais auf, was in einigen Entwicklungsländern noch der Fall ist (Pellagra).
Wechselwirkungen: Es ist am Aufbau und der Verteilung vieler Hormone beteiligt wie Östrogen, Progesteron, Kortison, Insulin etc. Es wirkt eng mit den anderen Vitaminen der B-Gruppe zusammen.

Vitamin B_6 (Pyridoxin)
Das Vitamin wird für den Eiweißstoffwechsel benötigt, hat Einfluß auf das emotionale Gleichgewicht, auf Energie, Haut und Widerstandskraft des Menschen.
Nahrungsmittel: Die reichsten Quellen sind Weizenkeime, Hefe und Leber. Erhöhter Bedarf besteht bei der Schwangerschaft und Stillzeit und allgemeiner körperlicher Beanspruchung.
Mangelerscheinungen: Es kommen Entzündungen der Haut, Krämpfe, extreme Nervosität und Nervenentzündungen vor, Übelkeit und Kopfschmerzen.
Wechselwirkungen: Die Wirkung des Vitamins wird durch die Einnahme von Östrogenpräparaten beeinträchtigt, die Gründe sind noch unklar. Es wirkt eng mit den anderen B-Vitaminen zusammen. B_6 sollte nicht zusätzlich eingenommen werden von Patienten, die mit L-Dopa bei der Parkinsonschen Krankheit behandelt werden.

Vitamin B_{12} (Cobalamine)
Das Vitamin spielt eine wichtige Rolle bei der Blutbildung und im Nervensystem. Es kann nur vom menschlichen Körper in ausreichender Menge aus dem Darm aufgenommen werden, wenn im Magen eine Substanz gebildet wird, die die Aufnahme des Vitamins erst ermöglicht. Diese im Magen gebildete Substanz wird als 'innerer Faktor' bezeichnet, der bei schweren Magen-Darm-Störungen fehlen kann. Dann kommt es zu einer Mangelerscheinung.
Nahrungsmittel: Hier sind die besten Quellen Leber, Milch und Eier, aber auch Soja-Bohnen. Es kann beim Kochen zerstört werden. Schwangerschaft, Stillzeit, Darmerkrankungen und Alkoholmißbrauch erfordern eine erhöhte Zufuhr.
Mangelerscheinungen: Hochgradige Blutarmut (perniciöse Anämie) mit Blässe der Haut und Atemnot bei Belastung, allgemeine Schwäche und Störungen des Nervensystems.
Wechselwirkungen: Es wirkt zusammen mit den Vitaminen A, E, B_1, B_2, B_6 und Folsäure. Durch zu viel Vitamin B_{12} kann es zu einer erhöhten Ausschüttung des Nebenschilddrüsenhormons kommen und in der Folge zu Osteoporose.

Folsäure
Die Folsäure ist zusammen mit dem Vitamin B_{12} wichtig für die Blutbildung.
Nahrungsmittel: Gute Quellen sind Leber, Spinat, Weizen, Hefe, Käse und Milch. Beim langen Kochen und bei langer Lagerung der Lebensmittel wird die Folsäure zerstört.
Mangelerscheinungen: Blutarmut mit Hautblässe, Atemnot, und Müdigkeit. Während der Schwangerschaft kann es zu Blutungen, Fehl- und Frühgeburten kommen! Ein Mangel kann auch bei langer antibiotischer Behandlung, schweren Darmstörungen und Lebererkrankungen auftreten.
Wechselwirkungen: Enges Zusammenwirken mit Vitamin B_{12}. Es fördert die Wirkungsweise der Östrogene. Daraus ergibt sich ein wichtiger Hinweis, daß bei östrogenbedingtem Unterleibskrebs keine Folsäure zusätzlich eingenommen werden sollte, da das Krebswachstum gefördert werden könnte.

Vitamin C (Ascorbinsäure)
Das Vitamin C ist wichtig für eine normale Funktion und Aufbau des Bindegewebes.
Nahrungsmittel: Die Hauptquellen findet man in der pflanzlichen Nahrung wie Obst und Gemüse. Zitrusfrüchte und Paprika, aber auch verschiedene Beeren sind besonders reich an Vitamin C. Ein erhöhter Bedarf besteht bei Infektionskrankheiten, Schwangerschaft, Streß, aber auch bei Allergien. Beim Kochen kann es leicht zerstört werden.
Mangelerscheinungen: Erhöhte Neigung zu blauen Flecken, Zahnfleischbluten, gestörte Wundheilung, allgemeine Schwäche, rauhe Haut etc. Skorbut ist eine schwere Vitamin-C-Mangelerkrankung, die früher sehr häufig bei Seeleuten auftrat, da keine frische Kost zur Verfügung stand.
Wechselwirkungen: Es wirkt mit den Vitaminen A und E zusammen und fördert die Wirkungsweise von B_{12}, Folsäure und B_6. Es wird für die normale Funktionsweise der Drüsenhormone gebraucht.

Am Ende dieses dritten Buchteils stellt sich mir die Frage, wie ist der Mensch beschaffen und wie lebt er? Wie ist die Frau beschaffen und wie lebt sie?

Ganz gewiß lebt der Mensch in den Industriestaaten nicht mehr so, wie es seiner Beschaffenheit entspricht. Im II. Teil dieses Buches, »Entfremdung von uns selbst« habe ich versucht, die Verstümmelung unserer Psyche darzustellen. Eine ähnliche Verstümmelung erfahren unsere Körper in unserer Zivilisation. Wir gebrauchen nicht mehr, was uns gehört. Unsere Zähne verfaulen durch falsche Nahrung, unsere Muskeln verkümmern, weil wir sie nicht mehr gebrauchen, unser Skelett zeigt frühe Verschleißerscheinungen, weil unsere Bewegungen einseitig sind. Vieles aus dem Katalog der Zivilisationskrankheiten kennen wir alle, so daß hier nicht näher darauf eingegangen werden muß. Frauenmuskeln sind allgemein schlecht entwickelt, aber sie müßten es nicht sein. (Kleine Mädchen haben nicht auf Bäume zu klettern. Und wo schließlich sollten sie auch in den Städten?)

Es ist also notwendig, nicht nur unser Bewußtsein, sondern auch unsere Lebensgewohnheiten schon frühzeitig zu verändern, um den Schäden der Zivilisation vorzubeugen. Ich lasse mich zu der Behauptung hinreißen, daß eine gesunde fünfzigjährige Frau, die während des Klimakteriums den gleichen Sport weiterbetreibt, den sie ihr Leben lang betrieben hat, weniger unter den 'Symptomen' der Wechseljahre leidet als manche andere Frau. Ein Körper, der in allen seinen Funktionen gefordert wird, stellt sicher auch stärkere und gleichmäßigere Anforderungen an seine Drüsen als ein Körper, der zum Beispiel zu einer dauerhaften Schreibtischexistenz verdammt ist. Es ist doch denkbar, daß der komplizierteste Regelkreis unseres Stoffwechsels genau so wie unsere Muskeln besser funktioniert, wenn er stark beansprucht wird. Wenn wir Depressionen haben, verändert sich die Zusammensetzung unseres Blutbildes nachweisbar: Der

Blutzuckerspiegel sinkt. Gibt es nicht zu denken, daß man manchen Depressionen erwiesenermaßen durch Sport zuleibe rücken kann? Wenn ich mich im Winter depressiv fühlte und es dennoch schaffte, zum Eislaufen zu gehen, ging es mit hinterher sehr viel besser.
Ich empfinde den Mangel an lustvoller Bewegung in unserem Alltagstrott immer mehr. Das bißchen Radfahren oder Spazierengehen oder in viereckigen Schwimmbecken einzutunken ist eigentlich nicht das, was ich mir wünsche. Ich würde noch genau so gerne tanzen wie früher. Manche von uns können noch Rock'n Roll. Aber wann hätten wir dazu Gelegenheit? Und das Bild von einer Großmutter in der Disco - sofern sie nur die Lautstärke verträgt - fehlt in unserer Gesellschaft. Hätten wir die Möglichkeit gehabt, unser Leben lang so viel zu tanzen, wie wir in der Zeit zwischen 15 und dem ersten Kind getanzt haben, so manche Gebrechen wären uns sicherlich erspart geblieben.
Im Laufe der von uns angestrebten Veränderungen muß aber auch die Selbstverantwortung für unseren Körper und unsere Psyche als solche begriffen werden. Wir müssen lernen, uns Zugang zu unseren Gefühlen zu verschaffen, sie zu akzeptieren, wie negativ sie uns zunächst auch scheinen mögen und wie verrückt. Nur so werden wir lernen, unsere Körper zu mögen, vielleicht sogar zu lieben, auch im Alter. Würden wir jetzt schon unseren Körper mögen und ihm vertrauen, so müßten wir sicher nicht so oft zur Tablette greifen, sondern diesem Körper auch seine kleineren Schmerzen zugestehen, durch die er uns ja etwas über sich mitteilt. Seine Sprache zu verstehen, kann die Aufhebung der Trennung von Körper und Psyche bedeuten, ist ein Schritt vorwärts zu jener Einheit, die der Mensch einst gewesen sein muß.
Natürlich kann ein veränderter Umgang mit unserem Körper allein nicht unsere gesamte Lage verändern. Dazu gehört viel mehr. Unsere individuelle Veränderung muß mit dem Kampf um die Veränderung unserer Lebensbedingungen Hand in Hand gehen.

IV Das revolutionäre Potential

Zusammenfassung, Gedanken und Aspekte

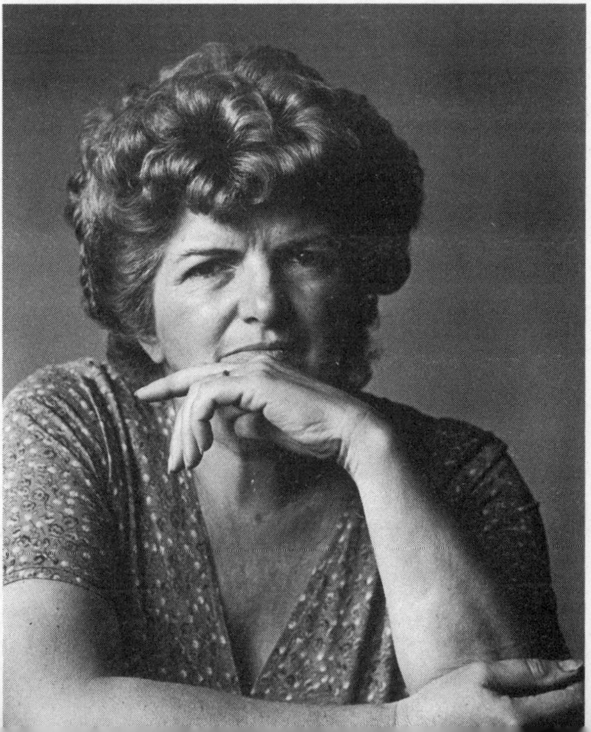

Der letzte Wille ist der, wahrhaft gegenwärtig zu sein. So daß der gelebte Augenblick uns und wir ihm gehören und 'verweile doch' zu ihm gesagt werden könnte. Der Mensch will endlich als er selber in das Jetzt und Hier, will ohne Aufschub und Ferne in sein volles Leben.

Ernst Bloch

Irgendwann so gegen Ende dreißig oder Anfang vierzig beginnt fast jede Frau zu ahnen, was mit den Wechseljahren auf sie zukommt. Sie sieht die Beispiele in ihrer Umgebung, kann die Lächerlichmachung der Matrone (im Fremdwörterbuch: würdige, ältere Frau) in der Literatur, im Film und anderen Medien beobachten. Aus ihrer Sicht stellt sich der Zustand der alternden Frau als bedauernswert dar, sofern sie erkennt, daß Alter an sich eine Lebensphase ist, die jeder durchschreiten muß, wenn er nicht vorher stirbt. Aber im allgemeinen sieht die jüngere Frau keine Alternative zu jener Situation, die ihr die meisten alternden Frauen vorleben. Die jüngere Frau muß sich logischerweise sagen, daß dieser Zustand sie demnächst auch erwartet. Was bleibt ihr, als diese Erkenntnis einfach zu verdrängen? Und so sind Generationen und Generationen von Frauen kampflos in diesen mystifizierten Zustand gestolpert, in dem sie unsichtbar werden.
Das Festhalten an der Mystifikation der Wechseljahre aber ist eines unter vielen Mitteln, den Status quo männlicher Vorherrschaft in dieser Gesellschaft zu festigen oder zu erhalten.

In der Frauenbewegung ist seit der Jahrhundertwende vieles geschehen. Ausgeklammert von allem Erreichten blieb aber bisher die Veränderung des Frauenlebens nach den Wechseljahren. Noch immer sind die meisten Frauen darauf angewiesen, sich an einen Arzt zu wenden, wenn sie spüren, daß sich in ihrem Körper, in ihrer ganzen Existenz eine Wandlung vollzieht. Ob sie wollen oder nicht, sie müssen dem Arzt vertrauen, da sie selbst über sich nichts wissen. So wird eine Entwicklung im Leben der Frau, die sich möglicherweise schon seit mehreren Jahrhunderttausenden vollzieht, als Krankheit einge-

stuft. Und die Tendenz ist noch immer: vertraue Deinem Arzt. Er ist Dein bester Freund in dieser verwirrenden Zeit. In Deinem Körper vollziehen sich umwälzende hormonelle Veränderungen, die Du doch nicht verstehst; also frage nicht zu viel und vertraue. Laß Dich nicht gehen, such Dir ein Hobby und grüble nicht, vernachlässige auch nicht Dein Sexualleben. Und wenn Du Schwierigkeiten hast, bekommst Du von Deinem Arzt Hormonspritzen und Pillen, die Dich in Gang halten. (Was sollen nur jene Millionen Frauen auf weiten Gebieten dieser Erde tun, denen gar kein Arzt zur Verfügung steht? Was machen die bloß in dieser schwierigen Zeit?)
Inzwischen hat sich aber mindestens die amerikanische Frauenbewegung auch der älteren Frauen angenommen oder die älteren Frauen haben sich in die Frauenbewegung eingebracht. 1971 entstand die Gruppe OWLs = OLDER WOMENS LIBERATION und die TASK FORCE OF OLDER WOMEN.
»*Allgemein habe ich den Eindruck, daß die amerikanische Bewegung der älteren Frauen noch verhältnismäßig stark in einer Rezeptverteilung für ein 'glückliches Alter' verharrt. So notwendig sicherlich die Entwicklung positiver Selbsteinschätzungen für viele ältere Frauen ist, so wichtig Aufklärung über Medikamente und das Geschehen im Körper, Tips für einen neuen Berufsanfang usw. sind, so sind doch viele Veröffentlichungen von der Haltung gekennzeichnet: 'Age is beautiful'* (Das Alter ist schön) *(wenn wir es uns nur lange genug einreden?) und 'Klimakterium ist schön', die die Hintergründe der klimakterischen Situation nicht sieht. Die Doppelbödigkeit dieser Situation besteht darin, daß erst aus dem Verlust der Gebärfähigkeit und der Notwendigkeit einer Neuorientierung für viele Frauen subjektiv und objektiv die Möglichkeit zu anderen als an die Gebärfähigkeit gebundenen Verwirklichungsmöglichkeiten eröffnet werden.*
Eine derartig positivierende Diskussion, wie sie mir in den USA geführt zu werden scheint, verhindert nicht nur den Ausdruck angestauter Aggressionen auf ein bis zum Klimakterium so eingeschränktes Leben, sie verändert auch für die kommenden Frauengenerationen nichts, *wenn es bei den Überlegungen lediglich um Alternativen zum familiären Hausfrauenleben* nach *den Wechseljahren geht – in den USA 'menopausal zest', also ein Aufleben nach den Wechseljahren genannt.*
Eine moralisierende Beweisführung, die meint, man könne einigen Frauen nicht deren bisherigen Lebensinhalt (Kinder, Küche, Ehemann usw.) miesmachen, indem man auf die Ursachen deutlich hin-

weist, und den (ehemaligen) Sklavinnen unbezahlter Reproduktionsarbeit nicht ihren Unterdrücker und das patriarchalische Instrumentarium zeigen, weil das ein ganzes Leben entwerte, so mag das in Einzelfällen richtig sein. Allgemein verkennt eine solche Beweisführung, die einem auch in der Bundesrepublik begegnet, die Realitäten und nimmt sich die Möglichkeit einer analytischen Betrachtungsweise und* radikaler *Veränderungen.*
Einige Veröffentlichungen in diesem Sinne weisen auf eine schon fast zynische 'Machen-Sie-das-beste-draus'-Ideologie.« (G. Bellmann[1])

Dies ist die eine Seite der Medaille. Die andere Seite war immerhin eine überwältigende Reaktion auf das Erscheinen der PRIME TIME. Ältere Frauen waren bereit, aus ihrer Unsichtbarkeit, aus ihrer Rolle auszubrechen und mit der Gesellschaft, die sie betrogen hatte, abzurechnen. In Europa werden wir es vorerst schwer haben, ältere Frauen zum Aufstand zu bewegen, da die allgemeine ideologische Tendenz eher rückläufig ist. Bei den zu wenigen vorhandenen Arbeitsplätzen werden die Frauen wieder zu den drei K's zurückgepfiffen (Kinder, Küche, Kirche), damit sie den Männern nicht die Arbeitsplätze wegnehmen. Das schlägt sich bisher nicht nur in den mangelnden Ausbildungsplätzen für Mädchen nieder, diese Tendenz wird auch künftig am Verhalten älterer Frauen sichtbar werden.

Aber es wird Zeit, daß wir uns nicht mehr irgendwohin pfeifen lassen. Historische Entwicklungen sind langwierig. Und das hat manche von uns schon entmutigt, wenn klar wurde, daß sie für sich selbst nichts mehr zu erreichen vermögen in ihrem Kampf um die Veränderung der Gesellschaft. Dennoch scheint mir besser zu kämpfen, als sich tatenlos von dieser Gesellschaft ins Abseits schicken zu lassen, wenn wir das entscheidende Alter erreicht haben. Ich glaube aber auch, daß wir, die wir jetzt schon im Klimakterium sind oder demnächst hineinkommen, für uns ein wenig erreichen können. Wenn wir auch noch nicht das Bewußtsein dieser Gesellschaft radikal verändern können, so finden wir vielleicht doch Lebensformen, die uns vor der drohenden Isolation bewahren - vorausgesetzt, daß sich viele Frauen mit dem gleichen Ziel zusammenfinden.

* Die Erhaltung der Arbeitskraft des Mannes durch Führung des Haushalts und der Aufzucht neuer Arbeitskräfte = Kindererziehung.

Denn das kann doch nicht alles sein! Daß wir im Zustand der Erkenntnis und Empörung verharren! Müssen wir erst altern, um einen Teil - ich sage: einen *Teil* unserer gesamten Freiheit zu erlangen, die uns insgesamt vorenthalten wurde! Mit zwei Dritteln unseres Frauenlebens im Gefängnis der Arterhaltung haben wir für das (wenn es hoch kommt) lausige Drittel nach dem Klimakterium dann bezahlt. Das ist doch ein grauenhafter Preis für die paar Jahre, die uns Frauen dann noch bleiben. Wir haben in diesem Gefängnis, dieser Falle, Zwangsarbeit geleistet, die nicht bewertet wurde. Nun sind wir entlassen. Wollen wir zusehen, wie andere Frauen darin verbleiben? Ach ja, wir, die Frauenbewegung, sind ja schon viel weiter als alle Frauen vor uns waren, wir sehen, was Sache ist. Aber wollen wir dabei stehen bleiben und uns des kärglichen Rests unseres Lebens erfreuen? Wollen wir zusehen, wie die jungen Frauen dafür bestraft werden, daß sie diesen Prozeß noch nicht durchschauen? Wollen wir wirklich an diesem Punkt stehen bleiben? Wer könnte allen Frauen besser und überzeugender sagen, wie sehr wir angeschmiert wurden? Nur wir älteren, wir alternden Frauen können ihnen erzählen, was wir erfahren haben, was uns angetan wurde und was aus den großartigen Versprechungen geworden ist, die man uns gegeben hat, um uns am Funktionieren zu halten. Nämlich nichts. Absolut

nichts!

nichts!

nichts!

ist daraus geworden aus diesem befriedigten Frauenleben, nur weil wir unsere 'Pflicht' erfüllt haben.

Die heutige Tendenz, Frauen, speziell aber Mütter, als mutterlose, selbständige Geschöpfe darzustellen, als direkte und unmittelbare Ursache der gegenwärtig so verbreiteten seelischen Verkrüppelung menschlicher Wesen - diese Tendenz drängt uns ältere Frauen in die schwierige Situation, deutlich machen zu müssen, daß wir Mütter eben auch Töchter von Müttern sind, daß unsere Mütter ebenfalls Töchter waren. Und dies zurück bis zur Urmutter Eva. Es ist schon komisch, daß die psychologische Wissenschaft versucht, Mütterfrauen allein verantwortlich zu machen für das psychische Elend ihrer Kinder, so als würden sie sie bewußt und aus purer Lust und Herrschsucht seelisch krank machen. Horst Eberhard Richter zeigt in seinem Buch »Eltern, Kind und Neurose«[2] die Wiederholungszwänge auf,

denen wir alle bei bestem Willen und gegen unseren Willen innerhalb unserer Erziehung unterworfen sind.
Die Kenntnis von unserem Körper, die alternativen Heilmethoden, die wir uns erwerben, das neue Verhalten gegenüber Ärzten und anderen Vertretern des Patriarchats, all das wird diese Gesellschaft nicht verändern und auch noch nicht deren Meinung über alternde Frauen - über Frauen überhaupt. Wir müssen schon daran arbeiten, die Mechanismen zu begreifen, die aus uns das gemacht haben, was wir ein Frauenleben lang waren. Und was wir erarbeitet haben, müssen wir an andere, vor allem an die jüngeren Frauen weitergeben, damit wir uns endlich gemeinsam als das sehen und begreifen können, was wir sind: eine große politische Macht!

Wenn wir nicht begreifen, daß unsere Situation eine politische ist, in der man nur politisch handeln kann, dann können wir uns ebensogut auf die traditionellen Kaffeekränzchen beschränken.

Das Altern und die Wertbestimmung des Menschen

Vor allem aber sollten wir uns zunächst damit auseinandersetzen, was in dieser Gesellschaft Altern bedeutet. Bei der Geburt eines weiblichen Säuglings wird ihm ein biologisches Schicksal zugedacht. Auf die gleiche Art wird der alte Mensch entwertet, zum 'Alten', zum 'Senior' gemacht. Auch die Wissenschaft hat bisher dazu beigetragen, das negative Bild vom Alter des Menschen zu verfestigen, auch sie stempelt den Menschen zu einem Mangelwesen, dessen höchste Leistungsbereitschaft zwischen 24 und etwa 38 Jahren liegen soll. Aber um welche Art Leistungsfähigkeit handelt es sich da? Wem nützt diese Leistung? Dem, der sie erbringt? Im Allgemeinen nützt sie immer anderen. Nennen wir es hier einmal die 'Wirtschaft' eines Staatswesens, die den größten Nutzen aus der maximalen Leistungsfähigkeit des arbeitenden Menschen zieht. An dieser maximalen Leistungsfähigkeit ist ihre Technik orientiert, nach ihr richten sich auch ihre Leistungsnormen. Zeitnehmer in der Industrie richten die Bandgeschwindigkeit nach dem schnellsten Arbeiter, nicht nach einem Mittelwert. Daß die Schnelligkeit der am Fließband Arbeiten-

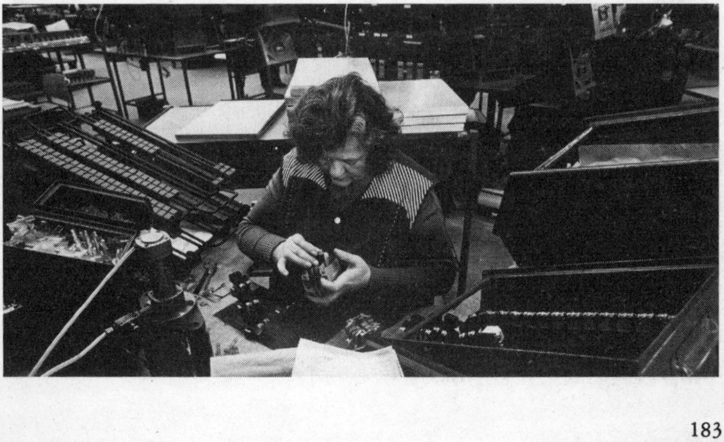

den bei allen ganz unterschiedlich ist, spielt keine Rolle, weil die Menschen längst der Maschine unterworfen wurden. Interessant ist für die Wirtschaft nur, welche Leistung aus dem Einzelnen herausgeholt werden kann. Und die höchste Leistung bestimmt die Norm. Daß ältere Frauen kaum im Akkord oder am Band arbeiten, liegt daran, daß sie bereits in diesem Prozeß der Normenaufstellung soweit verschlissen wurden, daß ihre Gesundheit bis zur Frühinvalidität ruiniert ist.[3] Der Mensch aber, der bis zu seinem Rentenalter noch nicht völlig verschlissen wurde, sondern mit zunehmendem Alter andere Qualitäten entwickelt, zählte bisher nicht in unserer Gesellschaft.

Die Qualitäten, die das Alter bringen kann (und es sind dies eine Menge: Geduld, Erfahrung, Nachsicht und ein übergreifendes Geschichtsverständnis - in anderen Worten: den besseren Durchblick), sind aber wirtschaftlich meist nicht gewinnbringend zu verwerten. Dies scheint mit die Hauptquelle zu sein, die dieses obskure Bild des Alters in unserer Gesellschaft speist. Und dies betrifft auch die alternde Frau. Sie, die eigentlich für die Reproduktionssphäre 'zuständig' war, hat eben diese Sphäre verloren. Der Mann ist pensioniert, die Kinder sind für den Arbeitsprozeß fertigdressiert worden. Sie nützt also weder der Wirtschaft noch sonst jemandem.

Die Wertbestimmung des Menschen hat bei uns ihren Ursprung in seiner wirtschaftlichen Nutzbarkeit! Das negative Bild des Alters ist also nur eine logische Weiterentwicklung dieses Grundsatzes.
Wie kommt es dann, daß sich ein ganzer Wissenschaftszweig - die Gerontologie - mit dem Altern beschäftigt, daß es scheinbar sein Ziel ist, das menschliche Alter lebenswerter zu gestalten? Wenn ich an die aufwendige Reklame in den Schaufenstern der Apotheken denke, an Präparate, die indirekt einen Jungbrunnen und den Alten durch neugewonnene Aktivität den Wiederanschluß an das Leben einreden wollen, dann kann ich mich gegen bestimmte Vermutungen nicht wehren. Bei den 'Senioren' sind sicher noch eine Menge unentdeckte Marktlücken offen. Aber es gibt noch mehr Gründe dafür, daß sich viele und auch junge Menschen mit dem Alter beschäftigen. Wer das Elend der alten Menschen gesehen und erlebt hat, wer beruflich damit konfrontiert wurde, hat allen Grund, für sich selbst gegen die Verelendung des alten Menschen zu kämpfen. Damit sein eigenes Alter ein besseres wird.

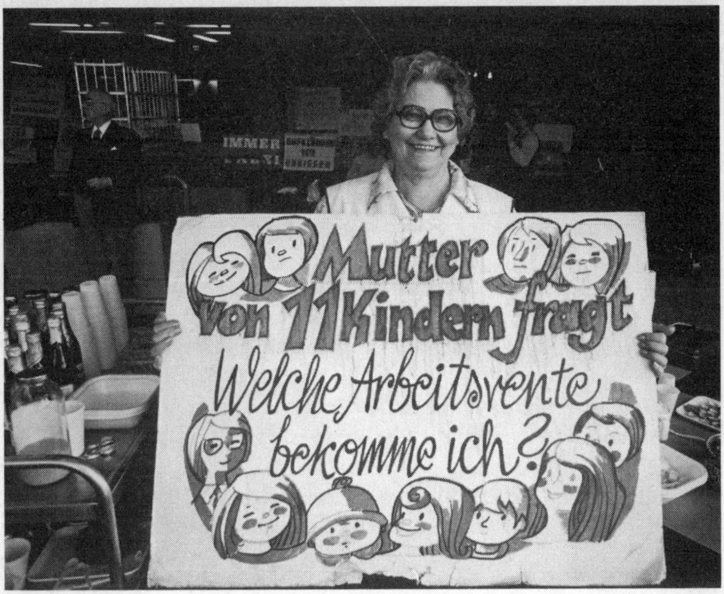

Besonders Frauen sind im Alter finanziell benachteiligt. Viel zu wenige wehren sich so wie diese Frau vom Wuppertaler Seniorenschutzbund.

Ist es nicht merkwürdig, daß in allen Kulturen zwar Klagen über die Hinfälligkeit, die das Alter bringt, auftauchen, nicht aber der Begriff der 'Alten' in unserem versteckten Sinne? Diese unsere Alten sind eine Errungenschaft unseres Jahrhunderts, eines Jahrhunderts der bisher höchsten Industrialisierung.

Und in diesem, seinem versteckten und negativen Sinne dringt dieser Begriff der 'Alten' in das Bewußtsein unserer Politiker, seit es einen so wachsenden Anteil alter Menschen an der Bevölkerung gibt, einen Anteil, der Anspruch erhebt, das, was er erarbeitet hat, nun auch zu genießen. Der Widerspruch ist offensichtlich: Konsumgenuß ist nur für diejenigen vorgesehen, die die Konsumgüter auch herstellen. Andere Werte als die des Konsums sind in dieser Gesellschaft aber weitgehend in Vergessenheit geraten. Erst ein Teil der Jugend ist aufgebrochen, nach neuen und traditionellen Werten zu suchen.

Ob Alter ein soziales Schicksal ist, bestimmt zum großen Teil die soziale Schicht, der man angehört. Wer Geld hat und dazu noch Ge-

sundheit, für den ist Alter mit weit weniger Verzichten verbunden als für die Frau, die fünf oder mehr Kinder großgezogen hat, geschieden ist und Sozialhilfe bezieht, weil sie wegen der Kinder nie arbeiten, nie eine Rentenversicherung einbezahlen konnte.
Wie alte und arme Menschen in der Vergangenheit lebten, wissen wir bestenfalls aus der Literatur. Historisches Wissen existiert nur über die reichen Alten, die Geschichte machten. Die aber sagen nichts über das Volk aus, wie es zur entsprechenden Zeit gelebt hat. Man kann aber davon ausgehen, daß nur wenige Arme auch alt wurden, so, wie heute die Lebenserwartung in der 'dritten Welt' noch immer viel niedriger liegt als in den Industrienationen.
Aber allzuviele Alte sind auch bei uns arm, gemessen am Bruttosozialprodukt unseres Staates und dem allgemeinen Lebensstandard; besonders aber Frauen. Sie leben im Elend, und die Gesellschaft nimmt kaum Notiz davon. Es sei denn, sie gehen als Kostenfaktor in die Statistiken für Soziales ein. Denn sie, die alten Frauen, bevölkern die Abteilungen für chronisch Kranke in den Krankenhäusern.
Krankheit wird heute noch immer als ein medizinischer Faktor gesehen, kaum als Reaktion auf das soziale Umfeld. Wem bereitet das Leben schon Freude, wer hat schon noch Lust zu leben, wenn er keinen Sinn mehr darin sieht, wenn er von allem ausgeschlossen ist, verwaltet und entmündigt wird? Abgesondert von den Jungen, von ihrem Verständnis, von ihrer Zuwendung, abgeschoben ins Alten-Ghetto? Die Selbstmordrate der Alten liegt ungleich höher als aller anderen Altersgruppen. Aber auch bei den verelendeten alten Menschen ist der Überlebenswille stärker als das Gefühl der Nutzlosigkeit, der Wertlosigkeit und des Verlassenseins. Auf ihren sozialen Tod, den Ausschluß aus dem gesellschaftlichen Leben, reagieren sie mit Krankheit. Krankheit kann in einem solchen Fall die Abgabe der Verantwortung für sich selbst sein, die Abgabe dieser Verantwortung an andere, an Mediziner, an Institutionen, an jene, die die Alten ausgeschlossen haben. Krankheit kann die Antwort sein auf die von außen verneinte Lebensfähigkeit und die eigene Befähigung der Altersbewältigung. Aber auch ein Signal, eine Bitte um Zuwendung.

All jene Berichte über das, was sich in den Abteilungen für chronisch Kranke - sprich Siechenspitälern - abspielt, gehört mit zu jenen Schreckensperspektiven, die mich zu diesem Buch bewegt haben. Die Antwort, die diese Gesellschaft demjenigen gibt, der sich selbst aufgegeben hat und um Zuwendung bittet, ist beispiellos in ihrer

Grausamkeit. Ich weiß aus eigener Erfahrung, was es bedeutet, heftige Schmerzen zu haben, deren Ursachen man nicht begreift, in welche Hilflosigkeit, in welche tödliche Abhängigkeit man dadurch gerät, vor allem aber in welche Panik, Panik, die so lange sie dauert, einen Identitätsverlust bedeutet. Und auf welche entsetzliche Art man in dieser Situation allein gelassen werden kann. Die Institution Medizin ist für Panik und Todesängste nicht zuständig. Ihr Teil ist die Biologie. Sie ist allein zuständig für Zellen, die noch von einem Überlebenswillen gesteuert werden. Woher dieser Wille kommt, wie er entsteht, oder wie er vernichtet wird, geht sie nichts an.
Die Situation der alten Menschen wird durch eine merkwürdige Haltung der Gesellschaft erschwert: Jeder ist seines Glückes Schmied. Daß also Elend im Grunde immer selbst verschuldet sein müsse. Daß Versagen immer nur in der Person des Versagers selbst zu suchen sei. Wenn eine 70jährige Frau den Autobus nicht mehr erklimmen kann, dann ist sie selbst Schuld, weil sie gehbehindert oder zu steif und nicht schnell genug ist. Daß man den Einstieg in einen Bus rein technisch viel menschengerechter und altersfreundlicher gestalten kann, spielt bei derartigen Betrachtungen keine Rolle.

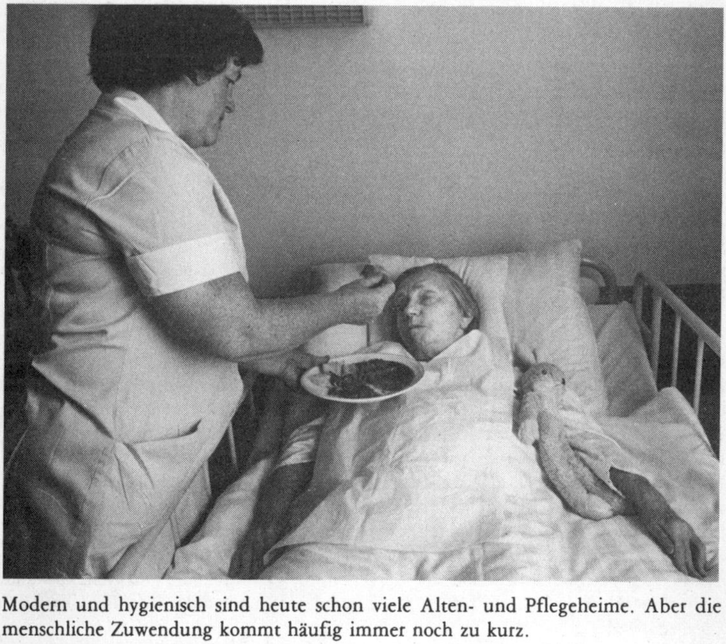

Modern und hygienisch sind heute schon viele Alten- und Pflegeheime. Aber die menschliche Zuwendung kommt häufig immer noch zu kurz.

Das Gefühl des eigenen Versagens wird beim alten Menschen durch die Gegenüberstellung des 'besonnten' und 'aktiven Alters' verstärkt. Personen wie der alte Adenauer und der alte Goethe usw., die aus ihrem Altern 'noch was gemacht haben', dienen als Beispiel; unsere 'großen Alten', die aber niemals am Fließband standen, die nie den Anpassungszwängen um der nackten Existenz willen ausgesetzt waren, denen heute ein Arbeiter oder eine Angestellte im Großraumbüro unterliegen.
Dem alten, sterbenden Menschen gegenüber fühlt sich der Arzt nicht mehr zuständig. Er ist ihm nur lästig. Sterbende werden noch immer in gekachelte (Bade-)Zimmer abgeschoben und bleiben sich dort mehr oder weniger selbst überlassen. Im Gegensatz dazu steht der Rausch medizinischer Technik, durch die Leben um jeden Preis erhalten wird, auch wenn schon gewiß sein mag, daß wegen Sauerstoffmangels entscheidende Gehirnzellen bereits abgestorben sind. Zurück bleibt dann oft ein lebenslänglicher Invalide, für immer abhängig von anderen.
Welchen Sinn kann unter solchen Voraussetzungen eine Wissenschaft wie die von der Altersforschung haben; oder hat sie sich bereits verselbständigt, so wie andere Wissenschaftszweige auch? Sie hat sich bisher aller Kontrolle entzogen, vor allem der Kontrolle derer, für die sie gedacht war. Auch hier bemächtigen sich wieder Experten der Sache. Es wird versachlicht, von Gefühlen gereinigt und somit eine demokratische Willensbildung und Kontrolle erschwert.
Dies sind einige Altersperspektiven,die unsere Gesellschaft für uns bereithält, ja, auch für uns Fünfzigjährige, wenn wir es nicht schaffen, in den nächsten zehn Jahren daran etwas zu verändern. Und vergessen wir nicht - wer seinen sozialen Tod bereits gestorben ist, der wird in den Armen staatlicher Nächstenliebe auf die stumme Art vollends umgebracht.

In Spanien und Griechenland habe ich auf Dörfern und in kleinen Städten viele alte Menschen, vor allem Frauen gesehen, die noch sehr rüstig und offensichtlich voll in das Arbeitsleben der Gemeinschaft einbezogen waren, alte Frauen, die den ganzen Tag noch schwere Arbeit leisteten. Ich habe auch eine sehr alte Frau ohne Beine gesehen, die den ganzen Tag auf dem Boden eines Ladens saß und den Verkauf leitete. Ich hatte nicht den Eindruck, daß diese alten Menschen darüber böse waren, noch so viel arbeiten zu müssen. (Sicher gibt es für sie auch keine soziale Altersversorgung.) Ich weiß nicht, wie solche Gemeinwesen funktionieren, ich habe auch nicht in die Häuser der Einheimischen hineingesehen. Aber vom äußeren Bild hatte ich den Eindruck, daß sich selbst schwer arbeitende alte Menschen, die ganz und gar in ihr Gemeinwesen einbezogen sind, glücklicher fühlen als unsere Alten, die von der Gesellschaft ausgeschlossen sind.

Angst vorm Sterben

Wir haben verlernt, mit dem Bewußtsein unseres eigenen Todes zu leben. Wenn man allerdings die monotheistischen (an einen einzigen Gott glaubende) Religionen betrachtet, so dürfte es dem Gläubigen nicht leicht fallen, 'dem Tod gelassen ins Auge zu sehen'. Diese Religionen halten bittere Strafen für den 'Sünder' bereit, der ihre geschriebenen und ungeschriebenen Gesetze oder die seiner Gesellschaft übertritt. Und die christliche ewige Seeligkeit kann nur unter großen Verzichten, Opfern und einer enormen Selbstverleugnung errungen werden. Der Glaube also, sich die ewige Seeligkeit verdient zu haben, setzt wiederum die Gewißheit der eigenen Rechtschaffenheit im Sinne religiöser und gesellschaftlicher Normen voraus und somit einen hohen Grad der Anpassung an dieselben. Ob das Bewußtsein, diese Normen erfüllt zu haben, im Sterben Trost und Beruhigung verschafft, weiß ich nicht.

Ich bin überzeugt, daß die wichtigste Voraussetzung, sich mit dem Tode auseinanderzusetzen, nur folgende sein kann: Die Gefühlsgewißheit, *gelebt zu haben* und zu *leben*. Nicht die Antwort auf die Frage nach dem Sinn des Lebens ist entscheidend, sondern die Erfahrung der eigenen Identität und die Kraft des positiven Lebensgefühls. Denn in Lebensphasen, in denen beides erfahren wird, stellt sich seltsamerweise die Frage nach dem Sinn des Lebens nicht. Diese Frage gewinnt erst eine zentrale Bedeutung, wenn der Mensch durch seine Erziehung und seine Umwelt die Fähigkeit der selbständigen Lebensbewältigung und -bejahung verloren hat und die dadurch später auftretenden Konflikte, Verluste und Schicksalsschläge nicht bewältigt werden *können*, sondern verdrängt werden müssen. Wenn die vielfältigen Leidensformen menschlicher Existenz das Leben nicht mehr lebenswert erscheinen lassen, stellt sich die Frage nach ihrem Sinn und nach dem Sinn eines solchen mit Leiden befrachteten Lebens überhaupt.

Früher glaubte ich, daß nur eine schöpferische Tätigkeit die Voraussetzung dafür sein kann, um auf ein befriedigtes Leben zurückblicken zu können. Am Ende meines Lebens - hatte ich mir vorgenommen - wollte ich auf ein von mir geschaffenes 'Unvergängliches' zurückschauen, in der Annahme, daß es sich dann leichter sterben läßt. Inzwischen scheint mir, daß unter den Bedingungen, unter denen wir leben, die höchste Form der Kreativität die Selbstfindung und die Selbstbejahung sind, der lange und schwierige Weg aus der Selbstentfremdung zu unserem Selbst hin.
Von der Pubertät an habe ich versucht, mich mit meinem und dem Tod allgemein auseinanderzusetzen. Ich habe viel an Selbstmord gedacht - schon aus Angst vor irgend einem qualvollen Krepieren. Bestimmte Todesarten habe ich aber für mich immer als Möglichkeit ausgeklammert: den Tod unter der Folter, Ersticken und Ertrinken und den langsamen Krebstod; also den grausamen, schmerzvollen Tod in Panik. Jetzt erst beginne ich darüber nachzudenken, daß auch ein solcher Tod mein eigener sein könnte. Und ich versuche, nach den Ursachen zu forschen, warum ich diese Todesarten immer ausgeklammert hatte. Dabei komme ich zu dem Schluß, daß eigentlich nur der Freitod für mich in Frage kam: alles unter Kontrolle zu halten, auch den Tod.
Der Wunsch, alles zu kontrollieren ist aber ein Zeichen tiefster Verunsicherung. In Restaurants habe ich mich früher unbewußt immer in die Ecken gesetzt, um den gesamten Raum überblicken zu können. Ich versuchte stets, mit der Wand im Rücken einen gewissen

Der „einsame Tod"

In der Familie stirbt es sich leichter

Frankfurt (dpa). Alleingelassen in der wahrscheinlich schwersten Stunde ihres Lebens, hilflos sich selbst und einer unmenschlich erscheinenden medizinischen Technik ausgeliefert — so erleben mehr als 60 Prozent aller Bundesbürger heute das Warten auf den Tod. Neun von zehn Bürgern jedoch würden, das ergaben neue Untersuchungen, lieber in der Familie und unter Freunden sterben. Die Angst vor dem „einsamen Tod", das Problem der medizinischen Intensivbehandlung und die Betreuung Sterbender rückt stärker in das Bewußtsein unserer Gesellschaft und beunruhigt sie.

Zum Sterben braucht der Mensch einen Ort, wo er — so die Tagungsteilnehmer der Katholischen Akademie Rottenburg/Stuttgart „die letzte Wegstrecke würdig gehen kann". Dennoch: Die Tendenz, Sterbende in Krankenhäuser „abzuschieben", nimmt zu, offenbar gegen den Willen eines Großteils der Betroffenen. Der ideale Ort zum Sterben, darüber sind sich die Fachleute inzwischen einig, ist dagegen die vertraute Umgebung, in der der Sterbende zuletzt gelebt hat.

DER ABEND, 1.12.1979

Schutz vor Überraschungen zu suchen und dabei alles zu überblicken. Jetzt erst beginne ich, die Kontrolle allmählich aufzugeben. Ich muß nicht mehr immer genau wissen, was auf mich zukommt, ich brauche nicht mehr an genauen Tagesplänen festzuhalten. - Ich fange an, mich selbst zu mögen. Und damit beginnt ein Gefühl größerer Lebensfülle. Das bedeutet, daß ich anderes loslassen kann: die Kinder, andere Beziehungen. Ich beginne, mich selbst zu *haben*. Und das ist so viel, daß ich andere und anderes nicht *haben* - besitzen muß. Und ich kann noch mehr loslassen, Besitz - Träume. Manchmal kommt mir schon der kühne Gedanke, daß die Welt auch nicht untergehen wird, wenn dieses Buch nicht gedruckt wird, wenn die Jahre so harter Arbeit umsonst gewesen sein sollten. Und wer weiß, vielleicht schaffe ich es, auch mein Leben loslassen zu können, wenn es so weit ist.
Und schließlich bringt mich die Vorstellung meines Todes, wenn ich ersticken, ertrinken müßte, nicht mehr so in Panik wie früher. Ich bin sicher, daß die Angst davor immer kleiner wird.

Ich weiß nicht, ob ich den Tod romantisiere, wenn ich ihn mir als den Höhepunkt meines Lebens denke, wenn ich mir vorstelle, daß da am Ende meines Lebens noch eine letzte und äußerste Erfahrung auf mich wartet. Sei es drum - mit dieser Vorstellung wächst auch meine Neugier.
Nur eines will ich mir nicht vorstellen: allein im Badezimmer eines Krankenhauses zu sterben. Oder an die Apparaturen einer Intensivstation angeschlossen, um mein Sterben betrogen zu werden.

Die hohe Wahrscheinlichkeit, daß viele von uns, vermutlich die meisten, eines solchen Todes sterben müssen, bietet allerdings keinen Anreiz, sich mit dem eigenen Tod stärker auseinanderzusetzen.
Seit neuestem befassen sich Autoren und die Kommentatoren der Medien mit dieser Zeiterscheinung der Todesverdrängung sowohl aus dem Bewußtsein des Einzelnen als auch aus dem gesellschaftlichen Bewußtsein. Sie raten dem Individuum, sich doch mit dem eigenen Tod zu befassen, ihn anzunehmen, da er ja ein integrierter Teil ihres Lebens sei usw. Ich finde, sie haben gut reden, solange sie sich nicht mit den Ursachen einer solchen Angst befassen.

Woher rührt unsere Angst vor dem Tod, mit der wir nicht umgehen können, die wir verdrängen müssen? Ich glaube, wer Angst vor dem

Tod oder dem Sterben hat, kann nicht das Gefühl haben, wirklich zu leben. Er wartet darauf, daß das Leben morgen beginnen werde. Vor diesem Erlebnis eines vollen Lebens will ein Mensch aber nicht sterben (es sei denn, er wählt den Freitod). Und wer kann schon das Leben lieben, das er nicht lebt? Und wer kann schon den Tod gelassen erwarten, wenn er das Leben nicht lieben konnte? Und wer kann schon das Leben lieben, wenn er sich selbst nicht liebt? Und genau dies haben wir - besonders aber Frauen - nicht gelernt, sich selbst und das Leben zu lieben. Wir haben nur gelernt, andere zu lieben, den 'Nächsten' - das 'wie uns selbst' wurde in dieser Erziehung ausgespart.

Wir haben gelernt, für andere da zu sein, den Mann zu lieben, die Kinder, dann später die pflegebedürftigen Eltern - zu uns selbst gut zu sein, unsere Kreativität zu entwickeln und zu fördern, uns daran und uns einfach an unserer Existenz zu freuen, haben nur die wenigsten von uns gelernt. Und wer hat schon das Gefühl, wirklich 'aus dem Vollen' zu leben, wenn er täglich acht Stunden lang eine Arbeit verrichtet, deren Endprodukt er nie sieht oder gar nicht kennt? Wer seine Arbeitskraft zum Nutzen anderer verkaufen muß, ist gewöhnlich für den Rest des Tages zu zerschlagen, um sich selbst noch zu entdecken, um seine Kreativität noch zu entfalten, um in mühsamen kleinen Schritten der Konzentration eine Form von Selbstzuneigung zu entwickeln. Liebe in jeder Form - ob zu sich selbst, zu anderen oder zum Leben - ist der zeitaufwendigste Teil unseres Daseins. Zur Liebe bedarf es der Muße, der Hinwendung zum Objekt; es bedarf der Fähigkeit, entspannt in sich hineinzuhören, die Reize der Außenwelt abzuschalten, oder auf den geliebten Anderen in dieser Art zu reagieren. Wieviele Menschen können das noch? Unsere Gesellschaft ist in nahezu allen Bereichen lebensfeindlich, auch in jenen, die auf den ersten Blick nur für den Einzelnen erdacht scheinen: in der Konsumhaltung und Reizüberflutung, die im Endeffekt Menschen nur an ihrer Selbstfindung hindern.

Wer seine Arbeitskraft verkaufen muß, wer durch Reizüberflutung und Erschöpfung die eigene Kreativität vergessen / verloren hat, der hat auch keine Zeit zu lieben, zu leben - und weil er in jenem Wartezustand verharrt, daß morgen dann das lebens- und liebenswerte Leben beginne, muß er logischerweise auch den Gedanken an den Tod verdrängen.

Angst vor dem Tod, vor dem Sterben kann also die verdrängte oder sogar eingestandene Ablehnung der Form des Lebens sein, die zu leben man gezwungen ist.

Sich selbst an den eigenen Haaren aus diesem Teufelskreis herauszuziehen, ist ein Kunststück, das nur wenigen gelingt.
Nun ändert sich unsere Art zu leben aber nicht, wenn wir versuchen, uns mit dem Gedanken an unseren Tod zu befreunden. Dieser Gedanke wird dadurch nicht weniger bedrohlich, wenn wir einfach wagen, ihn zu denken! Die einzige Alternative dazu kann nur sein, daß wir versuchen, das *Leben* zu ändern. Dies nun scheint mir am schwierigsten. Das Leben vieler zu verändern, heißt, die Gesellschaft verändern zu müssen, also an einem historischen Prozeß mitarbeiten zu müssen, der sich - ob mit oder ohne Revolution - über mehrere Generationen hinzieht (sofern die Menschheit das gegenwärtige Wettrüsten überhaupt überlebt). Bei vielen Menschen, vor allem bei der Jugend, hat bereits ein Gefühl des 'zu spät' eingesetzt und ist in Resignation umgeschlagen.

Was aber können wir alternden Frauen jetzt und hier für uns selbst tun, da wir um 50 uns fragen müssen: »Das kann doch nicht alles gewesen sein?« Hier wie auch an anderen Stellen des Buches kann ich immer wieder nur raten, sich in Gruppen zusammenzufinden, zu versuchen, über die Enttäuschung unseres Lebens zu sprechen, nach den Ursachen der Enttäuschung zu forschen. Und wenn wir mehrere sind, können wir gegen die Diskriminierung besonders der alternden und alten Frau kämpfen. Wir können unsere Zusammenschlüsse öffentlich machen und andere Frauen beraten, z.B. nach dem Vorbild der VIDO (siehe Seite 205). Wir sollten aber auch mit den jungen Frauen zusammen für den Frieden, für die Erhaltung unserer Umwelt und für die Abrüstung kämpfen - um unser eigenes Überleben und das unserer Nachkommen.
Politischer Kampf, ob für die eigene Sache oder die von Minderheiten oder worum auch immer, birgt allerdings die Gefahr in sich, von den eigenen Problemen abzulenken oder sie auf die Sache zu übertragen. Kampf kann aber auch zur Entdeckung des eigenen Ich verhelfen, ja sogar dazu, sich selbst zu akzeptieren, wenn man die eigene Stärke erfährt.
Und dies mag der erste Schritt dazu sein, sich selbst lieben zu lernen, zu leben und den Tod als Teil des eigenen Lebens zu begreifen.

Bestandsaufnahme

Da Alter vom jungen Menschen als ein schlimmer Lebensabschnitt gesehen wird und für viele Alte ja auch immer noch ist, wird seine Gestaltung vom Altwerdenden vielfach auch nicht geplant. Und wer kann das schon, seinen Zeitrhythmus wie einen Wecker auf eine andere Zeit einstellen, von einem Tag zum anderen?
Viele von uns, die 50, 55 sind, leben in dem Gefühl, 'wenn ich pensioniert bin, mache ich all die schönen Sachen, die ich mir immer vorgenommen und erträumt hatte. Dann fängt das Leben noch einmal richtig an'. Ähnlich denken vielleicht Hausfrauen, die nie gearbeitet haben, über den Zeitpunkt, wenn die Kinder aus dem Haus sein werden - sofern sie sich überhaupt auf diesen für viele schrecklichen Gedanken einlassen.
Wenn wir Kontakte und Freundschaften erneuern wollen, die wir jahrelang vernachlässigt haben, so werden wir voller Enttäuschung feststellen, daß es sich mit ihnen wie mit Pflanzen verhält, die wir vertrocknen ließen, und die trotz erneutem Wässern und Düngen nicht wieder grünen.

Wenn wir alternden Frauen nicht bald begreifen, daß in dieser unserer Kultur Rollen nur befristet sind, werden wir an ihrem Verlust scheitern. Wir müssen frühzeitig lernen, daß uns ein breites Spektrum an Inhalten zur Verfügung steht, nur ihre Auffindung ist nicht immer leicht, und die Vorbereitung auf neue Inhalte gelingt nicht von einem Tag auf den anderen. Wir können uns nicht am Tage unserer Pensionierung oder 'Berentung', nicht am Tage, da das letzte Kind aus dem Hause geht, auf ein neues Tätigkeitsfeld stürzen. Diese Umstellung ist ein Jahre währender Lernprozeß, der einer freudigen Aufmerksamkeit bedarf: der Zuneigung zu sich selbst.
Es ist nicht leicht, ohne Altersmodell auch die Motivation zum Alt-

werden zu finden. Und es scheint mir eher normal, aus Furcht vor diesem Lebensabschnitt die Tatsache zu verdrängen, daß jeder Mensch auch ein potentiell alter Mensch ist. Das Erarbeiten eines Altersmodells kann aber nicht Sache einer von Gefühlen (von Gefühlen des alten und alternden Menschen) gereinigten Wissenschaft sein. Es ist eine Frage der Durchsetzung von Interessen. Also ein politisches Problem. Und hier müssen die Betroffenen und ihre Wünsche und Aussagen für die Experten richtungweisend sein.

Meine Generation und die Generationen davor gingen hauptsächlich von der These aus, daß sich die Gesellschaft und ihre Menschen nur dann verändern könnten, wenn diese Veränderung individuell eingeleitet würde. Also, jeder müßte zuerst oder ausschließlich damit bei sich selbst beginnen.
Im Gegensatz dazu hat sich mit der Studentenbewegung der sechziger Jahre in vielen linken Köpfen Karl Marx' Wort versteinert: »Das (Da-)Sein bestimmt das Bewußtsein«; daß sich zuerst die Gesellschaft und die wirtschaftlichen Verhältnisse (Besitzverhältnisse) ändern müssen.
Jede der Thesen behauptet für sich, daß durch die Erfüllung ihres Grundsatzes allein das Individuum glücklicher werde. Jeder These fehlt jeweils die andere zur Ergänzung. Mir scheint, das eine geht ohne das andere nicht. Ich muß dabei immer an das Beispiel aus der Studentenbewegung denken, wo die Männer das Falsche ihrer Thesen so augenfällig unter Beweis gestellt haben. Die Gleichberechtigung der Frau war für sie so selbstverständlich, daß es keiner weiteren Erörterung bedurfte. Aber sie ließen die Frauen weiter die Kinder wickeln, die Flugblätter tippen, haben sie Kaffeekochen geschickt, während die Männer die neue Gesellschaft in männlicher Diskussionsrunde erschufen. Damals gingen die Frauen von ihnen fort in den 'Weiberrat', aus dem dann die neue Frauenbewegung entstand.

Was nützt es, wenn ich mein Radio auf Zimmerlautstärke halte, meine Nachbarn aber im Sommer die Fenster aufreißen und die ganze Straße am Gewummer ihrer teuren Lautsprecherboxen teilhaben muß? Was nützt es, wenn ich meinen Nachbarn meine Feste tagelang vorher durch Anschlag ankündige, damit sie sich auf die nächtliche Ruhestörung einstellen können, sie aber ganz unerwartet neben mir und über mir feiern, so daß ich nicht weiß, wohin in der Nacht? Hier muß sich das Individuum ändern.

Was nützt es, wenn ich begriffen habe, daß Arbeit ein wesentlicher Teil meiner Existenz ist, daß ich mich in ihr verwirklichen will, daß dies aber während eines Achtstundentages am Fließband nicht möglich ist; daß ich mir gänzlich nutzlos vorkomme, wenn ich nicht einmal diesen Platz am Fließband habe? Was nützen mir Rechte auf dem Papier, die nicht verwirklicht sind? Das Recht auf Arbeit? Das Recht auf gleichen Lohn für gleiche Arbeit, das schon seit 1925 auf dem Papier steht, und um das Frauen noch immer erbittert kämpfen müssen? Hier muß die Gesellschaft verändert werden.

Während der letzten fünf Jahre wurde ich zu einem fröhlichen Pessimisten, weil ich glaubte, der technische Fortschritt überrollt die Menschheit derart, daß sie nur noch als plattgewalzter Sklave eben dieses Fortschritts weiterexistieren würde. Bei diesen Aussichten, dachte ich, bleibt mir nichts, als individuell 'das Beste draus zu machen', bevor der große atomare Knall kommt. Ganz habe ich diese Einstellung noch nicht überwunden.

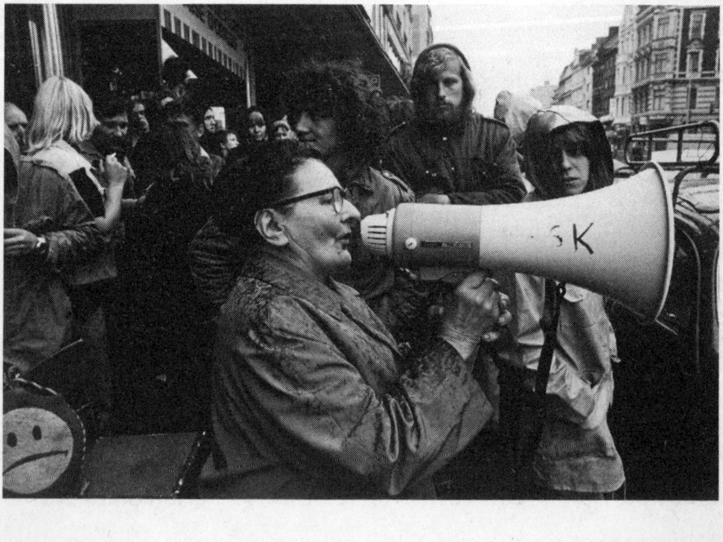

Doch während ich dies schreibe, habe ich gleichzeitig Bilanz gezogen, was in den letzten zehn Jahren etwa geschehen ist, ganz besonders, was sich während der letzten vier Jahre verändert hat. Frauen klagen den gleichen Lohn für gleiche Arbeit ein. In den Gewerkschaften sind Frauengruppen entstanden, in den Parteien, Gruppen, die diesen Organisationen schwer zu schaffen machen, Gruppen, die sich nicht mehr mit Alibifunktionen zufrieden geben, sondern ihren gerechten Teil an allem fordern. Frauen haben in Frauengruppen gelernt, ihre Ängste abzubauen und vor vielen Menschen zu sprechen und ihre Interessen auch auszudrücken. Und da Frauen ja etwas mehr als die Hälfte der Menschheit ausmachen, können wir optimistisch erwarten, daß diese Bewegung immer wirksamer wird. Was ist alles in den siebziger Jahren geschehen! Aus der Perspektive historischer Zeiträume betrachtet, ist das ungeheuer viel und schnell. Frauen sind in dieser Zeit massiv an die Öffentlichkeit getreten, sie sind sichtbar geworden. Ihre Aktionen gegen den Paragraphen 218, gegen Gewalt gegen Frauen, für eine bessere und menschenwürdigere Umwelt, gegen das Wettrüsten und vieles ander mehr, haben *andere* Frauen angerührt. Frauen, die nach ihren eigenen Worten mit der Frauenbewegung nichts zu tun haben, haben dennoch ein anderes Bewußtsein entwickelt: Sie sind oft schon in der Lage, ihren unterdrückten Zustand zu erkennen. Sie versuchen, sich in der Familie und am Arbeitsplatz anders zu verhalten. Allein die Medienprogramme bieten ein verändertes Bild, in dem zunehmend mehr Frauen vorkommen, Frauen machen selbst Zeitschriften und Bücher für Frauen, und die großen Verlage haben die gewinnbringende Marktlücke in der Frauenliteratur und den Sachbüchern erkannt.
Aber die Wirkung ihres Vorpreschens in diese Marktlücken wird nicht auf die Verlagsgewinne beschränkt bleiben. Hausfrauen, die vor zwei Jahren bei dem Wort Feminismus noch die Nase rümpften, interessieren sich plötzlich für die Frauenbewegung, schauen auch schon mal in die Frauenzentren rein.

Bewußtsein und Begriffe

Wenn wir mehr über uns selbst gelernt haben, wenn wir den politischen Aspekt unserer scheinbar so privaten Schicksale begriffen haben, wenn wir unseres Wertes sicher geworden sind, werden wir es auch endlich wagen, unserem eigenen Urteil in allem mehr zu trauen. Wir werden lernen auszusprechen, was wir wollen und was wir nicht wollen - und uns dann ohne Angst zum Beispiel mit unserem Frauenarzt auseinandersetzen. Selbstvertrauen vermag Wunder zu bewirken. Wenn wir auf unserem gesetzlichen Recht bestehen und eine für uns verständliche Auskunft fordern, eine Erklärung für die Verordnung von Medikamenten und Wirkungsweise, wenn wir begründet Medikamente ablehnen, wird er sich spätestens bei der dritten Frau daran gewöhnen und unseren Forderungen nachkommen. Aber zur 'mündigen' Patientin müssen wir uns schon selbst entwickeln, das nimmt uns niemand ab. Im Gegensatz zur hilflosen Patientin wird die mündige beim Arzt keine patriarchalischen Verhaltensweisen herausfordern.

Wir haben viel zu lernen, aber auch viel zu gewinnen. Nur wir Frauen selbst, die wir altern, die in den Wechseljahren sind oder waren, können unsere Unsichtbarkeit entmystifizieren und die Umwelt über unsere wirkliche Existenz aufklären und fordern, daß wir nicht länger ins Abseits des Lebens gestellt werden.
Nur kann dies nicht jede Frau für sich allein. Wir müssen schon einander helfen und unser gemeinsames Handeln als einen politischen Bewußtwerdungsprozeß verstehen. Noch leben wir in einer Welt von Begriffen, die wir nicht selbst hinterfragt haben. Was ist die Würde, mit der wir Frauen altern sollen? Was ist Würde überhaupt? Ist es zum Beispiel jene uns vom Grundgesetz garantierte Menschenwürde, der zum Trotz über eine Million Menschen in der Bundesrepublik in Obdachlosensiedlungen 'leben' - getrennt von der übrigen

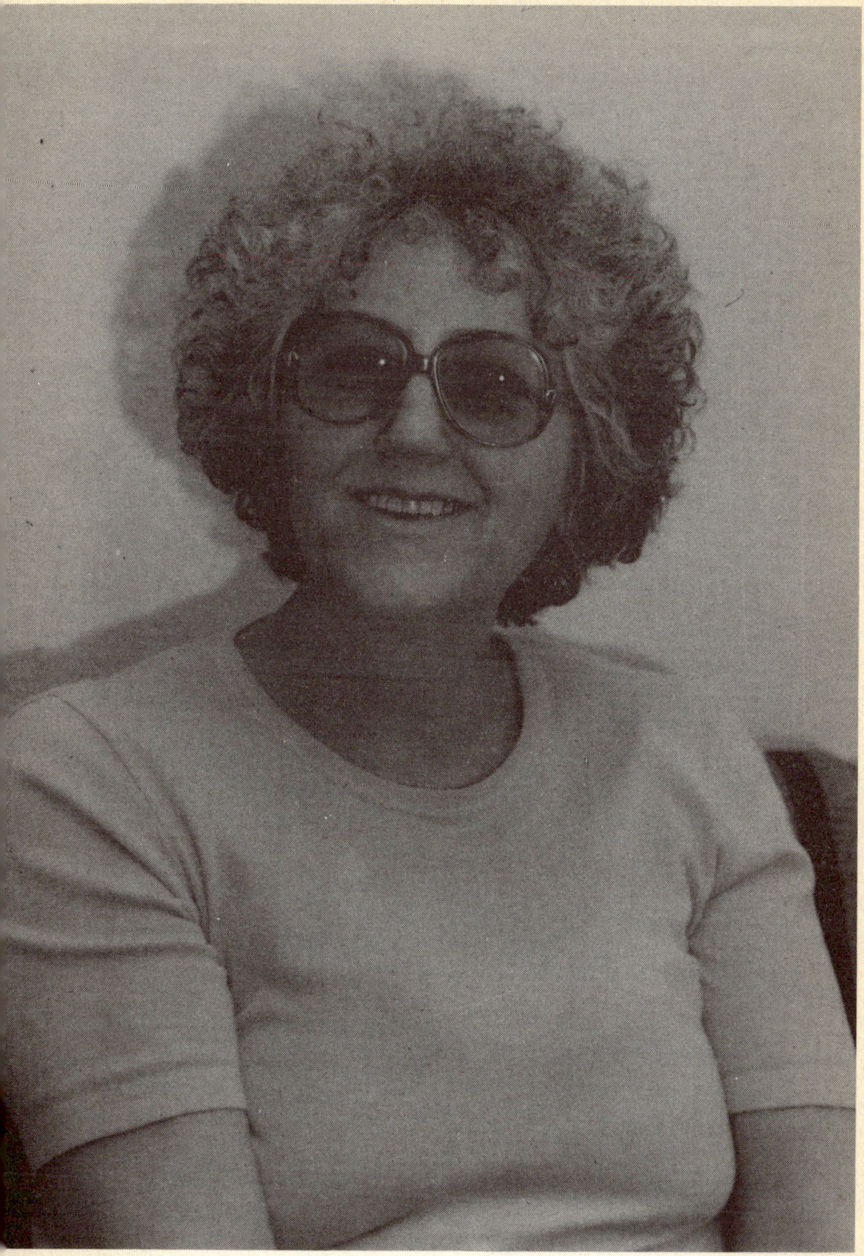

Gesellschaft? Daß ebenfalls über eine Million Menschen ihr Recht auf Arbeit nicht verwirklichen kann? Was ist Frauenwürde? Daß eine alternde Frau die Probleme ihres Lebens, von denen sie überfordert wird, vor ihrer Umwelt versteckt? Daß sie keine sexuellen Wünsche mehr haben darf, daß diese zum Beispiel ganz besonders gut auch vor sich selbst versteckt werden müssen?

Ist Frauenwürde zu schweigen, alles hinzunehmen, unsichtbar zu werden? Diese Fragen muß sich jede Frau selbst ganz genau stellen.

Würde

Weiblichkeit

Mutterliebe

Selbstlosigkeit

Hingabe

- was ist das? Sind das nicht Begriffe, die eigentlich nur noch eine verschwommene Bedeutung haben, die uns heimlich beunruhigen, wenn wir älter werden, weil sie mit unserer späten Wirklichkeit nicht mehr übereinstimmen? Und fühlen wir nicht deutlich, daß hier Begriffe am Werk sind, die unser Verhalten steuern sollen?

Wir älteren Frauen sollten einmal versuchen, uns den eigenen - aber wirklich den eigenen - Unterleib ohne 'Igitt' vorzustellen. Dies scheint mir äußerst schwierig, denn das gesellschaftliche double-bind sitzt in uns noch so fest wie zementiert: die gewaltsame Erziehung des Mädchens zu makelloser 'Reinheit', unlösbar verbunden mit der Vorstellung dessen, was schmutzig ist. Wir werden bei dem Versuch merken, wie sehr fremd uns ganze Teile unseres Körpers sind. Aber nicht nur unseres Körpers. Auch unsere Seele ist uns verkleistert durch die oben genannten Begriffe, die wir nie selbst hinterfragen durften, und wie zum Beispiel jene strapazierten 'Werte des Abendlandes':

Recht

Gesetz

Ordnung

Fleiß

Sauberkeit

Vaterland

Und die Weiblichkeit! Ja, wo ist sie geblieben am Ende unserer Fruchtbarkeit? Sind wir nicht endlich von ihrem schizophrenen Widerspruch befreit? Wenn es uns gelingt, über den Verlust einer Sache, die es gar nicht in dem Sinne gibt, in dem sie uns eingeredet wurde (Freud und Gefolge), nicht mehr zu trauern, werden wir die Energien, die für Trauer, Wut und Isolation benötigt werden, nutzen und sie schöpferisch und politisch umsetzen. Das heißt, wir können die Wechseljahre unter einem ganz anderen Gesichtswinkel sehen:

unter dem der Befreiung!

Und diese Befreiung ist kein leeres Versprechen. Viele Frauen erfahren während des Klimakteriums, daß es ihnen besser geht als jemals vorher im Leben. Nur hat sich das noch nicht herumgesprochen. Vielen Frauen könnte die Angst genommen werden, wenn sie davon erfahren. Auch der Verlust des Marktwertes hat seine guten Seiten. Viele Normen entfallen von selbst, und damit die Zwänge zur Schönheit und zum Wohlverhalten. Das befreit ungemein.

Wenn wir gelernt haben, Ideologien zu durchschauen, zu begreifen, daß sie immer einem Zweck dienen, dann werden wir auch verstehen, daß dieser Zweck immer die Erhaltung und Absicherung von Herrschaft ist.
Die Instrumente der Herrschaft sind meist so fein und undurchschaubar, daß sie ganze Völker knebeln. Die Preußen machten aus dem Gehorsam eine heilige Pflicht und haben es tatsächlich geschafft, daß kaum jemand die Notwendigkeit dieses Gehorsams hinterfragte. Wir alle tragen noch an dieser Last einer Untertanenmentalität, aus der heraus wir großen Respekt vor Institutionen (Behörden, aber auch Tradition, Sitte und Moral) entwickeln.

Die schlimmsten und wirksamsten Ideologien haben aber die monotheistischen Religionen gebracht, die uns Frauen so schlecht bekommen sind. Besonders im Islam, aber auch im Christentum wird die Frau als minderwertiges und unreines Geschöpf dargestellt, das der Mann ohne Skrupel versklaven durfte.
Unrein ist die Frau besonders während der Menstruation. Wir alle wissen, was das bedeutet! Wir kennen die Scham, die Angst, die Abwehr, die aus dieser 'Unreinheit' resultiert, diese Scham, die uns unfrei macht, die uns vielfach körperliches Unbehagen bis zum Schmerz beschert.
Ist es nicht merkwürdig, daß Menstruationsblut unrein sein soll? Wer empfindet Nasenbluten als unrein, oder wenn er sich in den Finger

geschnitten hat? Und wo, bitteschön, ist der Unterschied zwischen Blut und Blut? Wo der des im 'Kriege vergossenen Heldenbluts' und der des Menstruationsblutes der Frau? Man sollte meinen, daß diese Flüssigkeit immer die gleiche, wenn auch in ihrer chemischen Zusammensetzung etwas variierende Flüssigkeit bleibt. Aber im Bewußtsein der Menschen herrscht hier ein gewaltiger Unterschied, und mit Logik hat das nichts zu tun. Und wer hat schon ernsthaft darüber nachgedacht? Gewiß nicht Männer, die ja diesen Akt der Geistesakrobatik vollbracht haben, weibliches Menstruationsblut mit dem Stigma der Unreinheit zu behaften.

Mindestens wir älteren Frauen sind noch beherrscht - beherrscht im wahrsten Sinne des Wortes - von der Scham und dem Gefühl der besonderen Minderwertigkeit während der Menstruation. Dies ist eines von so vielen verborgenen Herrschaftsinstrumenten, das uns daran hindert, uns ganz natürlich zu sehen. Dieses Instrument Scham, die Vorstellung unserer 'Unreinheit' ist so wirksam, daß wir gar nicht auf den Gedanken kamen, uns dagegen zu wehren, sondern es vielmehr als richtig akzeptierten.

Würden Männer menstruieren, sie würden ein Fest daraus machen.

Gruppen

OFFENSIVES ALTERN

Frauen über 40
Gemeinsame Überlegungen über das Älterwerden

Zum ersten Mal gibt es jetzt im Berliner Frauenzentrum eine Gruppe, die sich ausdrücklich an ältere Frauen wendet. Unter dem Thema »Offensives Altern« treffen sich dort jeden zweiten Donnerstag im Monat Frauen über 40, die gemeinsam mit anderen planen wollen, wie sie nach jahrzehntelanger Isolation und Doppelbelastung in Familie und Beruf oder nach einer Scheidung ihr Leben sinnvoll in die Hand nehmen können. Sie wollen verhindern, daß ihr neuer Lebensabschnitt – wie für viele ältere Frauen heute – in Einsamkeit, Passivität und schließlich im Altersheim endet. Zu der Gruppe gehören auch einige jüngere Frauen, die sich in Ausbildung und Beruf mit der Situation der Älteren beschäftigen, deren Mütter älter werden und die für sich selbst auch nach neuen Wegen suchen, anders alt zu werden.
In dieser Woche trafen sich die Frauen zum ersten Mal. Über vier Stunden lang tauschten die Frauen ihre Erfahrungen, Ängste und ihre Schwierigkeiten bei der Suche nach anderen Frauen aus, mit denen zusammen sie etwas unternehmen könnten. »Ich habe eine Arbeitskollegin gefragt, ob sie nicht mal mit ins Kino kommen würde, weil man als Frau allein doch schnell schief angeguckt wird. Aber die anderen sind immer mit Familie und Verwandtschaft beschäftigt. Ich habe alles versucht, Volkshochschulkurse besucht. Sprachen gelernt, gebastelt – Freunde habe ich da nicht gefunden. Das ist verrückt, jetzt, da die Kinder aus dem Haus sind, ich endlich mal Zeit für mich habe, weiß ich diese Zeit nicht zu nutzen, weil ich allein bin. Und ich will ja nicht nur basteln, sondern was sinnvolles tun«, berichtet Hilde S.
Den anderen Frauen erging es ähnlich. Die Gruppe entwickelte daher Pläne für ein gemeinsames Zusammenleben von Frauen in einem Haus, für ein Café als Treffpunkt, eine Kabarettgruppe und einen Lesekreis. Außerdem wollen sich die Frauen untereinander besuchen, gemeinsam was unternehmen oder zusammen verreisen. Das nächste Treffen der Gruppe »Offensives Al-

tern« findet am 14. Juli um 18 Uhr im Frauenzentrum, Stresemannstr. Nr. 40 statt. Frauen, die schon vorher mehr wissen wollen, können unter der Telefonnummer 6037624 anrufen.

Vera Gaserow

Der Tagesspiegel, 19.6.1977

Als dieser Artikel im Juni 1977 in der Berliner Tageszeitung DER TAGESSPIEGEL erschien, erlebte die Gruppe zunächst einen Ansturm, den sie nicht bewältigen konnte. Der Ansturm aber bewies, wie viele Frauen sich einsam und diskriminiert fühlen, daß Frauen aus dieser Situation ausbrechen und sie verändern wollen. In den vier Jahren, seit diese Gruppe besteht, haben wir erfahren, daß dies keine Sache ist, die von heute auf morgen entsteht, sondern ein mühevoller Prozeß des Lernens und der Irrtümer, der Korrektur unserer Erwartungshaltungen.

Dennoch ist eine Art Wunder geschehen: Nach vier Jahren besteht die Gruppe OFFENSIVES ALTERN noch immer und hat einige sehr harte Zerreißproben überstanden. Einige Frauen aus der Gründungszeit haben die Gruppe auch verlassen, weil entweder die immer wieder aufbrechenden Konflikte für sie nicht erträglich waren, andere, weil die Gruppe ihre Erwartungen nicht erfüllte. Dies waren Frauen, die zum festen Kern der Gruppe gehörten. Es gab aber auch Frauen, die mal hereinschauten, weil sie im Rundfunk und Fernsehen von uns gehört und gesehen hatten, und dann wieder wegblieben.

Im September 1979 reisten 13 Frauen der Gruppe nach Amsterdam zur VIDO. An dieser katastrophalen und schönen Reise wäre die Gruppe beinahe zerbrochen. Bis dahin war es uns gelungen, trotz ernsthafter Bearbeitungsansätze, alle Konflikte immer wieder unter den Teppich zu kehren. Denn das Verlangen nach Harmonie und Einverständnis war bei den meisten Frauen nach all den Konflikten, die sie in ihrem Leben bis dahin schon durchlebt hatten, zu groß. Nach den harten und für manche Frauen auch schmerzhaften Auseinandersetzungen, die auf die Reise folgten, haben die meisten Frauen mehr oder weniger bewußt begriffen, daß sich nicht alle Konflikte aus der Welt schaffen lassen, daß man auch mit Konflikten leben kann, daß man mit wechselnden Antipathien und Sympathien durchaus in einer Gruppe bleiben kann, daß auch eine Gruppe nicht der Ort ist, wo eine immer gleichbleibende Basis für Wärme und

Sympathie herrscht. Der wichtigste Schritt nach Amsterdam war jedoch, unsere bisherige Selbstbespiegelung und unsere Zukunftsängste in politisches Handeln umzusetzen.
Im Leben einiger der älteren Gruppenmitglieder hat sich manches zum Positiven hin verändert. Ein großer Teil der Isolation ist durch gemeinsame Unternehmungen (u.a. Reisen) aufgehoben. Wir feiern zusammen Feste - niemand muß Weihnachten allein verbringen. Aber auch andere Veränderungen haben stattgefunden. Feminismus ist kein feindlich besetztes Fremdwort mehr, wie für die meisten vor zwei Jahren noch. Und die Stärke, Konflikte auszutragen und zu ertragen, ist gewachsen.
Inzwischen ist die Gruppe OFFENSIVES ALTERN über Berlin hinaus bekannt geworden. In gewisser Weise haben sich die Medien in den ersten zwei Jahren auf uns gestürzt, weil sie von uns ein fertiges Modell zum alternativen Altern erwarteten. Aber auch auf dem Frauenforum im Revier in Dortmund und auf der Sommeruni Berlin gaben wir eine Selbstdarstellung, die eine große Resonanz brachte. Volkshochschulen luden uns ein, vor anderen Gruppen zu sprechen. Und viele der neuen Projekte über Altersforschung, die seit neuestem wie Pilze aus dem Boden sprießen, sind an unserer Existenz interessiert, weil wir uns auf das Alter vorbereiten wollen und nicht kampflos das annehmen, was diese Gesellschaft vorläufig noch für den alten Menschen bereit hält.

VIDO (Vrouwen In De Overgang)

Neues aus Amsterdam

Im Frauenforum in Dortmund stellten sich Vertreterinnen der Vido (Vrouwen in de Overgang), eine Frauengruppe aus Amsterdam, vor.

Eine Frau in einem Dorf auf dem flachen Land hatte unter schweren Wechseljahrsbeschwerden gelitten, und nirgendwo war sie damit ernstgenommen worden. Schließlich hatte sie selbst über die Ursachen nachgedacht und war energisch daran gegangen, sich selbst zu helfen. Der Erfolg war erstaunlich. Als eine Reporterin zufällig davon erfuhr, berichtete sie darüber im Rundfunk. Die Landfrau konnte sich darauf hin vor Telefonanrufen kaum retten. Auch Jeanne Brauer, die jetzige Vorsitzende der Vido, von Beschwerden geplagt,

insbesondere von einer schweren Straßenphobie war so beeindruckt, daß sie sich auf ihr Fahrrad schwang und die Frau aufsuchte.
Jeanne Brauer wurde mit einer langen Adressenliste versehen und aufgefordert, eine Gruppe in Amsterdam zu gründen.
Doch dann begann sie herumzutelefonieren, Treffen zu vereinbaren, Listen zu führen. (Mit vierzig verschiedenen Wechseljahrsbeschwerden.) Jede neu hinzukommende Frau bekommt eine Liste vorgelegt, um ihre Beschwerden anzukreuzen, gegen die die Frauen dann gemeinsam zu Felde ziehen.
Die Vidofrauen laden jede Frau, die sich an sie wendet, zu einem Gespräch ein, sie wird von mehreren Frauen angehört und dann einer Gruppe zugewiesen. Eine dieser Frauen hat immer Gruppenerfahrung. Die Frauen treffen sich bis zu fünf-, zehnmal zu einem Gespräch.
Außerdem werden Yoga und Atemtherapie empfohlen und unter Anleitung sachkundiger Frauen ausgeübt. Es gibt eine Telefonkette; leidet eine Frau an schweren Depressionen, ist zu jederzeit eine andere zu erreichen und bereit, die Frau aufzusuchen. Schwere Fälle wie Tablettensüchtige werden weitervermittelt.
In vierjähriger Arbeit hat sich herausgestellt, daß ein Drittel aller Frauen sehr starke Wechseljahrbeschwerden hat, ein Drittel starke und das übrige Drittel keine. Die Ursachen dafür haben die Frauen nicht erforscht, doch in einem holländischen Krankenhaus gibt es bereits eine Spezialabteilung, in der Frauen in den Wechseljahren sich einer zweitägigen Generaluntersuchung unterziehen können. Dort wird der Hormonspiegel bestimmt, keine Frau muß leidvoll ausprobieren, welche und wieviele Hormone sie zu sich nehmen muß; außerdem wird sie auf Osteoporose untersucht, eine Knochenkrankheit mit schwerwiegenden Folgen, die sich oft mit dem Beginn der Wechseljahre einstellt. Ist eine Frau nicht in der Lage, das Krankenhaus allein aufzusuchen, wird sie von anderen begleitet. Ebenso werden Arztbesuche gehandhabt. Verschreibt ein Arzt, wie leider üblich, gegen ihre Beschwerden Valium oder Librium, wird die Frau über die Medikamente aufgeklärt, und nicht selten bringt sie sie dem Arzt, mit der Aufforderung, er solle sie selbst schlucken, zurück. Die Vido haben ebenfalls herausbekommen, daß manche Ärzte den Frauen, die gewohnte Mittel gegen Wechseljahrsbeschwerden ablehnten, Medikamente gegen hochgradige Schizophrenie gaben, die nur für Anstalten zulässig sind. Der Erfolg der Vido ist so erstaunlich, daß die Stadt Amsterdam ihnen ein kleines Haus zur Verfügung gestellt hat.

Sie haben sich soviel Wissen erarbeitet, daß Jeanne Brauer vor kurzem, von einem Professor angekündigt, vor einer Versammlung von 70 Ärzten, auf deren Einladung hin, gesprochen hat!
Neu an Vido ist, daß Frauen in diesem Alter, die zum Teil unter starken Beschwerden leiden, fähig sind, sich selbst zu helfen, und darüber hinaus mit einem jahrhundertealten Vorurteil aufräumen, daß Frauen in den Wechseljahren nicht ernst zu nehmen sind.

Christel G. Purrmann[A]

War es ein historischer Augenblick oder war es das nicht, als unsere Gruppe OFFENSIVES ALTERN nach Amsterdam fuhr, um die VIDO zu besuchen? In der drangvollen Enge des VIDO-Hauses, wo 13 Frauen in einem Raum auf einem Luftmatratzenlager nächtigten, und wo während der drei Tage unseres Besuches gewaltige Konflikte aufbrachen, erlebten wir diesen Augenblick ganz gewiß nicht als einen historischen. Vielleicht war auch nur meine Hoffnung die Mutter des Gedankens.
Einige Frauen der VIDO und einige der Gruppe OFFENSIVES ALTERN hatten sich in Dortmund auf dem Frauenforum im Revier kennengelernt. Und wir haben dort den Besuch geplant. Zwei Gruppen älterer Frauen und verschiedener Nationalitäten, mit ganz und gar unterschiedlicher Gruppenarbeit treffen sich – mögen sich. Und ganz gewiß haben wir einander beeinflußt. Die Aktivitäten der VIDO waren sicher der entscheidende Anstoß für die Frauen des OFFENSIVES ALTERS, nun auch selbst mit einer konkreten Arbeit zu beginnen. Unser politischer Bewußtwerdungsprozeß war für die VIDO ein Impuls, über die politischen Inhalte ihrer Arbeit nachzudenken, die sie bis dahin immer nur als eine ganz private betrachtet hatten. Unsere Worte: »Ihr nehmt dem Staat die Arbeit ab und leistet sie auch noch unbezahlt,« löste bei ihnen eine gewisse Betroffenheit aus.
Zur Sommer-Uni 1980 kamen drei VIDO-Frauen nach Berlin und wohnten bei uns. Die Veranstalterinnen hatten sie eingeladen, und ihre Selbstdarstellung war ein großer Erfolg. Der Plan, eine ähnliche Gruppe im Feministischen Frauengesundheitszentrum Berlin aufzubauen, besteht immer noch. Sicher war dies auch nicht das letzte Treffen unserer beiden Gruppen – wenn vorerst auch noch keine Pläne bestehen. Und ist es nicht möglich, ist es nicht wahrscheinlich, daß sich aus der Zusammenarbeit beider Gruppen Entscheidendes für die Frauenbewegung entwickelt? Und wie erst, wenn es eine internationale Sitte wird, daß sich Frauengruppen auf diese Art *näher* kennenlernen und zusammenarbeiten?

Mütter / Töchter / Mütter

Dieses Thema ist so umfangreich, so umstritten und so wenig erforscht, daß es mir ziemlich kühn vorkommt, wenn ich hierzu meine eigenen Gedanken äußere. Aber diese Gedanken sollen andere Frauen anregen, da weiterzudenken, wo dieses Kapitel aufhört. Ich habe mit Frauen über dieses Thema diskutiert, und ich weiß, daß es viele von ihnen bewegt.

So wie wir unsere Gegenwart, unser Gewordensein nicht verstehen können, wenn uns jegliches Geschichtsverständnis fehlt, so werden wir Frauen uns selbst auch nicht begreifen, wenn wir unsere Mütter nicht verstehen. Ich meine damit nicht nur jenen Aha-Effekt: So war das, so waren Mutters Lebensbedingungen, dann konnte sie also nicht anders. Wir müssen auch an anderen Orten suchen.
Ich bin Mutter. Aber ich bin auch Tochter. Warum hassen so viele Frauen ihre Mütter? Warum sind wir oft unfähig, unsere Töchter loszulassen? Das kann doch nicht immer so gewesen sein.
Wie es scheint, können wir in der Kindererziehung immer nur alles falsch machen. Da haben wir nun Töchter. Die Substanz ist prachtvoll. Man könnte eine Menge aus ihnen 'machen'. Sie selbst könnten eine Menge 'aus sich machen'. Aber es ist, als sei der Teufel in sie gefahren, und als seien wir für sie eine Belästigung ersten Grades.
Es ist wie aus unserem Kopf weggeblasen, daß unsere Mütter das gleiche mit uns erlebt haben. Warum, warum sind wir solche Nervensägen? Warum müssen wir den gleichen Mist wie unsere Mütter wiederholen, entgegen allen unseren besseren Absichten? Manchmal handeln wir wie unter Zwang, wie Margarete (siehe Teil I). Wir sehen deutlich, daß wir etwas falsch machen, es ganz anders wollen, aber etwas Anderes, Stärkeres in uns scheint zu handeln.

Ich glaube, das Schwerste, was älter werdende Frauen lernen müssen, ist, die Kinder, die Töchter loszulassen. Und ich weiß nicht, ob dies

nicht unsere Möglichkeiten übersteigt. Das biblische Gebot, 'liebe deinen Nächsten wie dich selbst', bedeutet nicht - so wie die Kirche es immer verstanden wissen wollte: Liebe deinen Nächsten und vergiß darüber dich selbst, sondern es enthält einen tiefen, ganz anderen Sinn: Nur wer sich selbst lieben kann, vermag auch andere zu lieben. Aber Eigenliebe wurde uns Frauen schon frühzeitig ausgetrieben. Und für eine Mutter war so etwas wie Eigenliebe schon gar nicht denkbar. Wie immer man das Wort Liebe in diesem Zusammenhang definieren will, Mutterschaft jedenfalls verbietet in unserer Kultur jede Eigenliebe. Da der Mensch jedoch nur schlecht ohne ein gewisses Maß an Zuneigung zu sich selbst auskommen kann, haben wir Mütter unsere Eigenliebe auf unsere Kinder übertragen, das heißt, wir haben uns selbst in unseren Kindern geliebt, und sie damit verpflichtet, auch ein Stück von uns selbst zu sein und zu bleiben. Das macht uns das Loslassen der Kinder, besonders der Töchter so schwer. Könnten wir uns selbst lieben, müßten wir unsere Kinder, jenes Stück von uns selbst, nicht so festhalten. Wir fühlen zwar alle, daß Kinder nur eine Leihgabe sind, aber wir haben es seit vielen Generationen weit von uns abgedrängt. Wahrscheinlich werden wir diese Einsicht so lange verweigern, bis wir einen Gegenwert für die Macht, die wir über unsere Kinder haben, finden. Trotzdem glaube ich, daß schon ein kleinerer Schritt einer der wesentlichen sein wird, unsere Gesellschaft zu verändern: wenn wir unsere Töchter aufklären.
Aufklärung bedeutet hier die Wahrheit über unser eigenes Leben, über den Betrug, der an uns begangen wurde. Und wir müssen uns auch bewußt werden, daß wir im Begriff sind, diesen Betrug wieder an unseren Töchtern zu begehen. Warum stellen wir ihnen z.B. die Ehe als Traumziel der Frau dar? Genau das, was die meisten von uns so kaputt gemacht hat?
Spätestens da, wo wir auf die Grenzen unserer Rolle stoßen, wäre es an der Zeit, mit der Tochter darüber zu sprechen. Stattdessen halten wir sie mit einem Autoritätsschild von uns fern. Was wissen unsere Töchter überhaupt von uns außer den sichtbaren Leistungen - die für manche Töchter sogar unsichtbar bleiben? Was haben wir über die sexuelle Aufklärung (wenn überhaupt!) hinaus 'geleistet'? Haben wir je über unsere eigenen Gefühle, über unsere eigene Sexualität mit ihnen gesprochen?
Vor noch nicht allzu langer Zeit erzählte mir meine Tochter, wie sie mich während ihrer Pubertät erlebt hat: als eifersüchtige Konkurrentin. Sie hat bei mir die Angst der alternden Frau empfunden, nicht

mehr mit ihr konkurrieren zu können. Ich habe dies zunächst weit von mir gewiesen, denn gerade zur Zeit ihrer Pubertät war ich frei und konnte unter einigen Bewerbern wählen. Ich mußte erst lange über das von meiner Tochter Gesagte nachdenken, um darauf zu kommen, daß sie doch recht hat. Denn gerade zu jenem Zeitpunkt begann ich, sie von den Männern, die ich kannte, fernzuhalten, immer unter dem putzigen Vorwand, sie vor dem schützen zu müssen, was ich mir selbst gerade erlaubte: sexuelle Freiheit.
Ich bin nicht so optimistisch zu glauben, daß Frauen von einem Tag zum andern ihr Verhalten den Töchtern gegenüber verändern können. Dazu bedarf es einer intensiven Auseinandersetzung mit dem eigenen Leben, eines Forschens nach gesellschaftlichen Zusammenhängen und eines breiteren Erkenntnisspielraumes als wir ihn jetzt noch haben. Ich zweifle auch, daß man nur mit Wissen im Kopf allein gegen die Wiederholungszwänge, die in unsere Erziehung einzementiert wurden, aufkommen kann.
Ich könnte mir aber vorstellen, daß sich durch die zunehmende Einbeziehung älterer Frauen in die Frauenbewegung eine Möglichkeit ergibt, diese Zwänge aufzubrechen: durch eine freie Mutter-Tochter und Tochter-Mutter-Wahl.
Natürlich trennt nicht nur der generalisierte Mutter-Tochter-Konflikt die älteren von den jüngeren Frauen. Die von uns älteren Frauen schmerzlich erlebte Barriere zwischen Frauen verschiedener Gene-

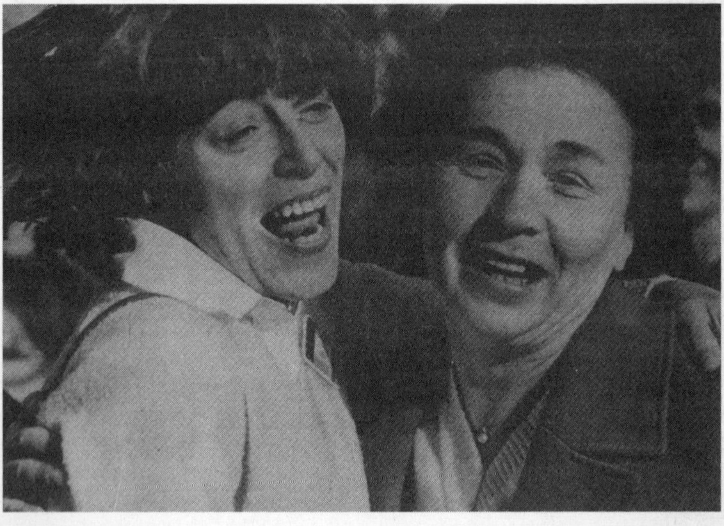

rationen beruht auch darauf, daß die Älteren den Jüngeren zwangsläufig vorleben, was sie in relativ wenigen Jahren selbst erwartet: die Entwertung ihrer Persönlichkeit durch die Gesellschaft, eine Entwertung, mit der massive Verzichte auf die Erfüllung elementarster Bedürfnisse verbunden sind.
Es ist wichtig, die Ursachen dieser Trennung der Generationen innerhalb der Frauenbewegung aufzudecken. Das schaffen wir aber nur, wenn wir, jung und alt gemeinsam, untersuchen, was uns trennt. Die Betonung liegt hierbei auf dem Wort gemeinsam. Der Mutter-Tochter- und der Tochter-Mutter-Konflikt wird uns leichter zugänglich werden, wenn wir es nicht gleich mit der eigenen Mutter, mit der eigenen Tochter versuchen. Das Verständnis füreinander ist viel einfacher zu erreichen, wenn wir es mit fremden Töchtern und mit fremden Müttern versuchen. Und wo könnte dies so umfassend geschehen wie in der Frauenbewegung?

Auch in der Gruppe OFFENSIVES ALTERN haben wir versucht, unseren Müttern näher zu kommen. Und auch dort war es für manche Frau (und wir sind fast alle Mütter) ein aufwühlendes und anstrengendes Erlebnis. Vor allem haben einige von uns die Erfahrung gemacht, daß uns zum Begreifen der eigenen Kindheit und der Mutter unser eigenes Muttersein im Wege steht. Als wir versuchten, uns der eigenen Kindheit in der Erinnerung zu nähern, brachen plötzlich Schuldgefühle auf: Was haben wir bei unseren Kindern falsch gemacht, wie haben wir sie geschädigt? Das waren Schuldgefühle von solcher Größe und Schwere, daß wir sie nicht ertragen konnten.
In weiten Bereichen der Psychoanalyse und der Psychologie sind Mütter heute immer noch die Sündenböcke, die Alleinschuldigen am Elend ihrer Kinder. Und die Göttinnen für manche Teile der Frauenbewegung. In Wahrheit sind sie nichts weiter als die Produkte einer Erziehung und ihrer sozialen Bedingungen. Frauen hatten 5000 Jahre lang keine Macht. Nur jene Macht, Herrin über Leben und Tod eines Neugeborenen zu sein. (Das spricht sich dann so aus: »Ich werde von jemandem gebraucht«.) Diese Art der Macht ist eine fragwürdige und sehr gefährliche Reaktion der Mutter auf ihre gesellschaftliche Machtlosigkeit.
Und welchen Stellenwert dieser Ersatz in Wahrheit hat, muß erst noch erforscht werden. Denn wir alle, Frauen und Männer, erleben diese Macht als prägend in der frühesten und entscheidendsten Phase unserer Kindheit, auch wenn wir sie nicht mehr erinnern können. Und wir alle, Frauen und Männer, haben in dieser Phase wahrschein-

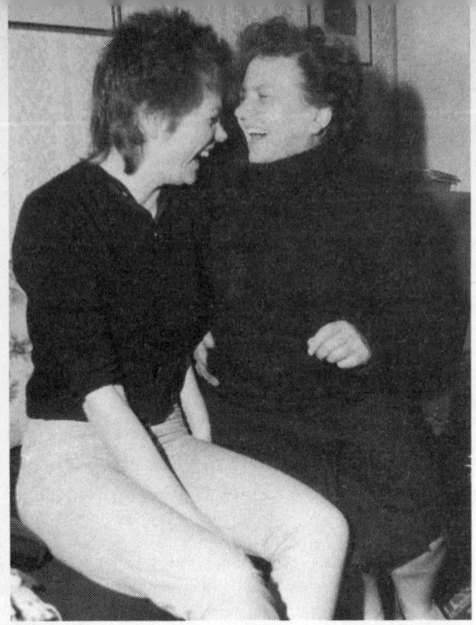

lich Schaden genommen. Aber eben nicht nur an unserer unmittelbaren Mutter, sondern weit zurück, an all den machtlos-mächtigen Müttern davor.
Ich möchte auch hier wieder nicht mißverstanden werden. Das zuvor geschilderte trifft keineswegs auf alle Frauen zu. Und ich kenne sehr glückliche Beziehungen zwischen Müttern und Töchtern. Da gibt es Mütter, die imstande waren, ihre Töchter aus ihrer Verantwortung, nicht aber aus ihrer Liebe zu entlassen, Mütter, die ihre Kinder überhaupt darin unterstützen, selbständige Wesen zu werden. Und natürlich sind es auch nicht nur Frauen, die ihre Kinder als ein Stück von sich selbst an sich zu fesseln suchen. Das versuchen auch Väter, das schaffen auch Menschen, die ein Kind aufziehen, das nicht ihr eigenes ist. Denn Kinder sind grundsätzlich der Macht der Erwachsenen ausgeliefert.
Doch dies ist nicht mein Thema, sondern jenes, das so vielen, vielen Frauen heute noch in ihren Beziehungen zu ihren Kindern oder zu ihren Müttern so schwere Probleme bereitet.
Wenn Frauen ihre Macht über Kinder austauschen dürfen und können gegen die Macht über sich selbst, wenn sie sich frei entfalten und ihre eigene Kreativität entdecken können, wenn Kleinkinder nicht nur im ausschließlichen Abhängigkeitsbereich ihrer Mütter aufwachsen, wenn Mütter ihre Kinder von der Geburt an als selbständige, aber zu schützende Geschöpfe sehen können –

wie werden diese Kinder dann sein?

Das revolutionäre Potential

»Nichts charakterisiert die alten Ideologien so gut wie diese aufschiebende Haltung. Das Aufschieben der Berücksichtigung des wesentlich Menschlichen unter dem Vorwand, 'realistisch' zu sein, ist genau die Form, sich auf die tödliche Art und Weise praktisch zu verhalten, die unsere Zivilisation an den Rand ihrer Vernichtung geführt hat. Sie bedeutet unsere Auslieferung an Volkskommissare, Manager und Operationsanalytiker – die berufsmäßigen Experten für den Aufschub des Wesentlichen. Sie sind Fachleute für das, was C. Wright Mills 'Wahnsinnigen Realismus' genannt hat.« (Theodore Roszak[5])

Wie revolutionär ist das Kräftepotential der älteren Frauen tatsächlich?
Und wo müssen wir es suchen?
Die Wahrheit zu sagen – zur Zeit ist dieses Potential noch so unsichtbar wie wir selbst. Da es sich nur um eine Kraft handeln kann, die aus der Gemeinsamkeit entsteht, werden wir uns noch ziemlich anstrengen müssen, bis wir erst einmal sichtbar geworden sind. Daß das Potential vorhanden ist, ist aber gewiß. Wo immer Revolutionen stattgefunden haben (und dies geschieht nicht nur und nicht immer mit Waffen), haben sich große Gruppen von Menschen zusammengefunden, um einen gesellschaftlichen oder politischen Zustand zu verändern. Diese Gruppen – es waren Massen – hatten ein gemeinsames Ziel und ein gemeinsames Bewußtsein. Wenn sieben Millionen Frauen (soviele dürften sich gegenwärtig in der Bundesrepublik Deutschland im Klimakterium befinden) sich untereinander verständigen könnten und zu dem Schluß kämen, daß sie ihre Situation nicht mehr hinnehmen wollen …
Hier liegt unser Potential.

Jene Öffentlichkeit für ältere Frauen, von der ich sprach, werden wir weder in den Parteien noch in den Gewerkschaften finden, wo Frauen zur Zeit und wahrscheinlich noch auf lange Sicht ihre Kräfte für die eigenen Interessen gegen die Männer einsetzen müssen. Wie also können ältere Frauen Gruppen bilden, in denen ausschließlich ihre eigenen Interessen Gegenstand von Gespräch und Handlung sind? Die VIDO entstand Anfang der siebziger Jahre irgendwo in Holland in der Straßenbahn, wo zwei Frauen in den Wechseljahren über die Wechseljahre ins Gespräch kamen. Auf einen solchen glücklichen Zufall sollten wir nicht warten. Frauen, die das Bedürfnis haben, sich mit anderen älteren Frauen auszutauschen, sollten sich nach einem Ort dafür umtun oder im nächsten Frauenzentrum (Telefonbuch!) nachfragen, ob ihnen ein Raum zur Verfügung gestellt werden kann und dann eine Annonce in die Zeitung setzen. Eine Tageszeitung genügt, aber auch EMMA und COURAGE kommen dafür in Frage oder eine regionale Frauenzeitung. Wenn sich für den Anfang drei oder acht beklommene Frauen gegenüberstehen, werden sie alle zugleich merken, wie ihre Hemmungen sehr bald von ihnen abfallen. Die meisten werden sehr viel von sich zu erzählen haben. Und mit der Zeit lernen sie auch, den anderen zuzuhören.

Es muß uns durchaus nicht schrecken, daß für die Bildung von Gruppen älterer Frauen kein theoretischer oder ideologischer Überbau vorhanden ist. Wo ein solcher Überbau, in welchen Organisationen auch immer, besteht - die älteren Frauen kommen in ihm nicht vor. Darum werden wir aus den eigenen Erfahrungen Theorien entwickeln, wenn wir sie überhaupt brauchen.
Ohne Theorie, ohne Modell irgendwo zu beginnen, bedeutet Mut zum Experiment. Kreativität und Neugier sind uns durch unsere Erziehung zum Sicherheitsdenken so weit abhanden gekommen, daß wir fast vergessen haben, daß Leben auch Wagnis, also Versuche und ihr Scheitern bedeutet. Jenes Wagnis, alte Lebensformen und damit vermeintliche Sicherheit aufzugeben, scheint uns zu kühn und bedrohlich. Was könnte geschehen, wenn wir unsere schöne Wohnung (die einsame Höhle?) aufgeben und mit anderen älteren Frauen in eine Wohngemeinschaft ziehen? Was passiert, wenn das schiefgeht? Werden wir dann bei Schnee und Regen auf der Straße stehen, im Obdachlosenasyl landen?

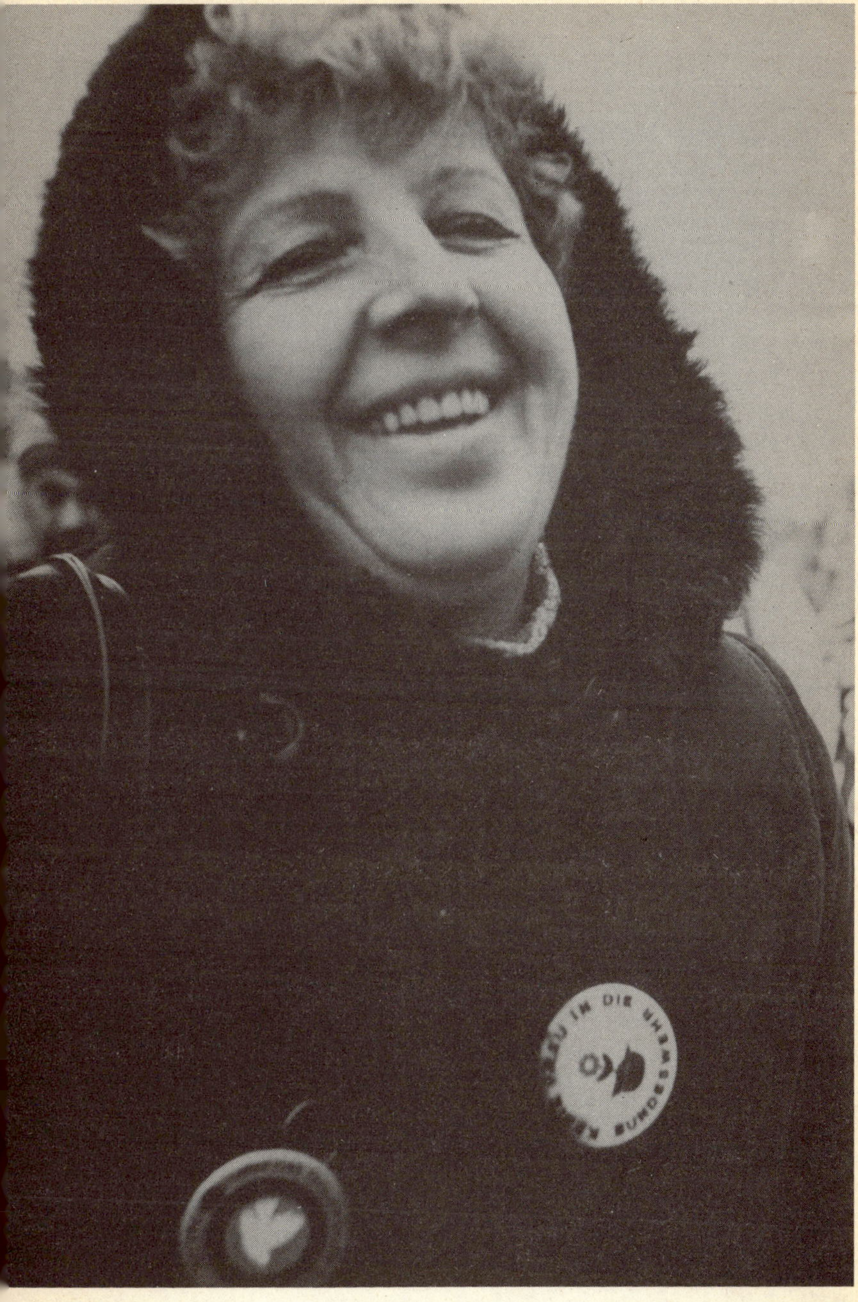
IN DIE

Selbstverständlich geschieht den Frauen, die eine gesicherte und menschenwürdige Altersversorgung haben, nichts dergleichen. Dagegen sind solche Ängste für Frauen, die keine gesicherte Versorgung haben, ganz real und sind dementsprechend ernst zu nehmen.

Wir verhalten uns vernünftig, praktisch, zweckmäßig und angepaßt und verkümmern bei dieser aufschiebenden Haltung. Wir fühlen genau, daß daran etwas falsch ist, können diesen Zustand aber kaum anders benennen als 'das Leben zerrinnt mir wie Sand zwischen den Fingern'. Es scheint, als seien wir mit diesem 'wahnsinnigen Realismus' unlösbar verkettet. Und manchmal denken wir an jenen Mann, der Zigaretten holen ging und nie wiederkehrte.
Statt solcher Träume könnten wir einmal den kleinen Schritt in ein Frauenzentrum wagen, denn die jungen Frauen werden uns sicher nicht nachlaufen. Vor allem dürfen wir uns nicht entmutigen lassen, wenn sich unsere Vorstellungen nicht gleich beim ersten Anlauf verwirklichen lassen. Angst vor Enttäuschung und Irrtum sollte uns nicht lähmen und im Handeln behindern. Vor allem sollten wir uns die eigenen Irrtümer auch zugestehen.

Wenn ältere Frauen in die Frauenbewegung einbezogen sind, wenn sie an den Frauenprojekten für Gesundheit, Frieden, Abrüstung, Umweltschutz und vielen anderen mehr teilnehmen, werden sie ein Bestandteil der Frauenbewegung sein.
Es gibt bereits eine Anzahl älterer Frauen – ich gehöre zu ihnen – die ihre Bestätigung darin finden wollen, daß wir ein kreativer Teil der Frauenbewegung sind, daß unsere Energien dazu dienen, unsere Gesellschaft aus der Sicht der Frauenbewegung so zu verändern, daß unsere Kinder und Enkelkinder menschenwürdig in ihr leben können.

Hinweis zu 'Die Wurzel des Lebens' (Seite 155-159):

Ohne nennenswerte Unterbrechungen habe ich ca. zwei Jahre von der 6-jährigen koreanischen Wurzel gegessen und fühlte mich wunderbar gesund und vital. Als mir die Wurzeln ausgingen, legte ich eine längere Einnahmepause ein, um die Reaktion meines Körpers zu testen. Sie war überraschend. Leichte Hitzewellen kamen zurück. Es kam die erste leichtere Erkältung und schließlich löste eine Infektion die andere ab. Nichts, was Naturheilkunde und Homöopathie zur Stärkung der eigenen Abwehrkräfte empfehlen, half. Im Frühjahr 1983 begann ich abermals mit der Einnahme der Wurzeln. Innerhalb von vier Wochen ging es mir wieder gut. – Bisher hatte ich weder gehört noch gelesen, daß ein nicht ungefährlicher Gewöhnungseffekt eintreten kann. Ich schließe aus meiner Erfahrung, daß die Form der Einnahme immer nur eine ganz individuelle sein kann. Diese Notiz soll Frauen anregen, ihre individuelle Reaktion auf die Wurzel zu testen, damit ihr Körper in keine Abhängigkeit gerät.

Berlin, Juli 1983

Und seitdem? –

Nachwort zur Taschenbuchausgabe

(Februar 1986)

Ich fühle mich nicht mehr so unsichtbar, wie ich es vor sechs Jahren beschrieb. Und die Scham ist nun endgültig vorbei. Zwar hält mir die Männergesellschaft noch diesen Spiegel vor: alte Frau. Minderwertig. Aber es wirft mich nicht mehr um. Nur überrascht mich von Zeit zu Zeit noch die Tatsache, daß ich mich innen ohne Alter fühle und mir die äußere Bedeutung der Anzahl meiner Jahre ins Gedächtnis rufen muß. Manchmal scheint mir auch, daß die alten Menschen nicht mehr so ins Abseits gestellt werden wie früher. Dies ist natürlich eine völlig subjektive Wahrnehmung, weil sich meine Aufmerksamkeit für andere Menschen verändert hat, vor allem für die ganz alten. In ihnen erkenne ich mich und die unabänderliche Begrenzung meiner Lebenszeit. Wenn dieser Satz auch pessimistisch aussehen mag, so erfahre ich seinen Inhalt doch positiv. Die Erkenntnis – ich möchte sagen, die mit meinem Gefühl begriffene Endlichkeit meiner Lebenszeit hilft mir, das Wichtige vom Unwichtigen zu unterscheiden. Und es ist schon erstaunlich, wie viele Dinge an Wichtigkeit verloren haben.

Dieses Buch hat mir eine Fülle positiver Resonanz gebracht, sowohl von der Presse als auch von den Leserinnen und sogar von einigen Lesern. Aber es gab auch einige Frauen, die es ablehnten und sagten, so, wie ich die Welt der alternden Frau geschildert habe, sei sie nicht; und wer sie so erlebt, sei selber schuld. Und ich glaube ihnen, daß sie für sich selber recht haben. Denn die Bedeutung der Dinge liegt immer im Auge des Betrachters.

Nun ist dieses Buch schon sechs Jahre alt, für unseren schnellebigen Buchmarkt ein fast methusalemisches Alter. Als es 1981 erschien, waren die darin verarbeiteten wissenschaftlichen Ergebnisse auf dem Stand von 1978/1979. Weil ich glaube, der Leserin eine Aktualisierung schuldig zu sein, will ich versuchen, einen kleinen Ausschnitt aus dem sehr umfangreichen und komplizierten Gebiet der Hormonforschung vereinfacht darzustellen.

Es gilt als erwiesen, daß Östrogene ein lebenswichtiger Baustein für das Zellwachstum sind und daß die meisten unserer Körperzellen eine Art Empfangsgerät für weibliche Hormone haben: die Östrogenrezeptoren. In den medizinischen Bibliotheken fand ich zu diesem Thema eine unüberschaubare Fülle von Veröffentlichungen aus aller Welt. Danach sind Östrogene ein lebensverlängernder Schutzfaktor, solange sie in ausreichendem Maße im eigenen Körper hergestellt werden; denn sie schützen höchstwahrscheinlich vor Osteoporose (siehe S. 163) und anderen Stoffwechselstörungen, und sie sollen die Psyche widerstandsfähig halten gegen Streß und Depressionen. Sinkt nun die Eigenproduktion, so können die pharmazeutisch hergestellten, die sogenannten konjugierten oder natürlichen Hormone (die den körpereigenen vollkommen gleich sein sollen) diesen Schutz aufrechterhalten, sofern sie rechtzeitig, das heißt vor und während der Wechseljahre, verabreicht werden. Sie werden aber zum Risikofaktor, wenn sie zu spät, also etwa 4 bis 5 Jahre nach der letzten Blutung, genommen werden. Dann kann eine genau umgekehrte Wirkung auf den Fettstoffwechsel eintreten. Die daraus resultierenden Folgen will ich zu beschreiben versuchen.

Da Östrogene ein Wachstumshormon sind, so wirkt sich diese Eigenschaft auch auf die Krebszelle aus, weil viele Tumore Östrogenrezeptoren besitzen. Der kleine Krebsherd, von dem man über 10 Jahre vielleicht nichts bemerkt oder der von den eigenen Abwehrkräften vernichtet werden konnte, wird, wenn er Östrogenrezeptoren hat, durch die von außen verabreichten Hormone in seinem Wachstum gefördert. Um dies zu verhindern, wird seit einiger Zeit bei der Östrogenunterstützung ein Gestagen hinzugefügt, das seinerseits die Eigenschaft hat, die Wachstumsförderung der Östrogene zu hemmen. Es handelt sich um das körpereigene bzw. diesem nachgebildete Progesteron. Indessen verhindert Progesteron durchaus nicht bei allen Krebsarten das Wachstum. Außerdem sind aber gerade Gestagene dafür verantwortlich, wenn Fettstoffwechsel und Blutgerinnung gestört werden, so daß es zu Arteriosklerose, Herzinfarkt oder Schlaganfall kommen kann.

Da wir mit zunehmendem Alter und durch das Zusammenspiel vieler Faktoren wie falsche Ernährung, zu viele Genußgifte (besonders Zigaretten!) und Bewegungsmangel zu einem erhöhten Cholesterin- und Triglyceridspiegel neigen, wirkt bei diesen Voraussetzungen das Gestagen verstärkend, wenn nicht gar verursachend.

Innerhalb der erstaunlichen Wechselwirkungen der verschiedenen

Stoffe in unserem Blut üben die Lipoproteide, also die Fett/Eiweißstoffe, einen entscheidenden Einfluß auf die Höhe des Cholesterin- und Triglyceridspiegels aus. Es gibt Lipoproteide von hoher Dichte (= High Density Lipoproteid = HDL, im folgenden) und solche von niederer Dichte (= Low Density Lipoproteid = LDL).
Werden im Blut zu viele Cholesterine und/oder Triglyceride festgestellt, so ist gleichzeitig die HDL zu niedrig und die LDL zu hoch. Ein Zuviel an Cholesterin und Triglyceriden bewirkt allgemein, daß sich an unseren Gefäßwänden Kalk ablagert und sich die Gerinnungsfähigkeit des Blutes erhöht. Zur Komplexität dieses Krankheitsbildes gehört meist ein erhöhter Blutdruck, bei dem die Gefäße verkrampft bzw. verengt sind. Dadurch werden die kleineren, also die von Natur aus engeren Gefäße wie die Herzkranzgefäße oder die des Gehirns schlecht mit frischem Blut versorgt, und es kommt zu den bekannten Durchblutungsstörungen. Durch den erhöhten Gerinnungsfaktor des Blutes können sich leicht Klümpchen bilden, die die Fließeigenschaft des Blutes stark beeinträchtigen und an den faserigen Kalkablagerungen hängenbleiben und ein Gefäß verstopfen können. Dies ist die Ursache einer Thrombose, eines Schlaganfalles oder eines Herzinfarktes. Falsche Ernährung und der Mißbrauch von Genußgiften wirken dabei sehr beschleunigend.

Inzwischen gibt es allerdings viele Bücher, die uns über eine vernünftige Ernährung gerade bei diesem Krankheitsbild aufklären. Die Naturheilkunde hat ebenfalls ein reiches Angebot zur Selbsthilfe, sofern man gewillt ist, sich wirklich selbst zu helfen.

Im Frühjahr 1984 besuchte ich ein Seminar für Frauenärzte. Die Referenten nannten das, was sie vortrugen, die »Risiko-Nutzen-Diskussion« zur Östrogenunterstützung von Frauen in den Wechseljahren. Tatsächlich aber lag der Schwerpunkt auf dem, was sie 'Nutzen' nannten. Auch hier das alte Bild von der Fehlkonstruktion Frau, die ohne medizinische Hilfe nicht auskommen kann. In ihrem Pathologisierungsdrang scheinen diese Mediziner bis heute nicht die Fähigkeit unseres Körpers zur Selbstregulierung und Selbstheilung wahrgenommen zu haben. Es ging hauptsächlich darum, welche Mengen von Östrogenen wann verabreicht werden sollen. Das hörte sich so an, als ließen sich bei höchst individueller Einnahme von ausnahmslos natürlichen Östrogenen alle Nebenwirkungen vermeiden, sofern der Arzt nur erfahren genug ist, die endogenen Besonderheiten (Besonderheiten der hormonellen Drüsen) jeder einzelnen Frau und ihre Reaktion genau

herauszufinden. Den Kassenarzt, der das schafft, möchte ich kennenlernen. Mögliche Nebenwirkungen oder durch eine Langzeittherapie erst entstehende Krankheiten wurden zwar nicht verschwiegen, doch sehr leicht abgetan. Man war sich ja so sicher, die überaus komplizierte Verabreichung der verschiedenen Östrogengruppen mit dem Gestagen ganz zu beherrschen.
Zweitwichtigstes Thema der Mediziner war im Rahmen der Risiko-Nutzen-Diskussion die Vorbeugung gegen Osteoporose, in deren Verlauf für sie die künstlichen Hüften bei alten Frauen unvermeidbar scheinen. Für sie waren unbestritten und ausschließlich allein die Östrogene Östriol und Östradiol *das* Mittel, nicht nur die Wechseljahrsbeschwerden zu beheben, sondern auch der Osteoporose vorzubeugen. Das Krebsrisiko glaubten sie sicher durch die Zugabe von Gestagenen ausschließen zu können. Mehrfach wurde betont, daß im Gegensatz zu den enorm hohen Östrogendosierungen der alten Antibabypille die Hormonmengen der neuen konjugierten Hormonpräparate für die Wechseljahre so niedrig lägen, daß sie eigentlich keinen Schaden anrichten könnten. Dennoch schließt sich, wie aus mancher Literatur hervorgeht, eine Östrogenunterstützung oder Verhütung für viele Frauen von vornherein aus. Das betrifft die starken Raucherinnen über 30, schon gar die über 50, und Frauen, die bereits eine Thrombose oder eine Lungenembolie hatten, und solche, die unter erhöhtem Blutdruck und Fettstoffwechselstörungen leiden. Diese Tatsachen wurden in dem Seminar nur sehr am Rande erwähnt.

Bei meinen Versuchen, in der Fülle der neueren Literatur einen Überblick zu gewinnen, fand ich nur eine Arbeit, in der ehrlich versucht wurde, eine Risiko-Nutzen-Diskussion anzuregen, die beide Risikofaktoren, Krebswachstum und Stoffwechselstörungen in Zusammenhang brachte, gegeneinander abzuwägen suchte. Alle anderen Studien beschäftigten sich entweder mit einem oder mit dem anderen.

Alternativen

Im Januar 1986 erschien im SPIEGEL Nr. 4 ein wirres Interview mit Julius Hackethal, in dem er verkündete, *das* Heilmittel gegen Krebs gefunden zu haben: einen Hormonblocker, das Medikament Suprefact von Behring. Nach seiner Theorie sind alle Zellen dem Wesen nach weiblich und können sich nur mit Hilfe weiblicher Hormone teilen. Durch die Blockade weiblicher Hormone habe er auch große Tumore aller Arten zum 'Schmelzen' gebracht. Leider erwähnte Hackethal in diesem Interview nicht, was aus den gesunden Körperzellen wird, wenn ihnen die Zufuhr weiblicher Hormone abgeschnitten wird. Was immer der SPIEGEL dazu getan haben mag, Hackethal unglaubwürdig darzustellen, es bleibt abzuwarten, was aus dieser Therapie und ihren möglichen Nebenwirkungen wird. Meines Erachtens sind seine Erfahrung mit dem Behring-Präparat noch zu neu, um zu einem hoffnungsvollen Schluß zu kommen. Interessanterweise erwähnt Hackethal in diesem Interview, daß er selbst zur Krebsbehandlung auch die sanfteren Methoden der Heilpraktiker anwendet, wie das Spritzen von Thymus- und Milzextrakt von Tieren, Sauerstoffbeatmung, Fiebertherapie u. ä.

Soviel ich weiß, gibt es weder einen Schutz noch vorbeugende Maßnahmen gegen Krebs, wohl aber einen umfangreichen Katalog der Vorbeugung und Heilungsmöglichkeiten bei Arteriosklerose und in ihrer Folge dem Herzinfarkt und dem Schlaganfall, sofern der Fett/Eiweißstoffwechsel nicht durch eine Erbkrankheit geschädigt ist.

Risikofaktoren, die zur Arteriosklerose führen können

Bluthochdruck
Zuckerkrankheit (Diabetes)
starkes Rauchen
Östrogentherapie
vermehrte Eiweißstoffe und Fettstoffe im Blut (Hypertriglyceridämie und Hypercholesterinämie)
Übergewicht
Bewegungsmangel
erhöhter Harnsäurespiegel (Hyperurikämie)
nicht zu verarbeitender seelischer Streß
zuviel Kochsalz im Essen

dreimal täglich einen Eßlöffel reinen Lebertran
viel Pektin in Form von Äpfeln, Karotten, Orangen
viel Knoblauch
viel Spinat essen
täglich eine Pampelmuse
Artischocken
20 g reiner Alkohol sollen den HDL-Spiegel erhöhen, wenn sonst kein weiterer Alkohol dazukommt.

Keine isolierten Kohlenhydrate (Zucker), keine Feinmehlprodukte; nicht mehr als täglich 300 mg Cholesterin zu sich nehmen. Vorsicht vor Eigelb!

Nicht mehr rauchen (wer's schafft), auf alle Fälle weniger. Ich verwahre die Zigaretten immer von mir entfernt auf und führe erfolgreich eine Strichliste. So rauche ich statt 1½ Päckchen wie früher nur noch ein knappes Päckchen.

Mehr Bewegung an frischer Luft; wenn es geht, sich körperlich anstrengen und jeden Schweißtropfen positiv verbuchen; laufen, radfahren, schwimmen. Sauna, Yoga oder autogenes Training senken den Bluthochdruck, ebenso Kneippgüsse, Wechselbäder für die Unterarme.

Lebertran gegen Arterienverkalkung

Offenbar Geheimnis um Fehlen von Blutgerinnseln bei Eskimos geklärt

Aalborg (AP). Ein paar Löffel Lebertran täglich reduzieren nach den Feststellungen von zwei dänischen Ärzten die Gefahr von Embolien und Arterienverkalkung. Nach zehnjährigen Forschungen und drei längeren Aufenthalten in Grönland sind Dr. J. Dyerberg und Dr. O. H. Bang von der klinisch-chemischen Abteilung des Kreiskrankenhauses Aalborg jetzt sicher, daß sie das Geheimnis gelöst haben, warum Thromben (Blutgerinnsel) bei den Eskimos völlig unbekannt sind.

Sie haben im Blut der Eskimos eine Fettsäure — Eicosapentaen — festgestellt, von der sich bei Laborversuchen erwies, daß sie der Zusammenballung (Agglutination) der Blutplättchen entgegenwirkt oder sie sogar verhindert. Dies aber würde den Fortgang der Arteriosklerose aufhalten und die Bildung von Blutklumpen außerordentlich erschweren. Das Vorhandensein dieser Fettsäure, die die beiden Mediziner im Blut von Dänen nicht fanden, wird auf die besondere Kost der Eskimos zurückgeführt, bei der Seehund- und Walfleisch sowie Fisch eine besondere Rolle spielen. Diese Ernährung entspricht nach den Feststellungen der Ärzte der täglichen Aufnahme von etwa 40 bis 50 Milliliter — „etwa drei Löffel" — Lebertran.

Bei einer Kontrollgruppe von Dänen, die eine Zeitlang unter ärztlicher Überwachung täglich Lebertran zu sich nahmen, wurde festgestellt, daß sich schon nach einer Woche im Blut Eicosapentaen bildete und die Tendenz zur Blutverklumpung zurückging. Als das Besondere der „Lebertrankur" bezeichnen es die beiden Ärzte, daß sie „sofort zu wirken scheint". Beide nehmen deshalb selbst jetzt täglich Lebertran zu sich, obwohl er, wie Dr. Dyerberg zugibt, nach wie vor „schrecklich schmeckt". Beide Ärzte weisen in diesem Zusammenhang aber darauf hin, daß es sinnlos wäre, wegen des besseren Geschmacks zu Lebertranpillen zu greifen, die zwar die Vitamine, nicht aber die wichtige Fettsäure des Trans enthielten.

Dr. M. Postlignione, Direktor im Regionalbüro der Weltgesundheitsorganisation (WHO) in Dänemark, hat die Arbeit der beiden Wissenschaftler als „einen sehr wichtigen Schritt" bei den Bemühungen um die Identifizierung der Faktoren der Erkrankung der Herzkranzgefäße bezeichnet. Der 65jährige Dr. Bang und sein 40 Jahre alter Kollege Dr. Dyerberg, deren Arbeiten finanziell von der Regierung und der dänischen Gesellschaft zur Bekämpfung der Herzkrankheiten unterstützt werden, sind inzwischen schon wieder auf dem Weg nach Grönland zur Vervollständigung ihrer Studien und Versuche.

Der Tagesspiegel vom 30.7.79

Zum Lebertran: Er schmeckt nur halb so scheußlich wie in der Kindheit, da man ihn freiwillig nimmt. Luft anhalten und schlucken, bei angehaltener Luft heißen Kaffee oder etwas anderes Geschmacksintensives nachtrinken, und die Sache ist überstanden.
Allerdings sollte frau wissen, ob ihre Leber so viel tierisches Fett verträgt. Nach drei Wochen ist besser eine Pause einzulegen, weil sonst die Leber eine so hohe Menge von Vitamin A übelnehmen könnte.

Abschließend soll noch gesagt sein, daß es inzwischen viele Adressen und Anlaufstellen für hilfesuchende Frauen in den Wechseljahren und im Alterungsprozeß gibt. In den meisten größeren und auch mittleren Städten der Bundesrepublik findet man die sogenannten Stadtbücher, aus denen Sie alles über Gruppenaktivitäten und alternative Beratungsstellen erfahren können.

Wirkung der Östrogene

Schutzfaktor gegen:
Wechseljahrsbeschwerden
Vorbeugung gegen Osteoporose vor und während der Wechseljahre;
Hypercholesterinämie und Hypertriglyceridämie;
Anhebung des HDL-Spiegels

Risiken

Förderung des Wachstums bei Krebszellen, auch bei kleinsten Herden und die auf den Seiten 105, 129–131 genannten möglichen Nebenwirkungen

AUFHEBUNG

Gestagene
Progesteron
wachstumshemmendes Hormon

DES RISIKOS

NEUE RISIKEN

Wirkung und Risiken der Gestagene bei Östrogenunterstützung

Senkung des Krebsrisikos bei Östrogenunterstützung

Senkung des HDL-Spiegels
Anhebung des LDL-Spiegels mit der Folge von Hypercholesterinämie und Hypertriglyceridämie
Bluthochdruck
erhöhte Blutgerinnungsfähigkeit
Arteriosklerose

Das Medikament Desorgestrel soll diese Erscheinungen angeblich verhindern

Anmerkungen

I Das unsichtbare Geschlecht

1 »Menopause« in: Health Right. 1975, Sonderheft S. 1
2 Clay, Vidal S.: Women, Menopause and Middle Age. KNOW, Inc. Pittsburgh, Penn., 1977, S. 68
3 Van Keep, P.A.: Die Frau von 50 Jahren. In: Ärztliche Praxis XXX Nr. 24, 1978. (Werk-Verlag Dr. Edmund Banaschewski. München Gräfeling) S. 2 ff.

II Entfremdung von uns selbst

1 Irigaray, Luce: Waren, Körper, Sprache. Der ver-rückte Diskurs der Frauen. Internationale Marxistische Diskussion 66. Merve Verlag Berlin, 1977, S. 26 u. 27
2 Millet, Kate: Sexus und Herrschaft. Verlag Kurt Desch, München 1970, S. 211
3 Bettelheim, Bruno: Die symbolischen Wunden. München Kindler 1970
4 Millet, Kate; a.a.O. S. 219
5 Theweleit, Klaus: Männerphantasien, Bd. 1. verlag roter stern, Frankfurt M, 1977, S. 417
6 Millet, Kate; a.a.O. S. 229
7 Freud, Sigmund: Die Weiblichkeit, 1933. Ges. Werke, Bd. 15, Hrsg. Anna Freud, Fischer Frankfurt M. 1961-68, S. 145
8 Die Amerikaner Masters und Johnson, Thomas Szasz, David Cooper, die Franzosen Deleuze und Guattari, Michel Foucault, Jacques Lacaan, die Deutschen Klaus Theweleit und in gewisser Weise auch Horst Eberhard Richter. Literatur: Deleuze, Gilles u. Felix Guattari: Anti-Ödipus. Kapitalismus und Schizophrenie, Suhrkamp, Frankfurt M. 1974.
Foucault, Michel: Wahnsinn und Gesellschaft. Suhrkamp Frankfurt M. 1974
ders.: Sexualität und Wahrheit, ebd.
9 Vgl. Bart, Pauline: Depression in Middle-Aged Women; in: Women in Sexist Society. Ed. Vivian Gornick & Barbara K. Moran. A Mentor Book. New York 1972, S. 163 ff.
10 Aber nicht immer sind diese Kräfte allen Frauen verfügbar. Es gibt Mechanismen in unserer Gesellschaft, die Frauen systematisch 'verrückt' machen. Phyllis Chessler hat diese Mechanismen und Methoden sehr eindrucksvoll in ihrem Buch beschrieben »Frauen – das verrückte Geschlecht?«, Rowohlt Reinbek 1974
11 Richter, Horst E.: Die Gruppe, Rowohlt Reinbek 1972, S. 19
12 van Keep, P.A.: Die Frau von 50 Jahren, S. 3
13 Wielopolska, Brita u. Anette Petersen, Hrsg.: Frau. Ein Handbuch über Sexualität, Verhütung und Abtreibung, Schwangerschaft und Geburt, Klimakterium und Alter. Frauenbuchverlag München 1978.
14 Theweleit, Klaus, a.a.O. S. 528
15 Vgl. ebd. S. 529
16 Garfield Barbach, Lonnie: For yourself (deutschsprachig), Ullstein 1977.

17 Buschan, G.: Im Anfang war das Weib. Neue Beiträge zur Menschen- und Völkerkunde. Dresden 1927, S. 180

18 Fester, Richard: Frauenherrschaften in aller Welt; in: Weib und Macht. Fünf Millionen Jahre Urgeschichte der Frau. Fischer Frankfurt M. 1979, S. 59

19 Vgl. derselbe a.a.O. in: Medias in res..., S. 11

20 Bereits Herodot, 'der Vater der Geschichtsschreibung' (geb. 490 v. Chr.), hat in seinem umfassenden Geschichtswerk über mutterrechtliche Gesellschaften berichtet.

21 Von R. Fester zitiert a.a.O. in: Was Schöpfungsgeschichten verraten, S. 36

22 a.a.O. S. 37, 38. Fester zitiert aus »Die Sache mit dem Apfel, eine moderne Wissenschaft vom Sündenfall«. Hrsg. Joachim Illies, 1972

23 von Fester zitiert a.a.O. S. 8

24 a.a.O.: »...Vom Sinai bis zu den Kanarischen Inseln hinterließ das Volk der libyschen Amazonen Zeugnisse seiner Kultur in einer besonderen Schrift, welche neben der erstaunlichen Ausbreitung der Amazonen auch die Höhe ihrer geistigen Bildung verrät. In einigen Landstrichen überlebten die einstigen Vorrechte der Frauen die gut 3000 Jahre seitdem, während derer Männerrecht dominierte. Noch heute leben die Tuareg im südsaharischen Ahoggar, soweit sie nicht der Sahelkatastrophe zum Opfer fielen, unter mutterrechtlicher Ordnung...«

25 Vaerting, Mathilde: Neubegründung der Psychologie von Mann und Weib. Bd. I, 1921, in: Frauenstaat und Männerstaat. 1. Frauendruck v. Frauenzentrum Berlin, (1975?), S. 3:

»Die Zeugnisse über Frauenherrschaft bei den verschiedenen Völkern sind in ganz verschiedenem Umfange erhalten. Bei den alten Ägyptern sind sie so zahlreich, daß die weibliche Vorherrschaft für den objektiven Forscher außer Zweifel steht. Bei den Spartanern sind die historischen Spuren vielleicht weniger zahlreich, aber sie lassen in ihrer Deutlichkeit keinen Zweifel an der Tatsächlichkeit einer Frauenherrschaft zu. In diesen beiden Fällen haben wir nachgewiesenermaßen eine Vorherrschaft der Frau bei Kulturvölkern. Von Naturvölkern liegen die eingehendsten Berichte über Frauenherrschaft anscheinend von den Kamtschadalen, den Marianen und den Irokesen, den vasko-iberischen Stämmen, den Garos, Dayak, Balonda, vor. Daneben gibt es noch z.B. die Lybier, bei denen nachweislich einst die Frauenherrschaft eine absolute war zu einer Zeit, die zum mindesten in ihrer Entwicklung zwischen Barbarei und Kultur liegt. Ferner sind mehr oder minder deutliche Spuren der Frauenherrschaft noch von sehr vielen weiteren Völkern aus den verschiedensten Phasen ihrer Entwicklung erhalten, so von Tibet, Birma, den Khonds, Creek usw. Bachofen hat Mutterrecht nachgewiesen bei folgenden Ländern: Lycien, Kreta, Athen, Lemnos, Ägypten, Indien und Zentralasien, Orchomenos und Minyien, Elis, Locris, Lesbos, Mantinea und Kantabris. Bei Bachofen ist Mutterrecht gleichbedeutend mit Frauenherrschaft.«

26 Bellmann, Gabriele: Das Klimakterium als Tod der Weiblichkeit oder Das zweite Erwachen. Unveröffentlichte Diplomarbeit an der Freien Universität Berlin, August 1979. Zitate aus folgenden Seiten: 43, 45, 46, 83, 84

27 ebd. Auszüge aus der Schlußdiskussion aus dem Kongreßbericht »Aging and Estrogens, Frontiers of Hormone Research«, Vol. 2, Basel 1973, S. 174. G. Bellmann leitet diese Auszüge wie folgt ein: »Einige der wenigen Erklärungsansätze zu dieser Fragestellung, die ich gefunden habe, werden innerhalb der Schlußdiskussion auf einem Ärztekongreß, zu dem die International Health Foundation in Genf unter der Themenstellung 'Die Behandlung der Frau in der Prä- und Postmenopause' eingeladen hatte, erörtert.

Weil die laxe Behandlung dieser Frage das 'Erkenntnisinteresse' männlicher Mediziner sehr klar widerspiegelt und die Spekulationen patriarchalischer Ideologie in der Behandlung des Menopausenphänomens deutlich machen, möchte ich diese Diskussion ... zitieren. (Übers. des englischen Textes d.V.)«.
Alle Literaturnachweise für Anm. 26 und 27 bei der Autorin G. Bellmann

III Hormone und Gesundheit

1 Rompa, Wolfgang, in: Forum Nr. 16/81, Verlag Gesundheit, Berlin
2 Cyran, Wolfgang: Frauen über vierzig. Wilhelm Goldmann Verlag München (Goldmann MEDIZIN) Bd. 9044
3 vgl. Schmidt-Gollwitzer, Karin und Manfred: Endokrinologie der Prä- und Postmenopause. In: Deutsches Ärzteblatt 3/1978, S. 161 - 168
4 vgl. ebd.: Es gibt allerdings Frauen, bei denen die Tätigkeit der Eierstöcke sehr viel später nachläßt. Die medizinische Literatur beschreibt da ein Kuriosum: 12 Jahre nach der letzten Monatsblutung kam es bei einer Frau noch zur Schwangerschaft.
5 Seaman, Barbara and Gideon Seaman, M.D.: Women and the Crises in Sex Hormones. Bantam Books, New York 1977, S. 360
6 ebd. S. 371
7 ebs. S. 392
8 FDA Consumer. Updated and reprinted from April 1976. HEW Publication No. (FDA) 78-3022. A.S. Department of Health, Education and Welfare Public Health Service Food and Drug Administration Office of Public Affairs
9 vgl. Clay, Vidal, S.: Women, Menopause and Middle Age. KNOW Inc. P.O. Box 86031, Pittsburgh, Penn. 15221, 1977
10 PRIME TIME nr. IV, 1, 1976. Die PRIME TIME war bis 1979 eine Zeitschrift von älteren Frauen für ältere Frauen gemacht.
11 vgl. Arznei Telegramm 1/1976, S. 1 u. 2; desgl. 5/1976, S. 39; 5/1978 S. 44, 45, 46 ohne Nennung der Autoren
12 Health Right, Sonderheft 1975 (Menopause)
13 B. u. G. Seaman a.a.O. S.411
14 von B. u. G. Seaman zitiert a.a.O. S. 5
15 zitiert von B. u. G. Seaman a.a.O. S. 5
16 vgl. ebd. S. 12
17 Dr. George van Siden Smith in: B. u. G. Seaman a.a.O. S. 12
18 ebd. S. 13
19 vgl. ebd. S. 411
20 ebd. S. 21
21 ebd. S. 1 u. 2
22 Jedenfalls hatte die FDA dies bis zum Erscheinen des Buches »Women and the Crisis in Sex Hormones« noch nicht getan.
23 Zielske, F.: Das weibliche Klimakterium, in Phys. Med. u. Reh. 1977, zitiert in: Bellmann, G.: Klimekterium als Tod d. Weiblichkeit, ... S. 69
24 vgl »The Lancet«, zitiert v. G. u. B. Seaman a.a.O. S. 366
25 a.a.O. S. 367
26 vgl. a.a.O. S. 395 ff.

27 Nevinny-Stickel, Josef: Das klimakterische Syndrom u. seine Behandlung, DBÄ 4/1978 S. 229 ff.
28 Ein Medizinstudent in: Crimes in the Clinic: A Report on Boston City Hospital. The second Wave 2:§, 1973; zitiert in War on the Womb by Susanne Morgan, Health Right, Vol. IV, Issue 3, Summer 1978, S. 4 u. 5
29 vgl. ebd.
30 vgl. ebd.
31 B. u. G. Seaman a.a.O. S. 61
32 vgl. Krokowski, Ernst: Krebsbedrohung - Motivation zur Vorsorge? in: Therapiewoche 28, 1978
33 Krokowski, E.: Muß die heutige Krebstherapie verändert werden? in: Sonderdruck aus GKB (Gesellschaft zur Bekämpfung der Krebskrankheiten Nordrhein-Westfalen e.V.) Mitteilungsdienst Nr. 18, Okt. 1977
34 Krokowski, E.: Mortalität steigt trotz Vorsorge. ÄP-Gespräch mit Ernst Krokowski. Ärztliche Praxis XXX. Jahrg. Nr. 88, 1978, S. 2822 u. 2823
35 Cramer, Irmgard, Maria Blohmke und H. Scherg: Krebs auch ein psychosoziales Problem? in: Fortschritte der Medizin Nr. 27, 1977, S. 1709 - 1720
36 Stierlin, H. u. M. Wirsching: Psychologische Aspekte der Onkologie. In: Neue Aspekte der Krebsbekämpfung. Georg Thieme Verlag Stuttgart 1979. Sonderdruck, S. 147 u. 148
37 Cramer u. Blohmke, wie 35 S. 1709
38 Blohmke, M.: Gibt es eine Risikopersönlichkeit für den Krebs? In: Ärztliche Praxis Nr. 26, 1978, S. 831 - 832
39 I.I. Brekhman, zitiert in: B. u. G. Seaman a.a.O. S. 431
40 Interview B. u. G. Seaman mit N. Farnsworth a.a.O. S. 434 u. 435
41 vgl ebd. S. 439
42 ebd. S. 445
43 Nevinny-Stickel berichtet in einer Arbeit (1978) von Beobachtungen über einen Zeitraum von 14 Jahren, in denen Frauen, die eine Östrogenbehandlung erhalten hatten, weniger Knochenbrüche aufwiesen als Frauen ohne Östrogenbehandlung.
Nevinny-Stickel, Josef: Das klimakterische Syndrom... a.a.O. S. 233
44 B. u. G. Seaman a.a.O. S. 453
45 ebd. S. 454
46 ebd. S. 455

IV Das revolutionäre Potential

1 Bellmann, Gabriele: Das Klimakterium als Tod der Weiblichkeit a.a.O.
2 Richter, Horst E.: Eltern, Kind und Neurose. Die Rolle des Kindes in der Familie. Rowohlt 1969
3 vgl. Herzog, Marianne: Von der Hand in den Mund. Frauen im Akkord. Rotbuch Verlag Berlin, 1976
4 Purrmann, Christel, G.: Neues aus Amsterdam. COURAGE 8/1978
Kontaktadressen: Gruppe Offensives Altern: Frauenzentrum Berlin, Stresemannstr. 40, 1000 Berlin 36
VIDO, (Vrouwen in de Overgang) Gerhard-Don-Str. 224, Amsterdam
5 Dieses Zitat fand ich bei Dieter Duhm in: Der Mensch ist anders. Kübler Verlag 1976. (Roszack, Theodore: Gegenkultur; Econ, Düsseldorf/Wien 1971)

Fotonachweis:
Uschi Dresing, Bielefeld: Seite 11, 33, 52; Siegfried Grund, Berlin: Seite 14, 17, 199, 212; Magda Hoffmann-Taroni, Essen: Seite 39, 91, 177, 215; Frauenbuchverlag München: Seite 63; Claire Brétecher: Seite 72/73 (aus: Die Frustrierten III, Rowohlt Verlag Reinbek); COURAGE 6/79, Berlin: Seite 80; Michael Holford, London: Seite 75; Paolo Graziosi, Florenz: Seite 82; Pelizaeus-Museum, Hildesheim, 54: Seite 124 rechts oben (Statuette eines Jünglings mit Seitenlocke, bemalt, Neues Reich, 18. Dyn., um 1370 v. Chr.); Gernot Huber, Köln: Seite 122, 183, 185, 187, 196; Druck und Papier: Seite 210 (aus: FrauenBilderLeseBuch, Elefanten Press Berlin). Wir danken für die Abdruckgenehmigungen.

frauen aktuell

Eine Auswahl

Herausgegeben von S. v. Paczensky

frauen rororo aktuell

R. Arditti/R. Duelli Klein/S. Minden (Hg.)
Retortenmütter
Frauen in den Labors der Menschenzüchter (5538)

Cheryl Benard/Edit Schlaffer
Die ganz gewöhnliche Gewalt in der Ehe
Texte zu einer Soziologie von Macht und Liebe (4358)

Karin Egidi/Gislind Bürger
Das Gefühl der Befriedigung
Was Sexualforscher nicht erfassen können, sagen die Frauen selbst (4730)

Barbara Kavemann/Ingrid Lohstöter
Väter als Täter
Sexuelle Gewalt gegen Mädchen «Erinnerungen sind wie eine Zeitbombe» (5250)

S. v. Paczensky/R. Sadrozinski (Hg.)
Die Neuen Moralisten
§ 218 – Vom leichtfertigen Umgang mit einem Jahrhundertthema (5352)

Sibylle Pflogstedt/Kathleen Bode
Übergriffe
Sexuelle Belästigung in Büros und Betrieben. Eine Dokumentation der Grünen Frauen im Bundestag (5353)

Ingrid Müller-Münch
Die Frauen von Majdanek
Vom zerstörten Leben der Opfer und der Mörderinnen (4948)

Birgit Kienzle
Julie die Magd
«Ich habe nur ein Recht gehabt, keins zu haben» (5129)

C 2078/6

Simone de Beauvoir

Romane
Erzählungen
Essays

Das Blut der anderen
(rororo 545)

Die Mandarins von Paris
Roman (rororo 761)

Ein sanfter Tod
(rororo 1016)

Alle Menschen sind sterblich
Roman (rororo 1302)

Sie kam und blieb
Roman (rororo 1310)

Die Welt der schönen Bilder
Roman (rororo 1433)

Eine gebrochene Frau
(rororo 1489)

Marcelle, Chantal, Lisa ...
Ein Roman in Erzählungen
(neue frau 4755)

Das andere Geschlecht
Sitte und Sexus der Frau
(sachbuch 6621)

Das Alter
Essay (sachbuch 7095)

Soll man de Sade verbrennen?
3 Essays zur Moral des Existentialismus
(rororo 5174)

C 2074/2

Simone de Beauvoir

Memoiren
Biographien

Memoiren einer Tochter aus gutem Hause
(rororo 1066)

In den besten Jahren
(rororo 1112)

Der Lauf der Dinge
(rororo 1250)

Alles in allem
480 Seiten. Gebunden und als rororo 1976

Die Zeremonie des Abschieds
und Gespräche mit Jean-Paul Sartre August – September 1974. Deutsch von Uli Aumüller und Eva Moldenhauer
571 Seiten. Gebunden und als rororo 5747

Sartre. Ein Film
Von Alexandre Astruc und Michel Contat. Unter Mitwirkung von Simone de Beauvoir, Jacques-Laurent Bost, André Gorz, Jean Pouillon
93 Seiten mit 12 schwarzweiß Bildern
Deutsch von Linde Birk (dnb 101)

Axel Madsen
Jean-Paul Sartre und Simone de Beauvoir
Die Geschichte einer ungewöhnlichen Liebe (rororo 4921)

Christine Zehl Romero
Simone de Beauvoir
(bildmonographien 260)

neue frau

Eine Auswahl

Simone de Beauvoir
Marcelle, Chantal, Lisa . . .
Ein Roman in Erzählungen (4755)

Toni Bentley
Tanzen ist beinahe alles
Selbstporträt einer Tänzerin des New York City Ballet (5177)

Marie Cardinal
Schattenmund (4333)
Der Schlüssel liegt unter der Matte (4557)
Die Irlandreise
Roman einer Ehe (4806)
Selbstgespräch mit Klytämnestra
Roman (5322)

Phyllis Chesler
Mutter werden
Die Geschichte einer Verwandlung (4655)

Judy Chicago
Durch die Blume
Meine Kämpfe als Künstlerin. Mit einem Vorwort von Anaîs Nin (5310)

Kate Chopin
Das Erwachen
Roman (4507)

Laurie Colwin
Eine altmodische Liebesgeschichte und andere sentimentale Stories
(5282)

Liza Dalby
Geisha
Eine Amerikanerin erlernt den ältesten japanischen Frauenberuf (5557)

Robyn Davidson
Spuren
Eine Reise durch Australien (5001)

Harriet Doerr
Erinnerung an Ibarra
Roman (5571)

Margaret Drabble
Gold unterm Sand
Roman (4262)
Porträt einer Tüchtigen
Roman (4928)

Afsaneh Eghbal
Als der Mond sein Gesicht verbarg
Roman (5623)

Sarah Lloyd
Eine indische Liebe (5586)

Margaret Mead
Brombeerblüten im Winter
Ein befreites Leben (4226)

Kate Millett
Im Iran (5062)
Fliegen (5156)

Toni Morrison
Sehr blaue Augen (4392)
Sula
Mit einer Auswahl von Essays zu diesem Roman (5470)

Noras Töchter
Neun Autorinnen erzählen
(5609)

Maria Nurowska
Jenseits ist der Tod
Roman (4781)

neue frau

Erika Pluhar
Aus Tagebüchern (4865)

Helma Sanders-Brahms
Deutschland, bleiche Mutter
Film-Erzählung (4453)

Marjorie Shostak
Nisa erzählt (4978)

Gloria Steinem
Unerhört
Reportagen aus «Ms.» (5368)

Victoria Thérame
Bastienne
Roman (5494)

Märta Tikkanen
Wie vergewaltige ich einen Mann?
(4581)
Die Liebesgeschichte des Jahrhunderts (4701)
Aifos heißt Sofia
Leben mit einem besonderen Kind (5166)
Der Schatten, unter dem du lebst
Eine Erzählung in Gedichten (5558)

Sandra Young
Ein Rattenloch ist kein Vogelnest
(5188)

Eine
Auswahl

rororo

C 912/8b